東醫魚腥草
동 의 어 성 초

먹어서 건강하고 발라서 미인되는 건미약초

東醫魚腥草

동의어성초

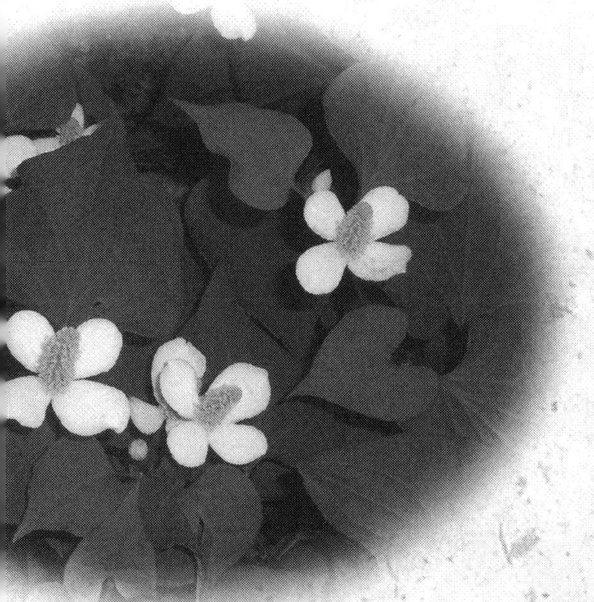

노정명 지음

신아출판사

머리글

하늘이 주신 주치의 어성초

 일천한 지식으로 천연생약초를 소개하려니 떨리고 송구한 마음 금할 길 없다. 그럼에도 불구하고 본인이 기필코 펜을 든 것은 갖가지 질병으로부터 고통받는 많은 사람들을 위하고 하늘이 주신 이 천연 영약초를 방치하여 두어 영원히 잊히지 않을까 걱정되어 구도자적 자세로 용기를 내었다.

 화분에 몇 그루만 심어 놓으면 자신은 물론 가족과 이웃들의 단방약으로 병을 고칠 수 있다. 어성초 잎 3~4장 상식함으로 자신도 모르는 사이에 질병에 걸리지 않고 정력에도, 피부 미용에도, 미용 미백에도 도움이 되어 건강하고 아름답고 밝게 사는 지혜를 배우게 될 것이라 믿는다.

 피부미용(皮膚美容), 미안(美顔), 비만까지 예방 및 치료효과가 뚜렷하여 날씬한 몸매를 가능케 하다니 이는 바로 미용초(美容草)이기도 하다. 생명(生命)에 위해가 되는 일체의 독(毒), 심지어는 원폭독소(原爆毒素)까지도 해독(解毒)시켜 죽은 땅을 초원으로 희생시켰다는 가냘프게 생긴 어성초(魚腥草)!

 설파민 40,000배의 항균력이 스며 있어 혈관확장작용, 혈루증강 작용, 지혈(止血), 지해(止咳), 진통작용은 물론 조직재생력까지 뚜렷한 어성초(魚腥草)!

 먹어서 듣고 발라서 듣는 기이(奇異)한 약초(藥草), 중국(中國)에서는 영단(靈丹), 진주초(眞珠草)라고 부르면서 귀하게 쓰이고 있는 어성초!

 이런 엄청난 약성과 약효를 가지고 있는 천연약초 자원을 하나라도 더 찾아내 연구 발전시켜 각종 공해병과 난치 성인병 등을 치료할 수 있는 신약 개발에 힘써야지 어렵게 찾아낸 이런 천연 영약을 사장시켜서야 되겠는가?

 하늘이 주신 천연영약 어성초를 우리나라에 최초로 약성과 치료

방법, 효과 등을 정리하여 소개해 널리 알린 선구자는 연전에 타계한 천연약초 연구가인 조규형 선생님이시다.
　내가 처음 조규형(曺圭亨) 선생님을 만나 뵌 곳은 1993년 봄 서울 용산에 있는 선생님 사무실에서다. 선생님은 평생 동안 천연약초만 연구하여 수많은 건강서적을 쓰셨으나 어려운 생활로 인하여 사는 게 말이 아니었다. 몇 가지 책을 출판한 지도 오래되었고 지금 출판하고 싶으나 돈이 없어 책을 출판하기 어렵다면서 쓸쓸해 하시는 것이었다.
　이런 좋은 천연약초 책을 출판비가 없어서 묻어 버리기엔 너무 아깝다는 생각이 들어 나는 그해 11월 모금한 출판비를 선생님께 드렸고 책은 다시 출판되었다. 그런데 2010년 2월 그 책 『어성초 건강법』을 구하려고 하니 구할 수가 없었다. 선생님은 몇 년 전에 타계하신 걸 전화 안부 드렸다가 알고 있던 터라 난감했다. 그래서 나는 결심했다. 어성초처럼 효능 많고 효과가 빠르고 확실한 천연약자원을 사장되게 모른 척해서는 안 된다고….
　부족하나마 필자는 하늘이 주신 주치의 어성초(主治醫 魚腥草)의 우수한 효능과 그 천연약초를 이용하여 고통받는 이들에게 질병치료법을 알려주려고 이 책을 썼다.
　이 책 여기저기에 한방 민간요법이 들어 있는 것도 요긴하게 쓰이기를 바라는 필자의 충정이다. 부디 본 책자가 갖가지 질병으로 고생하시는 이들에게 질병치료의 지침서가 되어 아픈 이 없는 건강사회의 이정표가 되었으면 하는 바람이다.
　끝으로 이 책이 출간되어 나오도록 물심양면으로 도움을 주신 모든 분들께 진심으로 감사드린다.

2011년 3월

필자 노 정 명

■ 차례

제1장 어성초(魚腥草) ● 9
1. 어성초 ● 12
2. 어성초의 재배(栽培) ● 12
3. 어성초의 성분(成分) ● 16
4. 어성초의 채취와 보관 ● 17

제2장 중국의학대사전(中國醫學大辭典)에 소개된 어성초 이용법 ● 21
1. 중국의약대사전(中國醫學大辭典)에 소개된 어성초 이용법 ● 25
2. 중국비방전서(中國秘方全書)에 소개된 어성초의 효과(效果) ● 27
3. 중국비방전서(中國秘方全書)에 소개된 어성초의 효용(效用) ● 38
4. 중국(中國) 각 의서(醫書)들에 쓰여진 어성초의 효능 ● 39
5. 앞서 기술한 이외의 중국의 대표적인 약학서적에 실린 어성초의 약효 ● 40

제3장 일본의 약초 연구가 '長塩容伸(=나가시오 요오신)' 著 민간약요법(民間藥療法)에 나와 있는 어성초 건강 ● 45
1. 일본 '大久保忍(오오쿠보 시노부) 著 민간요법(民間療法)에 실린 어성초의 효능 ● 62
2. 일본의 '健康 Family'에 소개된 어성초주(魚腥草酒) ● 69
3. '닥터 와인'의 이용 – 체험담 ● 74
4. 三橋一夫(미쓰하시 가즈오) 著 (란병지병상담)에 쓴 어성초 효과 ● 84

5. 어성초는 혈액정화작용(血液淨化作用)이 우수한
     약초(藥草)다 • 94

제4장 민간약사전(民間藥辭典)에 수록된
어성초 효과(魚腥草效果) • 105

제5장 우리나라의 여러 책에 수록된 어성초의 효능 • 123
  1. 다양한 질병과 어성초 • 123
  2. 어성초의 효능을 소개한 다양한 책 • 136
  3. 항암(抗癌)과 어성초 • 139
  4. 어성초와 피부미용(皮膚美容) • 159
  5. 정력증강(精力增强)에는 어성초 날 잎 • 166
  6. 어성초와 영지(靈芝)의 합방(合方)연구 • 171
  7. 어성초를 이용한 임상예(臨床例) • 176
  8. 어성초 이용 앞으로의 전망 • 182
  9. 독(毒)을 빼내 인체 속을 정화(淨化)하면 만병이
     물러간다 • 196

제6장 우리나라 어성초 이용 사례 • 211
  1. 한방항생제(韓方抗生劑)의 위력을 사장(死藏)치
     맙시다 • 225
  2. 어성초의 재배 및 수확·보존에 대하여 • 226
  3. 어성초주(魚腥草酒), 술 마시면서 건강(健康)해진다!• 242
  4. 어성초의 국내 체험수기 • 250
  5. 일본(日本), 중국(中國), 동남 아시아에서의 어성초 요리법
     (魚腥草料理法) • 287

제7장 자원식물(資源植物)로서의 어성초 • 299
  1. 천연 미용자원으로서의 어성초 • 300
  2. 어성초는 강정(強精) 등 '스테미너' 자원식물 • 311

제8장 국내의 어성초 이용 현황(魚腥草利用現況) • 323
1. 의학계(醫學界)가 놀랄 만큼 어성초의 박사 학위논문(博士學位論文) 많다 • 337
2. 어성초 '엑기스'의 생체 면역력 증진 실험에 대한 설명 • 341
3. 『ドクダミ 미용건강술』에 소개된 체험담 • 342
4. 많은 병 어성초로 낫는다. • 344

제9장 어성초 생즙(魚腥草生汁)의 이용 • 349
1. 어성초 생즙은 고약한 난치병에 특효 • 349
2. 어성초 생즙은 우수한 무공해 농약!! • 350
3. 어성초 이용의 실제 • 353

제10장 '도쿄'대학(東京大學)연구 '팀'의 항암실험(抗癌實驗) • 363
1. 일본의 중학 과학부가 학부형 1,000명에 '앙케트' 조사한 어성초 식효 • 366
2. 어성초 분말의 이용 • 367
3. 어성초 분말차는 각종 요리, 반찬에 이용 가능 • 368

제11장 어성초 생(生)뿌리의 위력(偉力) • 377
1. 어성초 생뿌리 이용법 • 380
2. 어성초 생초(生草) 이용법 • 382
3. 어성초 이용(魚腥草利用) 정리 • 383
4. 녹즙재료(綠汁材料)의 혁명! 탁월한 식이초(食餌草) • 388
5. 국내외(國內外)의 어성초 이용 사례 • 390

부　록 (1) • 397
부　록 (2) • 427

제1장
어성초(魚腥草)

생풀(날것)에서는 생선 비린내와 똑같은 냄새가 나는 특이한 이 풀을 중국에서는 중약(重藥), 어성초(魚腥草), 일본에서는 '도꾸다미'라 부른다. 우리나라 말로는 '멸채', 한약명으로는 즙채(蕺菜), 즙(蕺), 중약(重藥), 십약(十藥), 금채(筌菜), 자즙(紫蕺), 취저소(臭猪巢), 취령단(臭靈丹) 등으로 불리고 있다.

그 후 중국에서 들여온 책에는 어성초라 부르고 있다. 『중국의 약 대사전』이나 『중약대사전』에 모두 이 풀을 어성초라 부르고 있다. 특이하게도 생선 비린내가 나는 이 풀의 특수성을 고려해 어성초라 부르는 것이 타당한 것으로 보인다.

예전에는 어성초(魚腥草)를 삼백초로 잘못 알고 잘못 표기된적도 있었지만 지금은 많은 사람들이 제대로 구분하고 있는 것 같다. 이것은 어성초와 삼백초의 쓰임새가 그만큼 많아진 때문이기도한 것 같다. 어찌 되었거나 어성초도 삼백초과에 속한 것이고 또 항암성분(抗癌成分) 포함인 '쿠에르치트린'이 함께 함유되어 있고 해독(解毒) 효과 면에서 비슷한 점이 있는 것도 사실이다.

또 어성초는 삼백초과 식물로서 둘 다 습기를 좋아하며 인체(人体)의 면역력증진(免役力增進)에 기여하는 것으로 되어 있다.

그런데 어성초에 대한 부작용(不作用) 기록은 있지만 삼백초에 대한 부작용 기록은 찾을 수 없다. 어성초를 많이 먹으면 양기가 손상된다고 하는 기록은 『동의보감』에도 나와 있지만 그 진위는 입증할 길이 없다.

오히려 일본에서는 정력 증강제로 쓰고 있기 때문이다. 삼백초에 대해서는 이런 부작용 기록이 전혀 없다. 이것은 삼백초의 특색이라면 특색일 것이나, 이는 어디까지나 중국 문헌상의 기록일 뿐이다. 그런데 어성초의 치료 효과와 삼백초의 치료 효과에는 명백한 차이점이 있다.

어성초나 삼백초나 이뇨(利尿), 해독(解毒), 항균(抗菌), 소종(消腫) 등 참으로 다양한 건강증진 효과가 있다는 점에서는 비슷하나 어성초에 관한 몇십 권의 옛날 기록을 아무리 훑어 보아도 파벽(破僻), 제적취(除積聚)의 효과가 있다는 것은 찾아볼 수 없다.

어성초는 항암작용(抗癌作俑=암을 예방하는 역할)을 하고 삼백초는 치암작용(治癌作用= 암을 치료하는 역할)을 한다고 알면 될 것이다.

어찌 되었거나 생김새, 모양, 크기 맛 등에서 확연히 다른 어성초와 삼백초는 구별하여야 한다.

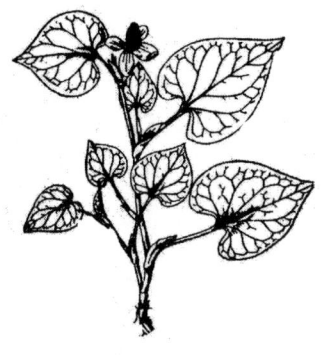
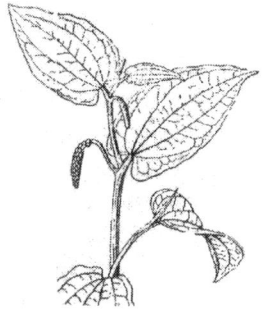

        어성초   삼백초

※ 참고로 한국자원 식물도감에 기재된 어성초와 삼백초의 용도 및 성분표는 다음과 같다.

이 름	용 도	성 분
어성초	수종, 매독, 방광염, 자궁염, 유종, 폐농, 중이염, 개선, 치창, 중독, 폐렴, 중풍, 피부병, 간염, 고혈압(특효), 강심, 해열, 동맥경화, 이뇨, 임질, 완하, 요도염, 배농	Decanoylacetaldehyde Isoquercitrin Myrcene, Laury laldehyde Methyl-n-nonylketone Capric acid, Quercitrine
삼백초	화개, 각기, 풍독, 옹창, 이뇨, 수종, 임질, 간염, 폐렴, 변비, 고혈압	Quercitrine Laurylaldehyde

※ 모두 무독(無毒)이고 자원으로서 유망하다고 나와 있으나, 성분은 어성초가 압도적으로 많이 나와 있다. 또 용도도 어성초의 치병효과는 아주 다양하다. 그러나 둘다 약용인 것만은 같다.

1. 어성초(魚腥草)

어떤 식물인가?

다년생, 초본으로서 20~50cm 정도 자라는데, 줄기의 하부는 누워 있으며, 마디에서 뿌리가 나온다. 잎은 와생(瓦生)하고 난상심장형(卵狀心臟形)이며 끝이 뾰족하고 엽병(葉柄)이 길다.

꽃은 6월경에 담황색으로 피며 백색의 꽃받침은 4개로 갈라져 꽃과 같이 나온다.

과기는 10월이고 잎에서 어성(魚腥)의 기(氣)가 난다.

우리나라의 울릉도 및 제주도의 음습지에서 많이 자생하며 청주지방에서도 번식이 잘된다.

기미(氣味)는 한(寒)하고 신(辛)하다. 폐, 간경에 들어간다.

효능은 해열, 해독, 소염, 소종 여름에서 가을철 사이에 채취하여 바람이 잘 통하는 그늘에서 말리며, 혹 선용(鮮用)도 된다.

2. 어성초(魚腥草)의 재배(栽培)

어성초는 씨로 번식하는 것이 아니라 뿌리로 번식한다. 실패없이 번식이 아주 잘된다.

번식 방법은 뿌리를 10~15cm 정도의 길이로 잘라서 흙 속 3~5cm 깊이에 눕혀서 묻는다.

이랑과 이랑 간격은 30cm 정도가 좋고 뿌리와 뿌리 사이는 10~15cm 정도가 적합하다.

논흙 같은 흙이 좋고, 물빠짐이 좋으면서 습기가 적당히 있는 곳이 좋다.

또 직사광선이 직접 비치는 곳보다 좀 음습한 곳에서 튼튼하게 잘 자란다.

약초이므로 화학비료는 일체 주지 말아야 하고 퇴비는 충분히 주도록 한다.

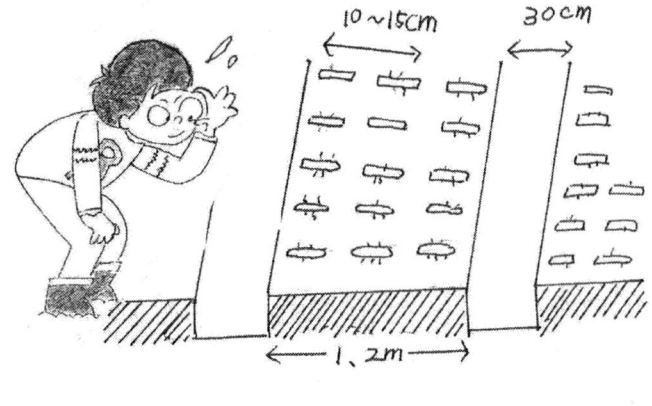

두덕짓기 및 심기

1) 재배법

• 땅고르기(정지:整地)

큰 풀이나 돌을 골라내고 대충 땅고르기를 한다.

• 석회비료 주기

기본량은 밭 1평당 물컵 2잔(약 400g)으로 이 양은 30평에 소석회로 12kg 정도이고, 농협에서 고토석회를 살 경우 15kg 정도가 된다. 작물이 잘 자라는 흙의 산도는 앞에서 설명한 것과 같이 각각 다르지만 특별히 산성에 약한 작물 외에는 대체적으로 기본량 정도로도 무방하다. 석회비료는 뿌리고 갈아엎어 흙과 잘 섞는다.

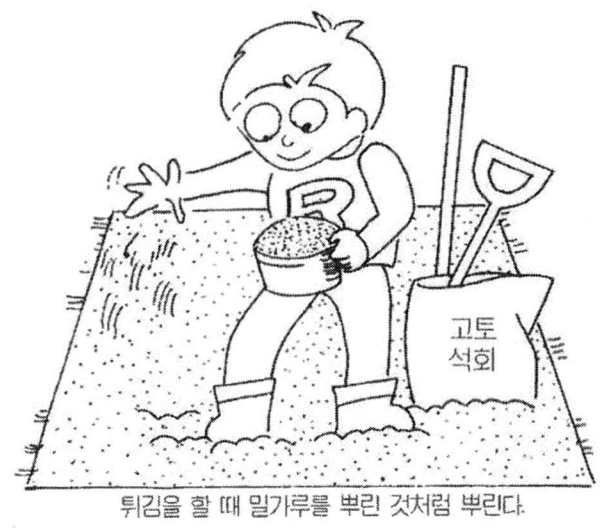

튀김을 할 때 밀가루를 뿌린 것처럼 뿌린다.

석회비료 뿌리기

2) 퇴비(堆肥) 넣기

전층시비(全層施肥 : 온켜 거름주기)를 기본으로 한다.

재배법의 난에서 '두께 1cm'로 표기되어 있는 것은 1평당(3.3㎡) 15kg을 뿌려주는 것을 기준으로 표시한 것이다. 흩어뿌리기를 한 퇴비는 깊게 흙과 섞는다.(퇴비는 석회와 같이 뿌리고 깊이 섞어도 된다. 두 가지를 같이 넣으면 질소 성분이 일부 날아간다고 하나 그리 염려할 것은 아니다.)

3) 이랑 만들기

씨를 뿌리거나 모를 심는 곳을

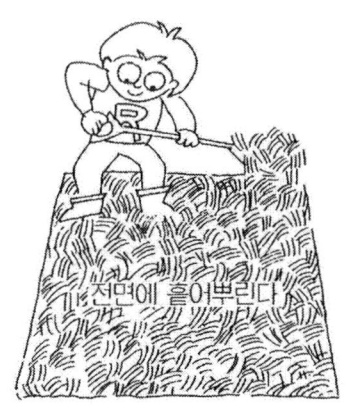

퇴비를 넣는 법

이랑이라고 한다. 수분이 많은 것을 싫어하는 것은 높게 하고, 건조를 싫어하는 것은 낮게 만든다. 평(平) 이랑은 지면처럼 평평하게 하는 것을 말한다.

채소에 따라 이랑 넓이가 다를 수 있으나 보통 1.2cm가 무난하다. 양쪽 통로에서 손을 뻗쳐 작업하는 데 알맞기 때문이다. 이랑 옆에는 반드시 통로가 있어야 하는데 35cm 정도가 좋다.

넓이 1.2m 이랑인 경우 길이가 2.7m면 1평이다.

4) 필요할 때 언제든지 날잎을 이용하려면
① 플라스틱 사각장자 ② 스티로폼이나 나무상자
③ 화분 등에 몇 개만 심어 놓으면 잘 자란다.

- 불이나 뜨거운 물에 데었을 때나 상처난 데 벌레 물린 데, 피부병, 가려움증, 종기 등에 아주 요긴하게 쓸 수 있다.
- 이럴 때는 어성초 잎 2~3장을 따 으깨어 환부에 붙여 놓으면 잘 낫는다.

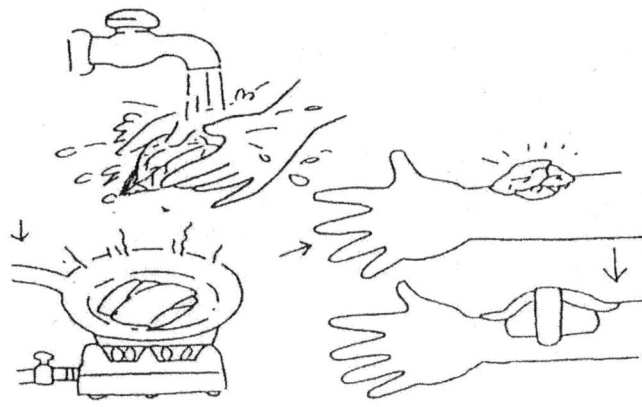

• 또 한 가지 방법은 필요한 만큼의 어성초 잎을 따서 은박지에 싸서 불에 살짝 익혀 환부에 올려놓고 밴드나 반창고로 잘 고정시켜 놓았다가 다음날 다시 갈아 붙인다. 아주 잘 낫는다.
• 축농증(蓄膿症)에는 생(生) 어성초 잎을 으깨어 콩알만 하게 만들어 한쪽 콧속에 넣기를 반복하면 시원하게 낫는다.

※ 이와 같이 화분에 어성초 몇 그루씩 심어 놓으면 가정 상비약으로 요긴하게 쓸 수 있다.

3. 어성초의 성분

어성초, 전초에는 0.0049%의 휘발성분(揮發性分)이 함유되어 있다.

휘발성분에 '데카노일 아세트 알데히드(Decanoyl Acet Aldehyde)', '메칠-엔-노릴케톤(Methyl-n-nonylhetone)', '미르시네(Myrcene)', '캐프릭·알데히드(Capric Aldehyde)', '캐프릭 애시드(Capric Acid)', '코오다린(Cordarine)' 등.

그리고 꽃술에는 이소쿠에르치트린(Isoquercitrin), 또 잎에는 쿠에르치트린(Quercitrin)이 함유되어 있다.

그 밖에 레이노우트린(Reynoutrin)과 하이퍼린(Hyperin)이 함유되어 있다.

뿌리에도 데카노일 아세트알데히드가 함유되어 있다.

이와 같이 어성초의 성분 분석은 어성초 전체의 0.0049%밖에 함유되어 있지 않은 성분 즉 정유(精油) 중에 있는 것이며, 이는 약리적(藥理的)으로 의미 있는 생화학상(生化學上)의 성분이다.

본인이 아쉬워하는 것은 전초의 만분의 49밖에 안 되는 정유만을 다루고 그 밖에 더 많은 유효성분 즉 영양물질의 분석은 다루지 않은 점이다.

4. 어성초의 채취와 보관

어성초의 채취는 꽃이 만개했을 때 한다.

줄기를 잘라서 쓰는 경우와 뿌리째 뽑아 쓰는 경우 2가지 방법이 있는데, 어느 경우든 반드시 그늘에 말려 써야 한다.

날것은 잎, 줄기, 뿌리를 용도에 따라 필요한 분량만큼 잘라서 쓴다.

만약 겨울에도 날 어성초를 사용하려 한다면 비닐하우스를 지어 그 속에서 기르면 될 것이다.

뿌리가 아닌 대궁을 적당히 잘라 심어도 되느냐는 질문을 종종 받는데, 물기만 마르지 않는 수분이 적당한 땅이라면 대궁을 흙에 꽂아 두어도 잘 자란다. 그런데 어성초를 심어 본 사람은 잘 알겠지만 어성초는 심은지 1년만 되면 뿌리가 아주 많이 번식을 하는데, 굳이 어렵게 대궁으로 번식시킬 필요까지는 없을 것 같다.

※ 특히 어성초를 채취하면서 말릴때는 반드시 그늘에서 말릴 것이며 우기에는 보관에 유의하지 않으면 금방 곰팡이가 피거나 썩어 버리기 쉬우므로 항상 통풍이 잘되는 암냉한 곳에 보관해야 된다.

• **말린 어성초 같은 약초 저장법**

약초를 저장할 때는 곰팡이가 피거나 벌레가 먹지 않도록 주의한다. 색깔이 변하거나 기름기가 도는 일이 없어야 하고 쥐나 들고양이 등이 들어가지 않는 곳에 두어야 한다. 약재를 변질되게 하는 요인은 습도, 온도, 햇볕, 산소이므로 약초를 과학적으로 보관하는 기술이 필요하다.

가장 먼저 창고 안이 건조해야 한다. 물기가 없으면 화학반응이 일어나지 않으며 미생물이 생기기 어렵다. 둘째, 창고는 안이 서늘해야 한다. 온도가 낮아야 약초 속에 들어 있는 유효 성분이 변질되지 않고 식물의 포자와 벌레의 알이 번식하거나 성장하지 않는다. 셋째는 햇볕이 들지 않는 곳이어야 한다. 햇볕을 받아 쉽게 성분이 변하는 약초는 어두운 곳에 두거나 상자 안에 넣어 두는 것이 좋다. 넷째, 쉽게 산화하고 변질되는 약초는 반드시 밀폐된 용기 속에 넣어 보관해야 한다.

- **약초를 보관할 때 벌레가 생기지 않게 하려면**

장마철 습기가 많아지고 기온이 높아지면 약초가 눅눅해지고 누렇게 뜨며 곰팡이가 피고 벌레가 생기기 쉽다. 녹말이나 단백질, 당분이 많은 것들에 특히 벌레가 잘 꼬인다. 약초를 보관한 곳에 벌레가 생기지 않고 곰팡이가 피지 않게 하는 방법이 없을까.

약초에 벌레가 생기지 않게 보관하는 가장 좋은 방법은 유황을 태워서 유황 냄새를 쏘이는 것이다. 유황 냄새를 쏘이면 모든 벌레들이 죽고 벌레알도 죽어서 깨어나지 못하게 된다. 유황가루를 흙으로 구워서 만든 작은 술잔 같은 데 약간 넣고 불을 붙인다. 약초를 창고에 보관할 때에는 수시로 문을 닫아 놓고 유황을 태워야 한다. 유황은 독성이 세고 타는 냄새가 지독하므로 사람이 있는 방 안에서 태워서는 안 된다. 방 안에서 태울 때에는 불을 붙여 놓고 사람은 모두 밖으로 나와야 한다.

문을 닫고 집 안에서 유황 연기를 쏘이면 집 안에 있는 바퀴벌레나 개미, 파리, 모기, 쥐며느리 같은 모든 벌레와 온갖 곰팡이와 모든 균이 죽는다. 그러나 약초에 유황 연기를 쏘였다고 해서 품질이 떨어지거나 약효가 달아나거나 약성이 변하지는 않는다.

약초를 보관할 때에는 곰팡이가 생기거나 좀이 먹지 않도록 습기를 차단하는 것이 무엇보다 중요하다. 비닐 주머니에 넣어 보관할 수도 있으나 이럴 때에는 방습제를 넣어야 한다. 가장 좋은 방법은 3~5킬로그램쯤 들어가는 두꺼운 종이로 만든 봉지에 넣어 높은 선반 위에 두는 것이다. 한곳에 많이 쌓아 두면 짓눌려서 열이 생겨 뜨거나 색이 변하기 때문에 매달아 놓거나 바람이 잘 통하는 곳에 두고 보관한다. 이렇게하면 곰팡이가 생기지 않는다. 곰팡이가 핀 것은 효과가 절반으로 떨어지며 곰팡이 중에는 발암물질이 있을 수도 있으므로 곰팡이가 생긴 것은 아깝더라도 버려야 한다. 특히 장마철에 벌레가 생기거나 습기가 생기지 않도록 세심한 주의를 기울여야 한다.

 뿌리, 열매, 씨앗 같은 것은 잘 보관하면 3~5년은 보관할 수 있다. 그 사이에 두세 번 프라이팬이나 가마에서 타지 않을 정도로 볶아 두는 것도 좋은 방법이다.

제2장
중국의학대사전(中國醫學大辭典)에 소개된 어성초(魚腥草) 이용법

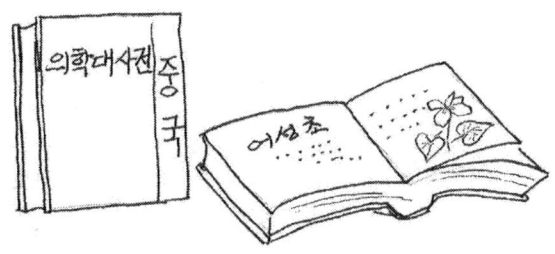

'어성초는 사열(邪熱=외사로 인해서 나는 열), 해독(解毒), 점질(痁疾=만성학질), 치창(痔瘡=치질), 탈항(脫肛=직장이나 직장점막이 항문 밖으로 빠져나오는 병증)을 고치며 종기, 백독(白禿=일종의 탈모증)을 낫게 하며 독충의 해를 물리치며 중금속 독을 없애준다.'라고 되어 있다.

※ 위 질병의 치료법을 소개한다.
- 사열, 해독, 점질 치료
  마른 어성초 20g + 삼백초 10g을 하루 분으로 하여 진하게 끓여 식전, 식후 상관없이 몇 번이고 마신다.

- **치창, 탈항 치료**
  건어성초 30g과 삼백초 10g, 백반 40g에 약초가 흠뻑 잠길 정도의 물을 붓고 끓여, 먼저 어성초 + 삼백초 건더기를 단단하게 뭉쳐 놓고 남은 물로 환부를 깨끗이 씻은 다음 뭉쳐 놓은 약초를 환부에 대고 한참 있어야 한다.
  ※ 뭉쳐 놓은 약초가 데지 않을 만큼 따뜻할 때 하는 것이 좋다. 위와 같이 몇 차례 해 주면 아주 잘 낫는다.
- **종기 치료**
  몸의 어느 곳의 종기나 부스럼과 벌레 물린 데에는 생어성초 잎을 짓이겨 붙이면 잘 낫는다.

약초를 다룬 책이란 책은 다 찾아보았지만 어성초의 영양물질을 분석해 놓은 문헌은 찾을 수 없었기에 매우 안타까웠다. 건강에 필수적인 비타민, 무기물질(無機物質), 탄닌 성분도 많이 함유되어 있을 것은 틀림없을 것이다.

어성초의 약리가 항균(抗菌), 이뇨(利尿), 지혈(止血), 항병독(抗病毒), 진통(鎭痛), 혈관확장(血管擴張), 조직재생(組織再生) 등 제작용이라고 밝혀져 있지만 실제로 다양한 경험방이나 임상례로 보아 건강증진에 유익한 영양물질도 많이 포함되어 있다고 본다.

어성초의 약효는 폐, 간경에 들어간다.

주치하는 질병에는 폐농양, 폐염, 기관지염, 인후염, 수종, 자궁염, 대하, 탈항, 옹종일체, 악창, 습진, 이질, 암종, 축농증, 간염, 당뇨병, 관절염, 미안 등 특히 모든 염증성 질병에는 탁월한 효과가 있다.

이의 치료에는 어성초 30g + 삼백초 10g + 백반 40g을 넣고 진하게 끓여 놓고 환부에 칙칙 뿌리고 손바닥으로 탁탁 쳐준다.
　※ 문지르지 말고 탁탁 쳐 줄 것. W.B 엔자임을 먹고 있으면 잘 낫는다.

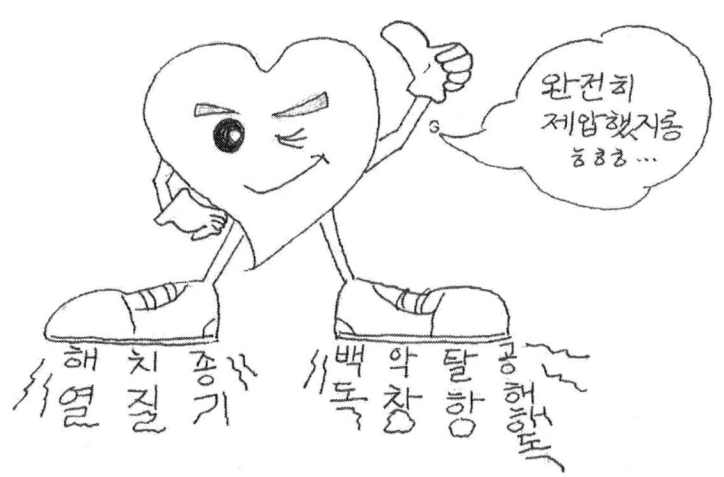

　※ 이 『중국의학대사전』의 어성초 소개는 철저하게 해독작용과 종기를 중심으로 그 효과를 소개하고 있다.

해독작용은 옛날의 경우 음독, 충사독, 식중독 등 특수한 경우에만 이용되었기에 어성초 소개도 간단하였다. 한마디로 어성초의 성분, 약성가, 효용가치 등 진가를 잘 몰랐던 것이다.

만성 고질화된 성인병이나, 급성병도 그 대부분이 그 질병의 밑바닥에는 공해독, 즉 오염된 식수, 공기, 매연가스, 공장폐수, 산업 쓰레기, 농약독 등으로 체질이 변질되어 어떻게 보면 만성중독 된 체내환경이 작용하고 있는 것이다.

그러므로 오늘날의 질병을 다루는 경우 그 모두가 체내 해독과 치료가 우선되어야 하고 개별적 병증에 맞는 고유한 처방을 써야 하는 것이 아닐까 생각한다.

현세에서도 소위 고방(固方)이라는 낡은 약방문만으로 병을 다스리는 이들의 실패는 이 용약의 근본 이치를 모르기 때문이라 생각된다.

일본, 중국 등지에서 최근 발견된 책에 쓰여진 어성초 용약 예를 거의 만병에 듣는 것으로 소개하고 있는 것은 오늘날의 모든 질병의 대전제가 되어 있는 공해 독을 어성초의 뛰어난 해독작용으로 말끔히 씻어내버리기 때문일 것으로 안다.

다시 말해서 오늘날의 질병의 대부분은 체내의 독(毒)만 없애주면 낫는 것이다. 이는 옛 성의(聖醫)가 '만병(萬病)은 일 독(一毒)에서 생기며 일 독이 사라지면 만병이 낫는다.'고 전 인류의 먼 장래를 내다보고 천명한 말과 맞아떨어진다.

그런 의미에서 차제에 어성초의 이용을 모든 이들과 한의사 제위께 권하는 바이다.

체내의 독을 제거한다는 것은 곧 혈액을 정화해서 건강하고 활기에 찬 생명의 등불을 밝히는 일이다. 양기 문제도 옛날과 지금은 다르다. 현대는 무엇보다도 독소로 중독된 체내를 맑게 해야 양기도 건실하고 튼튼해질 것이다. 모든 병이 저절로 물러가지 않을 수 없도록 해야 한다.

1. 중국의약대사전(中國醫學大辭典)에 소개된 어성초 이용법

- **배창열종(背瘡熱腫=등에 난 종기에서 열이 나는 것)**

날 어성초를 찧어 그것을 환부에 두껍게 바르고 작은 구멍 몇 개를 남겨 두면 열독이 사라진다.

- **치창종독(痔瘡腫毒=고름이 든 항문 종기)**

말린 어성초 40g+삼백초10g+고백반 40g 푹 끓여 그 물로 환부를 깨끗이 씻고 어성초와 삼백초 건더기를 꽁꽁 뭉쳐 따뜻하게 해서 환부에 대고 꼭 누른 채 몇 분 있다가 떼어내서 다시 따뜻하게 해서 반복한다.

이렇게 몇 번씩 며칠 하면 대부분 완치된다.

※ 여기서 고백반이라 함은 약국에서 백반을 사다가 후라이팬에 볶은 것을 말한다.
※ 말린 어성초와 삼백초는 건재상에 가면 언제든지 구할 수 있다.

- **폐옹(肺癰)**

날 어성초 즙을 짜서 오래 묵은 갓김칫국에 넣어 마시면 신효하다. 어성초즙대 갓나물 김칫국물의 비율은 50:50이고 1회에 맥주잔 반 컵 정도가 좋다. 음용 횟수는 1日 3회.

- **정창(疔瘡)**

어성초 날것을 곱게 찧어 환부에 처매둔다.

한두 시간이면 통증이 가시지만 그대로 처매두었다 마르면 갈아 붙인다. 이렇게 2~3日 하면 완치된다.

- **소아탈항(小兒脫肛)**

어성초를 곤죽처럼 찧어 환부를 망초(芒硝) 끓인 물로 씻은 다음 파초잎 위에 놓고 그 위에 항문을 대고 앉으면 자연스럽게 낫는다.

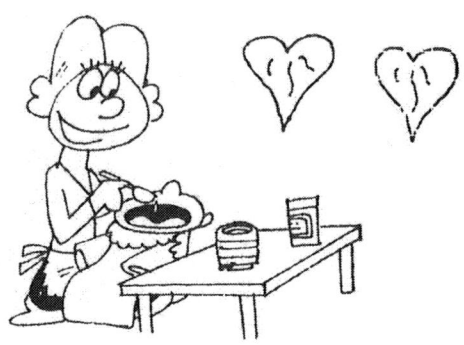

- **충치(虫菌)가 몹시 아플 때는?**

이때는 어성초, 후추, 식용유를 각각 같은 분량만큼씩 섞어 고운 가루를 내어 약간의 진흙을 섞어서 콩알만 한 환을 지어 아픈 쪽의 귓구멍을 막아 주되, 양쪽이 다 아픈 경우 양쪽을 다 한꺼번에 막지는 말아야 한다. 한 쪽씩 교대로 막아 주어야 한다.

예 : 오늘 오른쪽 귀를 막았다면 다음날은 오른쪽 약을 빼버리고 이번에는 왼쪽 구멍을 막는다. 아주 좋은 효과가 있을 것이다.

- **학질을 근절시키려면?**

생 어성초 한 줌을 짓찧어 무명헝겊이나 가재수건으로 싸서 온몸을 문질러 마찰한다. 그리고 나서 따뜻하게 하고 잠을 자면서 땀을 흘리면 낫는다. 학질이 오려는 듯할 때는 즉시 하면 금방 낫는다.

2. 중국비방전서(中國秘方全書)에 소개된 어성초의 효과(效果)

축농증(蓄膿症)

- **치료법 Ⅰ**

어성초(魚腥草) 말린 것 30g을 500cc의 물로 달여 300cc가 되면 이것을 3등분하여 하루에 3번에 걸쳐 따뜻하게 해서 먹는다.

- **치료법 Ⅱ**

어성초나 삼백초 생 잎에 약간의 소금을 뿌려 은박지에 싸서 약간 익혀 엄지와 검지손가락으로 조물조물 비벼 콩알만 하게 만들어 오늘은 오른쪽 코에 넣고 자고 다음날은 왼쪽 코에 넣고 자고를 한 일주일 하면 완치된다. 안 되면 며칠 더하면 된다.

※ 절대로 한꺼번에 양쪽 콧구멍에 다 넣지 말 것.

- **치료법 Ⅲ**

말린 어성초 30g을 500cc의 물로 끓여 300cc가 되면 여기에 짭짤할 정도의 소금간을 하여 매일 3~4회씩 콧구멍으로 흡입해서 입으로 나오게 하는 식으로 내외(內外)로 함께 치료하면 효과 또한 신속하다.

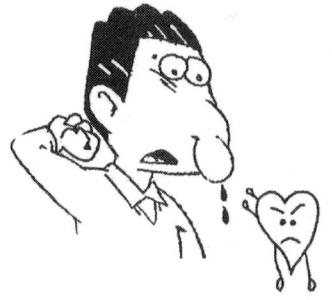

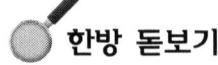
한방 돋보기

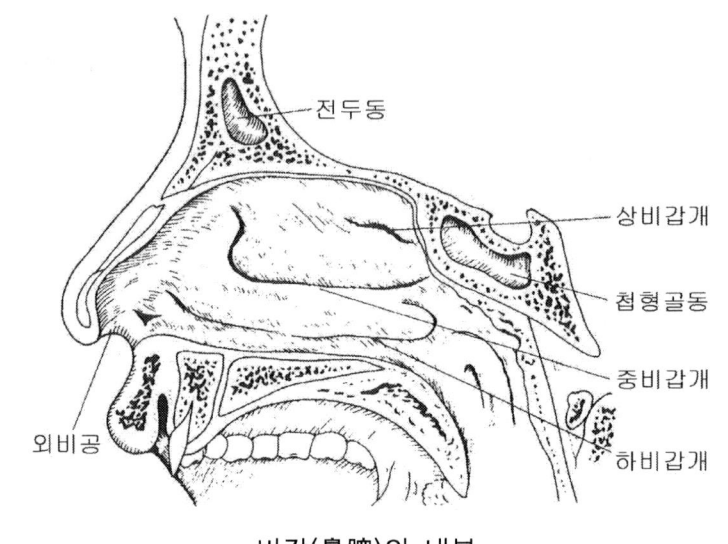

비강(鼻腔)의 내부

축농증(蓄膿症)에 대하여

　냄새를 잘 못 맡는다. 간혹 코에서 냄새가 난다. 항상 머리가 무겁다. 또는 얼굴에서 눈가나, 코, 옆, 또 뺨 부근에 뻐근한 통증을 느낀다. 이상은 축농증의 증상들이다. 얼굴에 움푹 들어간 부분에 이르기까지 염증성의 고름이 들어 있어 늘 상쾌하지 못할 뿐만 아니라 통증을 느끼면서 지내야 하는 것이 여간 고통스럽지 않다. 이 정도 되면 비염이 만성적으로 심해진 상태이며 속히 그 정도를 병원에 가서 검사해 볼 필요가 있다.

　경우에 따라서는 수술요법도 권할 수 있는데, 특히 아데노이드 즉 목안에 선증식(線增殖)까지 겸해 있다면 고려해야 한다. 수술을 하더라도 수술 후 한방약물을 사용해 후유증을 경감시키고, 재

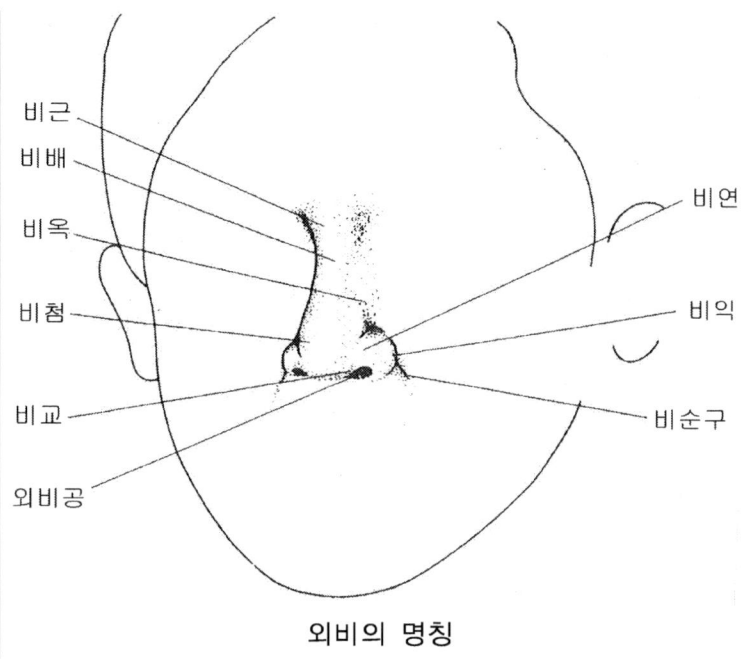

외비의 명칭

발도 막아야 한다. 그러자면 역시 폐(肺)기능 전체를 원활히 순환하도록 유도해야 한다.

염증이 심하다면 수술 후에 그 옆 부위를 또다시 수술해야 할 수도 있기 때문이다.

일단 염증상태를 막아야 하는데 이를 위해 우선 방풍(防風)을 사용한다. 방풍은 성질이 약간 따뜻한 해표약(解表藥)이다. 해표약이란 신체 상부에서 감기와 같은 염증상태가 되었을 때 이를 꺼주면서 소통이 잘되도록 유도하는 약물이다.

한방약물 중에는 참으로 많은 해표약물이 있는데, 축농증과 같은 코의 병에는 이들 약물 중 두서너 가지 이상의 약물이 어우러져 효과를 보도록 하는 것이 더욱 바람직하다.

방풍은 뿌리생약이며, 한국에서는 갯기름나물을 사용한다. 해열, 발한 진통하면서 소위 바람의 병이라고 하는 감기 등의 치료에 쓰인다. 열을 끄고 통증을 누그러뜨리지만 성질은 부드럽고 윤택하다.

축농증에 쓸 때 흔히 방풍, 형개, 천궁, 연교 등을 가하여 달여 사용하며 처방으로 사용한다면 상기 약물을 모두 포함하고 있는 청상방풍탕(靑上防風湯)을 권할 수 있다. 다만 축농증이 염증의 증상이기는 하지만 약을 사용하기 전에 환자의 체질을 면밀히 살펴보는 것이 필요하다.

음의 성향이 많은가 양의 성향이 많은가를 살펴 처방을 다소 변경해야 하겠으나, 어느 쪽이든 상기의 4가지 약물인 방풍, 형개, 천궁, 연교는 활용해 볼 수 있다. 이때 소량의 죽력을 사용하여 복용함으로써 막힌 코를 뚫고 염증을 삭이는 효과를 더 기대할 수 있다.

- **축농증의 한방**

  청상방풍탕(靑上防風湯)의 처방

  길경, 연교, 백지 5g, 형개, 산치자, 황련, 박하, 지각, 황금, 천궁 4g, 방풍 2g, 어성초 6g, 삼백초 4g, 감초 2g

  ※ 황금, 황련은 주초(酒炒)해서 쓸 것

- **오래된 감기(感氣)**

말린 어성초를 매일 30g 정도 끓여 하루에 몇 번이고 마시면 낫는다. 보리차를 끓일 때 어성초도 함께 넣고 끓여 마시면 더욱 좋은데 두통 등 잔병들도 모두 없어진다.

- **만성기관지염(慢性氣管支炎)**

심한 기침이 수반된 만성기관지염에 청명체 즉 불이초(佛耳草) 38g과 어성초 18g, 감초 4g을 섞어 달여 마신다.

또 다른 처방으로는 까마중 30g, 도라지 뿌리 12g, 감초 4g에 물 한 되를 붓고 반으로 줄어들 때까지 달여서 하루 세 번으로 나눠 밥 먹고 나서 복용한다. 10일 동안 먹었다가 5~7일 동안 끊었다가 다시 10일 동안 먹기를 반복한다. 만성기관지염 환자 969명에게 이 치료법을 썼더니 87%가 효과를 보았다고 한다.

- **심장통(心臟痛)이 등에까지 미칠 때**

날 어성초의 뿌리를 한 번에 3~7cm가량 잘라서 입속에 넣고 씹기를 하루 2, 3회씩 하면 통증이 멎을 뿐만 아니라, 계속할 경우 병 자체를 뿌리 뽑을 수 있다.

- **폐농양(肺膿瘍)**

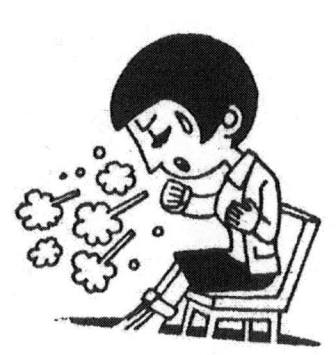

갓나물 김칫국(묵은 것일수록 좋다)만을 자주 마셔도 효과 있으나, 여기에 어성초의 청즙(靑汁)을 합쳐 마시면 신효(神效)를 본다고 한다.

- **만성 중이염(慢性中耳炎)**

어성초 20g(날것은 100g)을 물 500cc로 달여 300cc가 되면 공복에 마신다. 이것은 하루 분이며 몇 번 나누어 마셔도 좋다. 이렇게 계속 달여 마시기를 20일~30일 하면 고름의 빛이 엷어지기 시작해서 마침내 물처럼 맑아지는데, 이때는 이미 거의 완치 단계에 접어든 경우이다. 아무리 중한 것도 3개월 계속 복용하면 완치된다.

• **만성 방광염(慢性膀胱炎)**

어성초 20g(날것은 100g)을 물 한 사발로 달여 반이 되면 하루 세 번에 나누어 마신다. 공복에 마시는 것이 좋다.

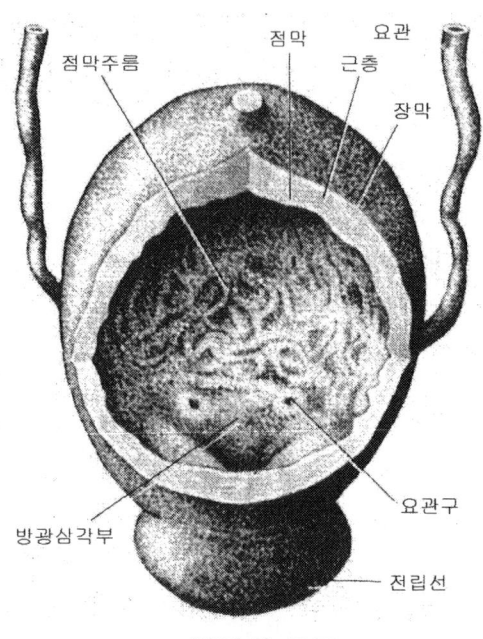

방광의 구조

민간비방 1

방광염

해바라기씨를 볶아 물로 달여 수시로 먹으면 된다. 보리차 끓일 때 해바라기씨 볶은 것을 함께 넣고 끓여 먹어도 된다. 방광염이 없는 사람도 방광이 튼튼해진다. 어성초도 함께 먹으면 더욱 좋다.

☞ 방광의 모든 병에는 참깨 먹기를 생활화하면 아주 좋다.

- **음부 소양증(陰部 搔瘍症) : 음부가 가려운 증세**

  어성초 15~20g을 진하게 달여 공복에 마신다. 이것은 하루 분이니 적당히 나누어 마셔도 된다. 동시에 어성초 달인 물로 가려운 음부를 흡관(吸管)으로 통해 하루 두 번씩 씻어낸다.

  1개월이면 완치된다.

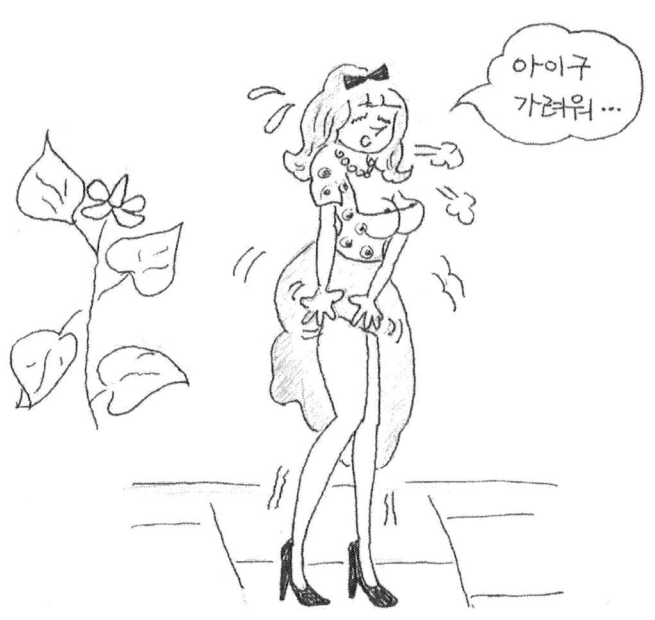

> **민간비방 2**
>
> **백약이 무효한 소변불통**
>
> 콩나물 600g을 깨끗이 씻어 물기를 없앤 다음 생즙을 낸다. 주서기나 녹즙기를 이용해서 즙을 내서 약간의 꿀을 가미해서 마신다. 어떤 원인의 소변불통이건 아침 공복 시와 취침 전 공복 시 하루 2회 복용하면 남녀노소 누구에게나 특효이다.

- **다발성(多發性) 각종 종기(腫氣)**

어떤 종기든 또 그것이 곪아터졌던 안 터졌던 간에 날 어성초를 물 젖은 종이에 싸서 잿불 속에 묻어 익혀서 곤죽이 되게 찧어 환부에 바른다.

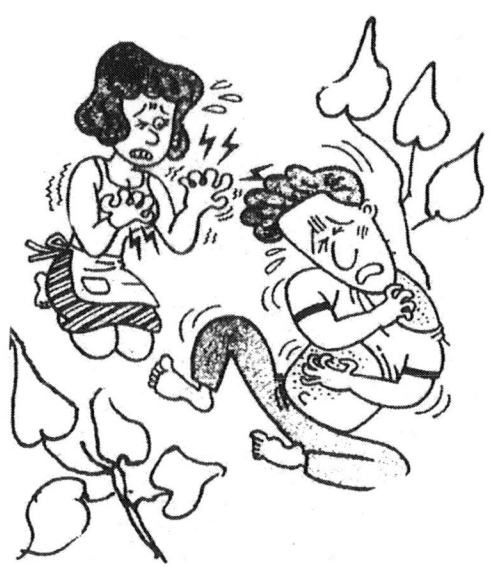

민간비방 3

습진

만성 습진일 경우 잘 낫지 않고 계속 반복되기 때문에 몹시 괴롭다. 피부가 붉어지고 좁쌀 같은 점이 돋아나는가 하면 물집이 터지면서 헐고 진물이 나서 몹시 가렵다.

치료 - 유근피 가루를 꿀물에 개어 하루에 2~3회 바르면 신효하다. 또 생강을 얇게 썰어 붙이고 반창고로 고정해 두었다 마르면 다시 갈아 붙이기를 반복해도 잘 낫는다.

- **여드름(특히 고질화되어 곪기 시작한 것)**

  어성초 20g을 하루 분으로 해서 진하게 달여 몇 번에 나누어 마신다. 동시에 날 어성초 잎을 찧어 짜낸 즙을 환부에 하루 4회 바른다. 아무리 중해도 2개월이면 완치된다. 이것은 여드름이 고질화되어 곪기 시작한 것에는 어떤 방법보다 더 잘 듣는다.

  어성초는 날것이든 말린 것이든 몸속의 독소(毒素)를 씻어내 주는 효능이 있으며, 화농성(化膿性) 질병의 치료에는 많이 쓰이는 것이다.

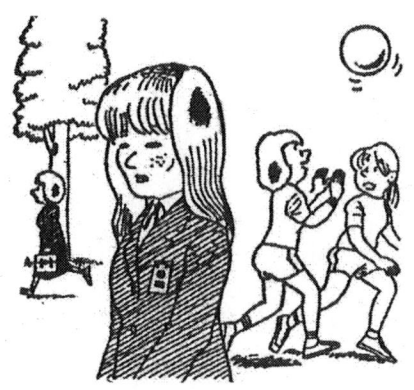

민간비방 4

비염

모든 비염(심하지 않은 비염, 심한 비염, 오래된 비염 할 것 없이)에 물 180cc(약2컵)에 대추 1홉, 감초 3g 정도를 넣고 끓이되 물이 90cc 정도가 될 때까지 끓여 따스할 정도까지 식혀 한 번에 다 마시고 땀을 푹 낸다.(대추와 감초 찌꺼기는 버린다.)

이렇게 몇 번 하면 참으로 신기하게 비염이 깨끗이 치료된다.

- **건선(乾癬)·습선(濕癬) 등 모든 버짐**

  어성초의 날 잎 10개와 소금 약간을 섞어 함께 짓찧어 즙을 내어 환부에 매일 두 번씩 발라 준다. 아주 효과 높은 방법이다. 이 방법은 어떤 종류의 피부병(皮膚病)에도 듣는 방법이다.

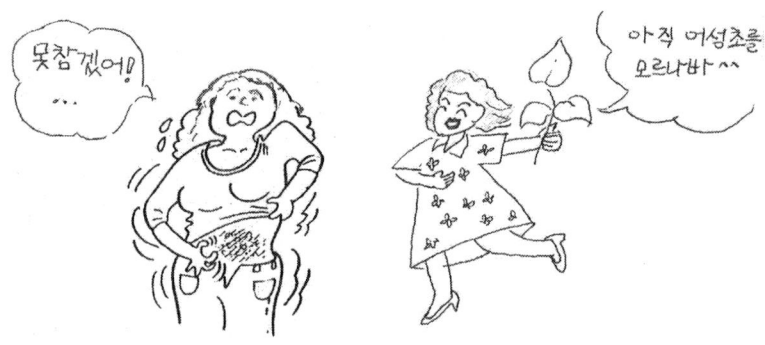

> **민간비방 5**
>
> **발 냄새 제거**
>
> 유난히 발에 땀이 많이 나서 발 냄새로 고민하는 분들께 권한다. 당근 7개를 깍두기 크기로 썰어 물 5~6L에 넣고 푹 삶아낸 물에 발을 1시간 정도 담근다. 이렇게 1일 1회씩 5번 정도 하면 특유 발 냄새가 깨끗이 사라진다. 당근 즙은 입맛이 없고 위장이 약한 사람에게도 아주 좋고 음식을 먹고 체했을 때 당근 즙 한잔이면 즉효다.

• **적백대하(赤白帶下)**

대하로 고약한 냄새가 풍기며 아랫배까지 아픈 경우, 어성초 37.5g~75g(날것은 배), 포공영(민들레 뿌리 말린 것), 인동 줄기 각 37.5g을 합쳐 달여 마신다. 여러 번 마시면 반드시 효과를 본다. 위의 양은 1일 분이니, 달인 물을 여러 번 나누어 마신다. 공복에 마시는 것이 효과적이다.

민간비방 6

똑소리 나게 잘 듣는 마늘 미용법

언젠가 TV에서 방영된 「인디언의 여인」이라는 영화에서 첫날밤을 맞는 여인이 박하 잎으로 온몸을 문지르며 피부를 윤택하고 향기 있게 다듬는 장면이 있었다.

마치 옛 우리의 연인들이 가지나 수박껍질, 수세미즙 같은 것을 발라가며 아름다움을 가꾸던 원리와 매우 흡사하다.

이 중에서도 수세미즙은 농축시키면 황금색 투명한 아름다운 화장수가 되는데, 그 효과가 뛰어나기 때문에 지금도 민간요법으로 널리 쓰이고 있다.

특히, 마늘 크림은 단순한 피부 미용제의 범주를 넘어서서 피부 질환의 치료제로도 사용할 수 있는 장점을 지니고 있으므로 여기에 소개하고자 한다.

마늘 여섯 개를 강판에 갈아 여기에 꿀 반 컵을 넣고 혼합한 후, 밀봉하여 2~3개월간 냉암소에 저장하면 훌륭한 마늘 크림이 된다. 분량을 많이 만들고 싶으면 마늘과 꿀을 위의 비율로 늘리면 된다.

얼굴이나 몸에 이 크림을 바르고 훈증한 뒤에 미지근한 물로 닦아내면, 즉시 피부가 한결 부드러워진 것을 느낄 수 있다.

이 크림을 계속 쓰게 되면 잔주름이 없어지고 여드름이 제거되며, 혈관이 확장되어 혈액순환이 원활해짐으로써 얼굴의 잡티나 기미가 없어지고, 불그레하게 핏기가 돌아 혈색이 좋아진다.

3. 중국비방전서(中國秘方全書)에 소개된 어성초의 효용(效用)

내복(內服)으로 이뇨(利尿), 해독(解毒), 소염(消炎), 배농(排膿), 거담(去痰) 작용이 있다. 최근의 연구에 의하면 이 어성초를 물로 달이거나, 가루로 하거나, 주사약으로 쓰이거나 간장 출혈에 대해 훌륭한 지혈 작용이 있다는 것이 밝혀져 어성초 연구에 1보 진전을 보았다. 또 중의 임상 경험으로 증명된 것을 보면 폐농양(肺膿瘍), 옹절(癰癤) 등 화농성 염증에 듣는다. 날 뿌리를 씹어 관상에 동맥 경화성 삼통에 잘 듣는다.

※특히 간장 출혈(肝臟出血) 등 내장 출혈(內臟出血)에 잘 듣는다는 것은 놀랍다.

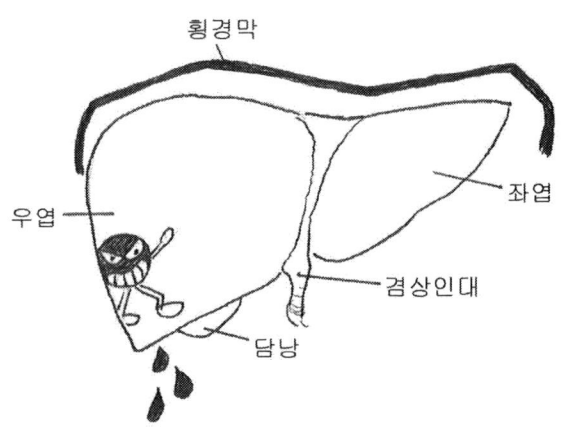

간장출혈

4. 중국(中國) 각 의서(醫書)들에 쓰여진 어성초(魚腥草)의 효능

앞의 의서들에 소개된 어성초의 약리 효능은 현대 산업사회에 없어서는 안 될 명약이다.

각종 공해 독과 폐염, 폐수, 폐건축물 쓰레기는 물론 화학약독, 제초제, 화학비료, 농약 등 우리는 알게 모르게, 싫어도 공해 속에서 살아야하는 운명인 것이다.

이럴 때 어성초나 삼백초, 쑥 같은 해독 약초가 있으니 그나마 위안이 된다.

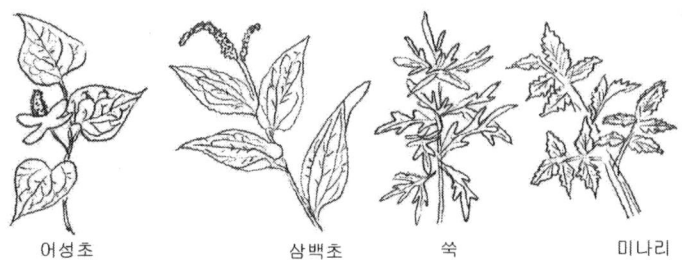

공해를 정화시켜주는 식물

각종 의서들에 실린 어성초의 효능을 보면 청열해독(淸熱解毒), 이뇨소종(利尿消腫), 폐렴(肺炎), 폐농양(肺膿瘍), 열리(熱痢), 학질, 임질(淋疾), 백대하, 옹종(擁腫), 치창(痔瘡), 탈항(脫肛), 습진, 독창, 개선(疥癬)을 고친다고 쓰여 있다.

5. 앞서 기술한 이외의 중국의 대표적인 약학서적에 실린 어성초의 약효

① 복암암 본초(履岩岩本草)
더위를 심히 먹어 괴롭거나 인사불성인을 고친다.

② 진남본초(滇南本草)
폐옹(肺癰)으로 고름과 피가 섞인 기침, 심한 냄새가 나는 가래가 겸 한때, 또 대장열독(臺帳熱毒)을 고치며 치창(痔瘡=치질)을 낫게 한다.

③ 별록(別錄)
악충(惡虫)에 의학 종기에 잘 듣는다.

④ 일화자본초(日華子本草)
죽통에 날 잎을 넣어 구워서 악성종기 및 백독(白禿)을 다스린다.

⑤ 강목(綱目)
열독 옹종(熱毒癰腫)을 풀어주며, 치창, 탈항을 다스리고, 악성 학질을 뿌리 뽑아 주며, 중금속 독을 해독해 준다.

⑥ 진염조(陳念祖)
날것을 찧어 마시면 토혈(吐血)을 그치게 한다.

⑦ 남채약록(南茱葯錄)
잎을 악독 대창에 붙여서 능히 그 독을 삭게 한다. 달여 마시면

습열을 사라지게 하며 이질을 고쳐 준다.

⑧ 분류초약성(分類草藥性)
오림(五淋)을 다스리며 수종을 삭게 하고 식적을 사라지게 하며 허약을 보하고 팽창을 없애 준다.

⑨ 현대실용중약(現代實用中藥)
날 잎을 뜨겁게 불에 구워서 발포약으로 쓴다. 창선을 고치고 모든 개선 종창, 습진, 요통 등에 욕탕 재료로 날 뿌리를 씹어서 관상동맥 경화성 심장병의 발작 통을 막아 준다.

⑩ 의림찬요(醫林纂要)
수기를 잘 돌게하며, 경결(哽結)을 공략하고, 장기를 사라지게 하며, 더위를 풀어 준다. 뱀과 벌레의 독을 고쳐 준다. 각기를 고

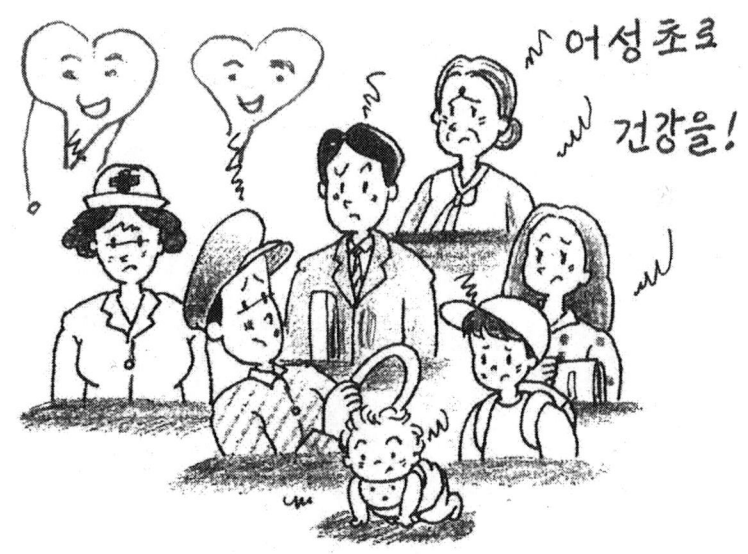

쳐 주며 종기를 멸하고 어혈을 사라지게 한다.

⑪ 중국약식도감(中國葯植圖鑑)
독물 중독의 구급법으로 최토제로 쓰인다.

⑫ 광주공군상용중초약수책
소염 해독, 이뇨 소종, 상호흡도 감염을 그리고 폐농양, 요로 염증 및 그 밖의 부위의 화농성 염증, 독사에 물린 상처를 낫게 한다.
※ 이는 광주 공군의무용 책자이다.

⑬ 광주부대 사용중초약수책
청열 해독, 유선염을 고쳐주며 봉와직염(蜂窩織炎), 중이염, 장염을 고쳐 준다.

한방 돋보기

만병의 적 "비만" 퇴치하자

많은 여성들의 변하지 않는 관심사는 다이어트이다. 우리나라 미혼여성의 62%는 자신의 몸매가 표준을 넘는 비만 상태라고 생각하고 있다. 그리고 69%는 다이어트를 하며 살을 빼기 위해 노력을 하고 있는 것으로 조사되었다.

비만은 풍요로운 현대사회의 미식과 과식, 불규칙한 식사와 음식의 서구화 그리고 운동부족으로 인한 결과이다. 조상들이 만약 지금의 식생활을 본다면 대단히 안타까워 할 것이다.

비만 징조의 적신호로는
① 하루 두 끼만 먹는 일이 많다.
② 깊은 밤중에만 무언가 먹고 싶다.
③ 단 음식, 기름진 것을 먹게 된다.
④ 공연히 목이 마른다.
⑤ 단백질을 섭취하지 않는 다이어트 등
   을 말할 수 있다.

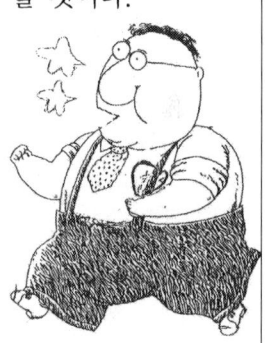

식사를 억제하려고 하루 두 끼만 먹었더니 오히려 더 비만이 되었다는 사례가 많다. 하루 식사 횟수를 3, 4, 5회로 나누어 실험한 결과 횟수가 가장 적은 2회가 비만이 제일 많았다.

밤중의 야식은 저장에너지가 되기 때문에 비만의 원인이 된다. 또 단백질을 섭취하지 않고 감량하면 피부가 처져 늘어지고 주름 투성이가 되면 대사작용의 반란을 가져온다.

확실한 '비만' 퇴치 방법
미역냉국에 묵은 식초를 듬뿍 넣어 자주 먹으면 3개월에 18kg 정도의 감량을 체험할 수 있다. 꼭 해 보시기 바란다.

제3장
일본의 약초 연구가 '長塩容伸(=나가시오 요오신)' 著 민간약요법(民間藥療法)에 나와 있는 어성초 건강

① 종기(腫氣)

어떤 종류의 종기든 어성초는 잘 듣는다.

날 어성초의 잎 한 장을 이파리보다 훨씬 큰 종이 한 장으로 싸서 종이에 불을 붙여 태우면 어성초 잎이 물렁하게 익는다.

이 잎을 콩알 2개의 크기와 환으로 만들어 종기 위에 놓고 가볍게 눌러 그 위를 반찬고로 꼭 고정시켜 둔다. 고름을 잘 빨아내며 아프지도 않게 되고 흠집도 생기지 않는 썩 좋은 방법이다.

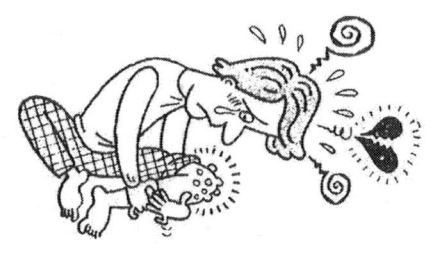

※ 수술하면 흠집이 생긴다.

② 축농증(蓄膿症)

어성초의 날 잎 한 장을 비벼서 연하게 하여 콧구멍에 들어갈 만하게 둥글게 만들어 잠자기 전에 한쪽 콧구멍 깊숙이 넣어 두고, 다음날은 나머지 콧구멍에 넣는다. 교대로 매일 넣는다.

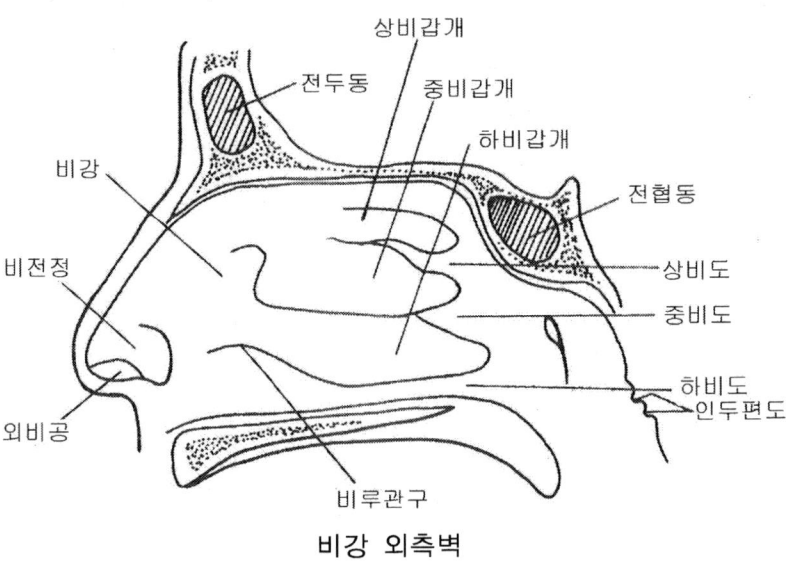

비강 외측벽

• 어성초 말린 것 10g과 질경이 잎 10g 및 신이 2g을 함께 달여서 차처럼 마시기를 오래 계속하면 낫는다.

※ 사실 비염이나 축농증은 잘 안 낫는다. 꼭 완치를 원하시면 이 책 맨 뒤에 나오는 W.B 엔자임(Enzyme)란을 읽고 연락하시면 나을 수 있을 겁니다.

③ 황달형 간염(黃疸型肝炎)

어성초 37.5g, 인진호 18g, 백작약 18g을 하루 분으로 해서 매일 달여 마신다.

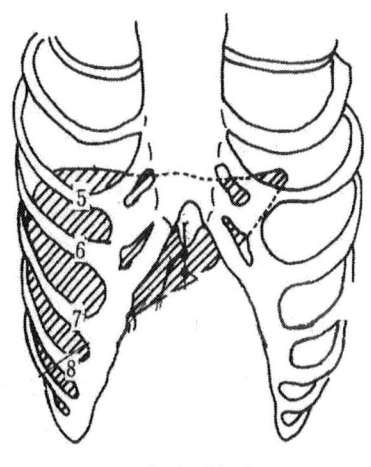

간의 위치

④ 당뇨병(糖尿病)

30cm가량의 줄기와 어성초 잎 두 개를 날것 그대로 잘게 썰어 약탕관에 넣고 황련 1g을 합쳐서 물 4홉으로 반이 되게 달여 그 즙을 식사 전 30~60분에 나누어 마신다.

황련은 위를 보호하기 위해 넣는 것인데, 이렇게 10일가량 복용했던 바 무엇을 해도 안 듣던 사람이 당분이 사라졌다는 경험담을 들었다.

⑤ 고혈압증(高血壓症)

  매일 어성초 20g을 진하게 달여 차처럼 마신다. 무엇을 해도 안 들던 사람들이 이것으로 나았다는 말이 많다.

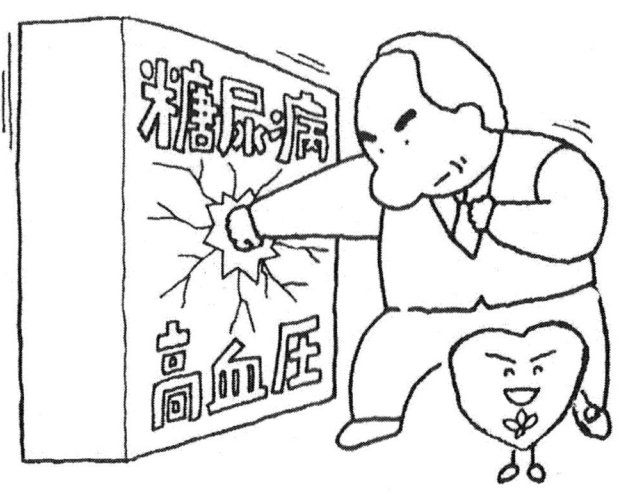

⑥ 관절염(關節炎)

  어성초 말린 것 10g과 벌계(山歸來라고도 함) 뿌리 5g 및 목단피(牧丹皮) 2g을 합쳐 하루 분으로 달여 마신다. 오래 계속하면 반드시 효험이 있다.

> **민간비방 7**
>
> **원인 모를 두통이 심하여 백약이 무효할 때**
>
>   파뿌리(총백) 20여 개를 준비한다. 파뿌리는 수염뿌리와 함께 흰 부분 10cm 정도까지 잘라서 준비한다. 물 1되(약 2L) 정도에 준비한 파뿌리를 넣고 달여 물이 반 이하로 줄어들면 불을 끄고 식혀 미지근할 때 이물을 한 번에 다 마신다. 신통할 것이다.

⑦ 미안(美顔) : 피부미용(皮膚美容)

• 어성초 말린 것 15g과 율무 쌀 15g을 합쳐 하루 분으로 해서 달여 세 끼 식사 전 30~60분에 나누어 마신다.

• 말린 어성초 15g과 껍질 달린 율무 15g을 합쳐 하루 분으로 달여 세 끼 식사 전 30~60분에 나누어 마신다.

5일간 마시고 5일간 쉬었다가 다시 5일간 마시는 식으로 하면 더욱 효과적이라 한다.

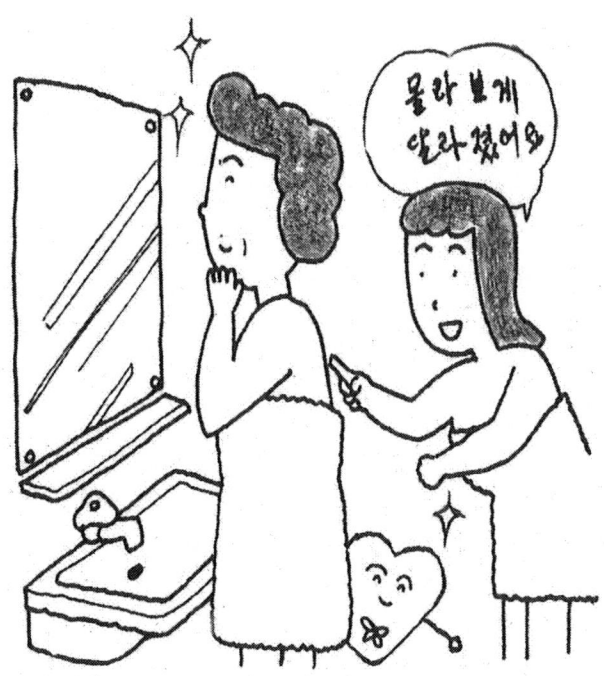

⑧ 땀 띠

어성초 말린 것 20g을 진하게 달여 마신다. 이것은 하루 분이다. 특히 어린이에게는 이 어성초 달인 물을 미리 조금씩 먹여 두면 참으로 이상적인 땀띠 예방이 된다고 한다.

⑨ 여드름

ⓐ 어성초 말린 것 15g, 산귀래 5g, 용담 2g을 합쳐 하루 분으로 해서 달여 마신다.

※ 아주 좋은 처방이다.

ⓑ 말린 어성초 20g과 껍질 달린 율무(빻은 것) 20g을 합쳐 하루 분으로 달여 마신다.

ⓒ 말린 어성초 20g에 당약 3g을 합쳐 하루 분으로 달여 마신다.

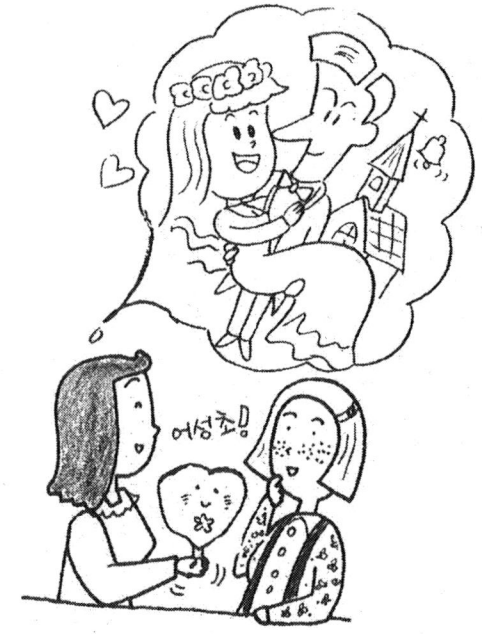

ⓓ 말린 어성초 100g, 말린 삼백초 50g을 입이 넓은 항아리에 넣고 35° 이상 되는 소주(1.8L) 2병을 붓고 음건한 곳에 1개월 정도 두었다가 분무기에 담아서 환부에 뿌려 주면 잘 낫는다.

　※ 이렇게 같은 여드름에 여러 처방이 있는 것은 체질이나 원인이 다르기 때문이다. 차례로 해보면 반드시 맞는 것을 알게 될 것임.
　※ 여기에 알로에도 같이 넣어서 쓰면 더욱 좋다.

⑩ 무사마귀

　말린 어성초 15g과 율무쌀 20g을 합쳐 하루 분으로 달여 마신다. 장복하면 잘 듣는다. 수술 않고 고치는 묘방이다.

　날 어성초의 잎을 물로 깨끗이 씻어 소금으로 비벼 연해진 것을 그대로 무좀 환부에 쳐매둔다.

　※ 날것이 잘 듣지만 마른 것밖에 없으면 그것을 진하게 달여 탈지면에 묻혀 환부에 쳐매고 비닐로 싼 다음 양말을 신고 매일 갈아 붙이면 잘 듣는다. 이 경우 동시에 마시기도 하면 더욱 속하다.

⑪ 옴・버짐 등 곰팡이류 피부병

　환부에 어성초 날 잎을 짓찧은 생즙을 열심히 자주 바른다.

　※ 냄새가 좀 나지만 아주 잘 들으니 써 보기 바란다.

⑫ 치질(痔疾)

　어성초의 뿌리 10g을 달여 마신다. 뿌리라는 점에 주의해야 한다. 항문도 밑이니 뿌리라야 되는 것 같다.

　자연약(自然藥)의 묘한 점이다.

　어성초의 뿌리 5g과 쑥 5g을 합쳐 달여 마신다.

　※ 참으로 좋은 처방이다.

　어성초의 진한 전즙으로 요탕(腰湯)을 한다. 탈항에 특히 좋다.

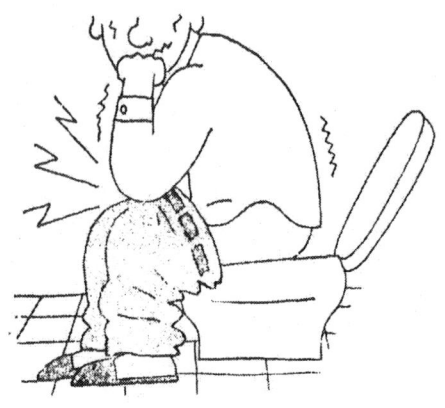

⑬ 미발(美髮)

어성초 15g과 검은 콩 25g을 하루 분으로 합쳐 진하게 달여 차처럼 마시면 머릿결이 좋아지고 윤기가 난다. 검은콩은 작은 알이 좋다.

⑭ 매독(梅毒)

ⓐ 말린 어성초 15g, 인동 5g, 벌계의 뿌리 5g, 조협의 가시 3g을 합쳐 하루 분으로 해서 세 번에 나누어 마신다.

※ 매독은 어려운 병이지만 이것을 장복하면 뿌리를 뽑을 수 있다. 항생제와는 다르다.

ⓑ 어성초의 날 뿌리 15g을 술 1홉과 물 반 홉으로 반이 되게 졸인 물을 세 번에 나누어 마신다.

ⓒ 어성초 잎 말린 것 15g과 쑥 10g을 합쳐 달여 마신다. 장복해야 한다.

※ 이처럼 어성초는 매독의 특효약이다. 그런데 매독은 독한 항생제를 쓰면 임시 나은 것 같아도 낫지 않고 몸의 깊숙한 곳에 숨어 있다가 여러 가지 질병의 원인이 되기도 한다. 흔히 매독성 질병이라는 것으로 일컬어지고 있다.

이런 매독성 질병은 이 어성초의 장복으로 고칠 수 있다. 매독을 한 번 앓은 일이 있는 사람은 이 어성초를 차처럼 무시로 달여 마시기 바란다.

⑮ 음부(陰部)의 종양(腫瘍) : 연성하감(軟性下疳)

말린 어성초 30g을 진하게 달여 마신다. 이것은 하루 분이다. 세 번에 나누어 마신다. 진하게 달여 마셔야 한다.

- 만성기관지염 치료에는 산해박 30g, 어성초 20g, 더덕(사삼) 20g을 함께 달여서 하루에 세 번 먹으면 잘 낫는다. 대개 10월쯤이면 좋은 효과를 본다.
- ※ 사람에 따라서는 목이 마르고, 속 매스꺼움 등의 명현반응이 나타날 수 있으나 곧 괜찮아진다.

⑯ 소아 습진(小兒濕疹)

말린 어성초 10g을 물 1홉 반으로 달여 반이 되면 차 대신 무시로 조금씩 마시게 한다.

⑰ 물집

어성초를 진하게 달여 그 물로 환부를 씻어 주면 좋다.

⑱ 대하증(帶下症)

어성초 말린 것 10g과 이질풀 말린 것 10g을 합쳐 물 3홉으로 달여 1홉 반이 되면 조금씩 여러 번 마신다.

⑲ 식중독(食中毒)

어성초 말린 것 10g과 이질풀 말린 것 10g을 합쳐 물 3홉으로 달여 1홉 반이 되면 조금씩 여러 번 마신다.

⑳ 어린이 선병질(腺病質) : 허약(虛弱)

겨울이 되면 자주 감기를 앓는다든지 설사를 자주 한다든지 맥없이 약하기만 한 아이들을 가리킨다. 이에는

- 어성초 말린 것 15g을 물 2홉으로 달여 마신다. 이것은 하루 분이니 여러 번에 나누어 마시면 된다. 장복하면 체질 개선이 되어 튼튼해진다.
- 말린 어성초 5g과 이질풀 5g을 합쳐 달여 차 대신 마시게 한다. 이것은 하루 분이다. 장복해야 한다. 우선 위장이 튼튼해진다.

※『本草綱目』등의 서적에 어성초를 잘못 먹으면 양기를 상한다고 하는

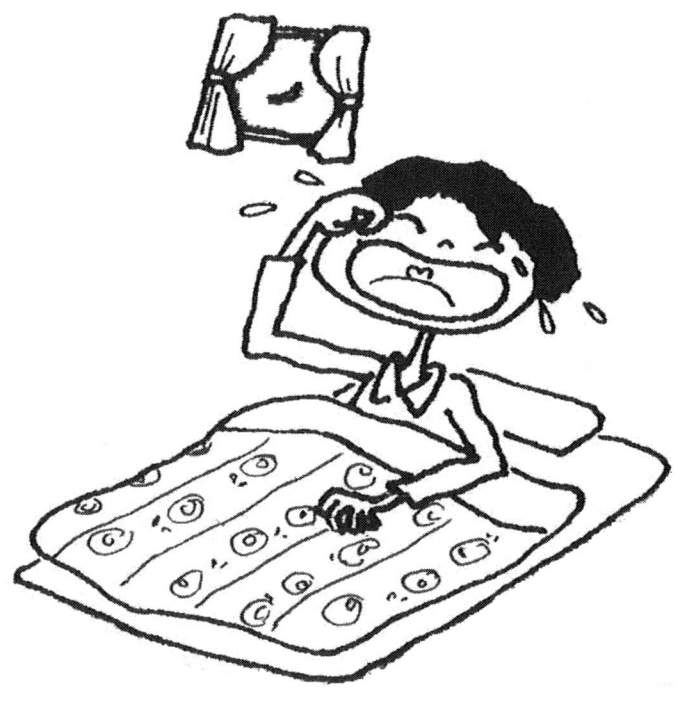

기재는 잘못된 것 같다. 일본의 수많은 민간요법 서적의 어느 곳에도 어성초가 양기를 상하게 한다는 말은 없다.

오히려 정력 증강(精力增强)이 된다고 한다. 그리고 울릉도의 이덕영(李德榮) 씨도 오래전부터 전 가족이 장복을 했는데 아이들은 감기 한 번 안 걸리고 씩씩하게 잘 자라며 자기도 정력 문제에 이상이 없다고 한다.

이 책에 보면 허약아(虛弱兒)가 어성초의 장복으로 튼튼해진다는 것이니 어성초가 양기에 해롭다는 말은 잘못된 것으로 생각된다.

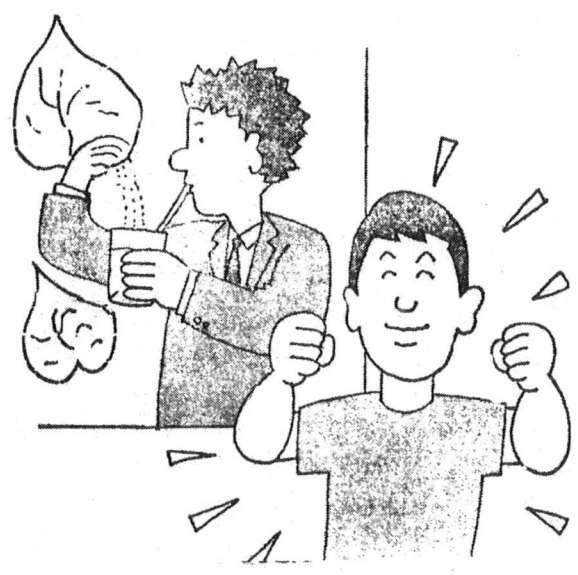

민간비방 8

심한 기침, 가래, 천식

부추 즙을 내어 하루 세 차례 마시기를 며칠 하면 신통하게 잘 낫는다.

부추 즙은 1회에 소주잔 한 잔 분량이면 되고, 복용하고 땀을 내면 더 빨리 낫는다. 대개 1주일 이내에 치료된다.

한방 돋보기

건망증(健忘症)

건망증이란 기억과잉으로 인해 머릿속이 꽉 차서 넘치는 병적 현상은 실증이고, 기억 장애나 건망증같이 머릿속이 텅 비어 있는 병적현상은 허증에 속한다.

자기가 한 일이나 익힌 것을 잊어버려서 사물처리 능력마저 약해진 경우를 건망증이라고 하는데, 스트레스나 생각의 지나침 또는 염려하는 상태가 지나친 것 등으로 인하여 심장의 혈액이 손상되고 비위장 소화기기능이 약해진 것이 원인이다.

건망증에 대한 민간요법

아직 젊은 나이인데도 어느 날부터인지 깜박 잊어버리기를 잘하고 그래서 직장 업무마저 예전처럼 매끄럽게 척척 처리할 수

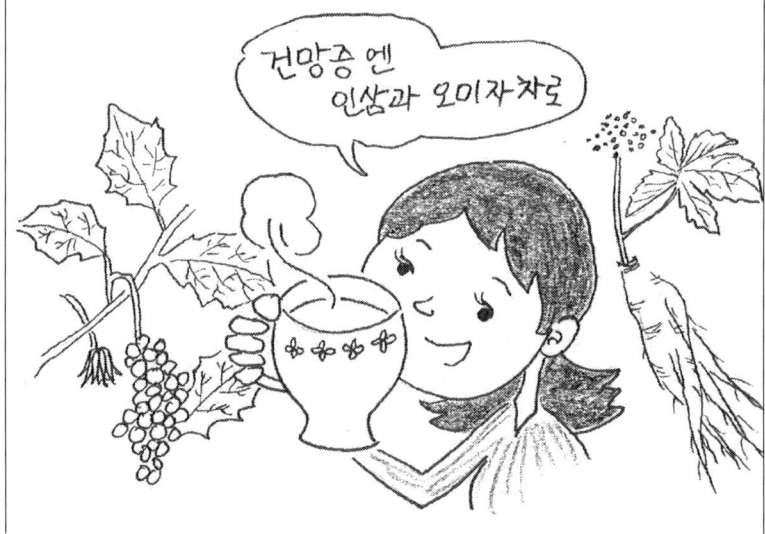

없다고 하는 사람은 우선 술과 담배를 끊고, 업무량의 증가를 가급적 피하면서 재충전을 위한 휴식을 취함과 아울러 인삼과 오미자를 차로 끓여 마시면 좋다.

인삼은 정신을 안정시키며 신경을 가라앉히고, 놀란 가슴을 진정시키며 건망증을 없애준다. 인삼 가루 40g을 돼지기름 4g과 같이 술에 타서 복용하기를 백 일만 계속하면 하루에 천 마디 글귀를 암송할 수 있게 되며, 피부가 윤택해진다.『동의보감』에도 설명되어 있듯이 인삼은 중추신경을 각성시키는 역할을 하기 때문에 건망증에 무척 효과가 좋다. 앞의 방법이 번거롭거나 또는 술을 마시지 못하는 분은 수삼을 흐르는 물에 살짝 흔들어 씻어 한 뿌리에 물 6컵을 붓고 4컵 양으로 졸여 하룻동안 나누어 복용하면 된다.

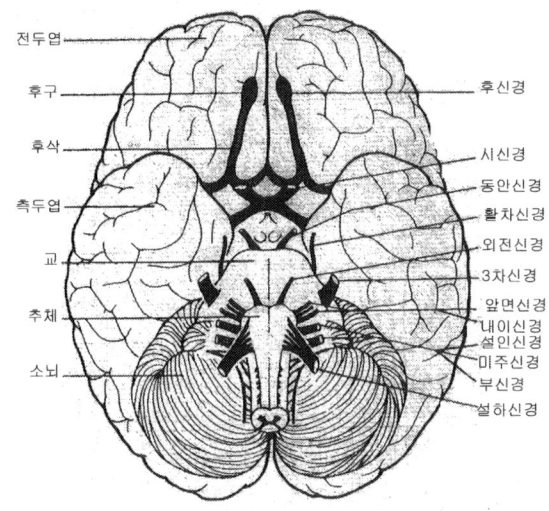

오미자도 마찬가지다. 살짝 흔들어 씻어 체에 받쳐 물기를 뺀 후, 작은 수저 4개 분량에 물 4컵을 붓고 한 소큼 끓여 꿀을 조금 타서 마시면 된다. 한 소큼 끓이지 않고 오래 끓이면 신맛이 강해져서 마시기가 어렵다. 오미자는 뇌파를 자극하는 성분이 있어 졸음을 쫓고, 과로로 인한 시력감퇴 및 기억력 감퇴에 좋으며 특히 유기산이 풍부하기 때문에 피로 독소인 젖산을 해독시키면서 크레브스 사이클을 원활하게 촉진시켜서 체내에 필요한 물질과 에너지를 공급함으로 스트레스에 지치기 쉬운 직장인에게는 더없이 좋은 생명수가 아닐 수 없다.

옛날에는 오미자를 끓인 진달랫빛 고운 물에 국수를 말아서 여름철에 들면서 화면(花麵)이라고 했듯이, 오미자를 단순히 차로 끓여만 들지 말고 여러 가지 방법으로 응용하는 것도 바람직하다. 예를 들어 인삼과 오미자 그리고 맥문동이라는 한약재를 같은 양씩 섞어 끓이거나 또는 가루내어 꿀물에 타서 차게 마시는 것도 한 방법이다. 이렇게 세 가지 약재가 배합된 이 처방을 『동의보감』에서는 생맥산이라고 하여 여름철 더위에 지쳤을 때 기력이 용솟음치게 만든다고 하였다. 그렇다고 생맥산은 여름철에만 국한된 처방이 아니다. 평소에 마시면 심장을 강화하고 에너지를 돋우면 맥박이 생기를 띠게 만든다.

이외에도 뇌세포의 주요 구성물로 60%를 차지하고 있는 불포화지방산을 보충시키기 위해 참깨, 호도, 잣 등을 많이 섭취하도록 하고 단백질도 알맞게 배합한다. 또 뇌신경의 이상 흥분을 가라앉히는 진정효과가 크면서 정신집중을 강화하는 칼슘도 듬뿍 보충시켜야 한다. 다시마, 미역, 뼈째 먹는 생선, 무잎, 우유 등이 알맞은 식품이다.

처방으로는 귀비탕, 총명탕 등이 있는데, 이들 처방 속에는 백복신이라고 하는 항스트레스 작용의 약재와 뜻을 원대하게 하고 기억력을 증진시킨다는 원지, 그리고 석창포 등으로 구성되어 있어서 건망증을 치료하고 기억력을 증진시키는 데도 좋지만, 무엇보다도 스트레스를 풀고 정신을 안정시키며 보혈작용 및 건위작용까지 해주므로 과로를 피할 수 없는 직장인 또는 빈혈 증세가 심한 여성들에게 매우 좋다.

한편, 기해라는 경혈을 자주 지압해주는 것도 효과적이다. 의욕을 북돋고 마음을 차분하게 해주는 안정제 역할을 하면서, 생기발랄하게 에너지를 충동시키기도 하는 경혈이기 때문이다. '기(氣)의 바다(海)'로 일컬어지는 기해 경혈은 배꼽과 치골 결합을 5등분했을 때, 배꼽에서 1/5되는 점과 2/5되는 점의 중간 부위에 해당한다.

아울러 어깨나 목에 울혈이 있으며 뇌세포로 공급되는 산소량이 부족되므로, 목을 좌우로 흔들거나 팔을 상하로 움직여 긴장된 근육을 풀어주어야 한다. 가벼운 운동을 매일 계속하는 것도 체내 산소량에 영향을 미쳐 기억력을 증진시킬 수 있다. 다만 심한 운동으로 피로해지는 것은 피하도록 한다.

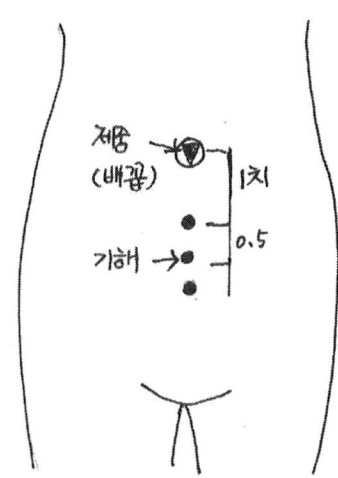

• 기억력 증진의 한방

※ 귀비탕(歸脾湯)

당귀, 용안육, 산조인(초), 원지, 인삼, 황기, 백출, 백복신 6g, 목향 3g, 감초 2g, 생강 5쪽, 대추 2개.

※ 총명탕(聰明湯)

백복신, 원지, 석창포 8g(감초수에 담가 속골을 냄), 생강 3쪽, 대추 2개.

※ 어성초 안약(魚腥草 眼藥) 만드는 법

재료 : 건 어성초 100g

　　　죽염 300~500g

만드는 방법

말린 어성초 100g과 죽염 300~500g을 함께 넣고 물 1,500cc쯤 붓고 푹 끓인다.

40分 정도 끓인 뒤 가재수건으로 어성초 찌꺼기를 걸러낸다. 이것을 유리병에 담아 두고 한 달쯤 뒤부터 사용하면 되는데 약국에서 안약 병을 구하여 그 안약 병에 따라서 쓰면 된다. 눈에 이상이 생겼을 때는 언제든지 사용하면 좋다.

처음에 눈에 넣으면 약간 따끔하나 금방 시원해지고 부작용같은 것은 없으니 안심해도 된다.

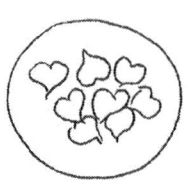

어성초 100g.

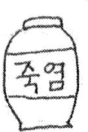

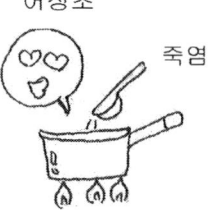

① 어성초와 죽염을 냄비에 넣는다.

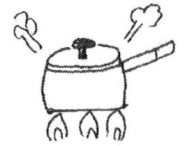

② 어성초가 우러나오게 끓여준다.

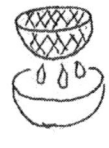

③ 걸른다.

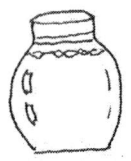

④ 유리병에 담아둔다.

필자가 이 안약을 개발해 쓰면서 여러 어른들께 드려 보았는데 눈병이 깨끗이 나았다고 좋아들 하셨다. 필자의 소견으로는 백내장, 녹내장, 안질 등에도 잘 들을 것이라 생각한다. 설파민 40,000배의 항염작용이 있어 어성초 안약을 눈병으로 고생하시는 분들은 한 번 만들어 써 볼만할 가치가 있다.

민간비방 9

주근깨

선천적 체질이 문제이기 때문에 예방이 최선이다. 비타민 C를 함유한 음식을 많이 섭취하고 자외선을 차단하는 노력이 최선책이다.

자료 - 백봉령가루를 꿀에 개어 바르고 거즈를 덮어 자고 나서 씻으면 특효이다. 치료 기간은 약 1주일, 산후에 주근깨가 생겼다면 율무 1kg을 제분소에서 곱게 빻아 냉장고에 보관해 두고 하루 1회 소주잔으로 1컵 정도로 미음처럼 쑤어 먹기를 1주일 정도 한다. 이것은 산후회복에도 매우 좋다.

1. 일본 '大久保忍(오오쿠보 시노부) 著 민간요법(民間療法)에 실린 어성초의 효능

놀랍게도 어성초는 암에도 듣는다.

어성초는 약초의 왕초격. 심장병, 신장염, 성병, 부인병, 피부병, 뇌질환, 고혈압, 축농증, 신경통, 변비, 치질 등에 특효약. 말하자면 만병의 약이라고 해도 좋을 것이다.

별명은 십약(十藥). 그 특이한 냄새는 '데카노일아세토알데히드', '설파민'을 앞지른 항균력으로 무좀이나 옴·버짐은 단발이다. 날 잎을 소금으로 비벼 환부에 붙인다. 또는 곤죽으로 만들어 쳐맨다. 치질에도 듣는다.

비빈 잎은 콧구멍에 넣으면 축농증이 낫는다. 모처럼의 수재도 이 병 때문에 둔재로 된다. 조기 치료가 필요하다. 혈관계, 내장, 신경계에는 내복, 그늘에 말린 건초를 달여 마신다.

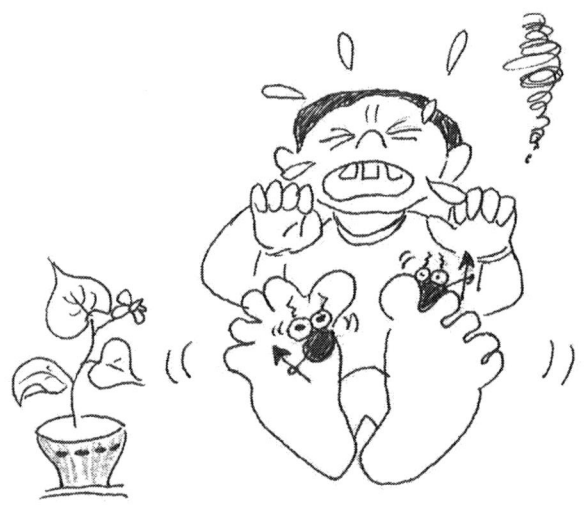

심근경색, 협심증의 구세주다. 만성화된 여드름, 종기에는 날 잎을 뭉긋한 불에 구워 환부의 크기로 잘라서 붙인다. 흠집이 안 남는다. 악질 대하는 내복과 함께 어성초의 청즙을 엷게 물에 타서 철저하게 세척을 한다. 어떤 미인도 음부의 냄새는 남자에게 딱 질색. 어성초는 지옥에 부처격. 이 식물에는 종자가 없으며 지하경으로 번식한다. 뿌리째 이식하면 잘 자란다.

아주 최근에 성분 중의 '쿠에르치트린'이 암에 경이적으로 듣는다는 것이 증명되었다. 예방에도 좋음.

민간비방 10

신허요통

방법 : 말린 지네(蜈蚣) 100~300마리를 법제하여 가루로 만들어 날계란(유정란)에 풀어 30일 동안 복용한다. 1회에 1티스푼씩 날계란에 타서 잘 저어서 복용하되 식전이나 식후 30분 전후에 아침, 저녁 하루 2회 복용한다. 한 달이면 대개 완치되나 안 나으면 한 달 더 복용한다.

☞ 蜈蚣법제법 - 생강을 얇게 썰어 후라이팬에 3cm두께로 깔고 그 위에 오공을 펴서 깔아 놓고 뚜껑을 덮고 불을 지핀다. 생강이 타서 연기가 나면 불을 끄고 오공을 꺼내어 가루를 낸다.

1) 어성초는 벌레 물린 데 직효약

모기에 물리면 어성초의 날 잎을 손가락으로 비벼 문지르면 순간적으로 가려움증이 낫는다.
하찮은 모기 한 마리지만 안면은 완전히 방해된다.
어성초 한 포기는 반가운 존재다.
독충에 쏘인 데는 응급적으로 청초라면 무엇이든지 찧어 바르면 어느 정도는 잘 듣는다. 예를 들면 '닭의 장풀' 등. 몸에 안 맞는 것도 있겠지만 어성초는 직효 완벽하다.

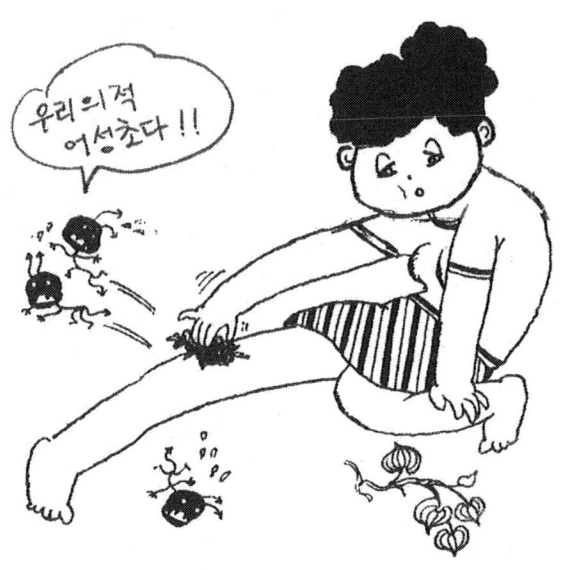

교외 활동 계절에는 아이들에게 가르쳐 놓으면 도움이 된다. 종기, 칼에 벤 데, 그 밖의 상처, 여드름, 치질의 통증에는 잎을

비벼 환부에 붙인다.

 갑작스런 두통에는 잎을 한 줌 푹 끓여 진하게 졸여 마신다. 기적적으로 듣는다. '캠프' 생활에서 이것을 알고 있으면 얼마나 도움이 되는지 모른다.

 치통을 가라앉히는 데는 같은 요령으로 진한 '엑기스'를 마시고 날 잎 한 장을 아픈 이로 씹는다. 동시에 통증이 있는 쪽 볼에 쳐맨다. 역시 응급 조처로서 효과적이다.

 치통은 어른들도 어쩔 줄 모르게 괴로워한다. 여러 가지 매약(賣藥)도 있으나 전혀 안 듣는 수도 있다. 이것저것 남용하다가 위를 상하게 하는 사람도 있다. 어성초는 부작용이 없다.

 아이들에게 교양으로 가르쳐 주어도 좋다. 흰 꽃, 잎, 대궁(줄기), 뿌리 등 약효 없는 부분이 없다.

 가위로 지상부를 잘라서 쓴다.

 손가락으로도 뜯을 수 있다. 뜯어 말려 두고 싶은 약초다.

 차 대신 마실 수 있다.

 모기 한 마리로부터 물린 데도, 여드름도 또 심각한 당뇨병, 신장병, 심장병, 성병에도 유효하다.

2) '어성초 술'로 식욕 성욕이 솟는다

 어성초는 여름철에 흰 꽃이 핀다. 뿌리째 뽑아서 잘 씻는다. '와인'으로 술을 담근다. 냉장해서 잊어버릴 무렵이면 훌륭한 약초주로 변신한다.

 이른바 '닥터 와인(doctor wine)이다. 적백(赤白) 어느 것도 좋다. 특이한 냄새는 완전히 사라져 감칠맛 나는 최고주. 담글 때는 물기를 잘 닦아 날것째 넣는다. 번거롭거나 잔손이 많이 안 간다.

더위 먹은 데도 아주 좋다.

식욕, 성욕, 일의 의욕이 감퇴하는 여름에서 가을에 걸쳐 한 번 마시기 시작하면 버릴 수 없다. 직효다. 당뇨도 멎는다. 공포의 더위 예방에는 만전이다. 식전에 마시면 식욕증진, 식후라면 절호의 정장, 건위 소화제가 된다.

잠들기 전에 소주잔 석 잔 정도이면 성몽을 꿀 정도다.

어성초는 그 풀을 손으로 뜯고 있는 동안에 피부병이 낫는다. 그처럼 효능은 다양하다. 모기 등 벌레에 물리면 잎을 비벼 붙이면 가렵지 않게 된다.

식용 약초로서도 일품이지만 날것은 냄새 때문에 친숙해지기 어려운 것도 사실, 손수 만든 '닥터 와인'이라면 누구에게나 환영을 받게 된다. '오늘 밤 큰 술자리가 벌어진다.' 그런 예감이 들면 '파티' 전에 한 잔 마셔 두면 숙취를 면하게 된다.

이튿날 아침이 다르다. 또 다리가 휘청거릴 상태까지 취해도 골이 아프지 않다. 싸구려 '와인'을 물처럼 마시는 '유럽'인에게 가르쳐 주고 싶다.

민간비방 11

기 미

기미의 주요 원인은 직사광선의 과다노출, 간장질환, 내분비기관의 질환, 영양부족, 피임약 복용, 피로의 누적 등이 원인이다.
치료 - 팥꽃을 찧어 자주 붙이면 되는데 보통 4~7일이면 신기하게 사라진다. 팥꽃을 구하기 어려우면 생가지를 잘라서 수시로 문지르면 깨끗이 낫는다.

☞ 팥꽃을 붙일 때는 붙인 팥꽃이 마르면 떼어내고 갈아 붙이기를 반복한다.

한방 돋보기

노화에 좋은 식품

중국의 유명한 성고전 『소녀경(小女經)』에서 황제에게 섹스의 기법을 가르쳐 준 전설적인 여인, 소녀는 무청을 먹고 백 살 넘게 살았다고 한다. 이처럼 무청은 불로강정의 식품이다.

또한 호박은 노화물질을 무해물질로 바꿔주기 때문에 장수식품으로 꼽히며, 당근은 노화 촉진 물질을 해독시키고 만병을 고치는

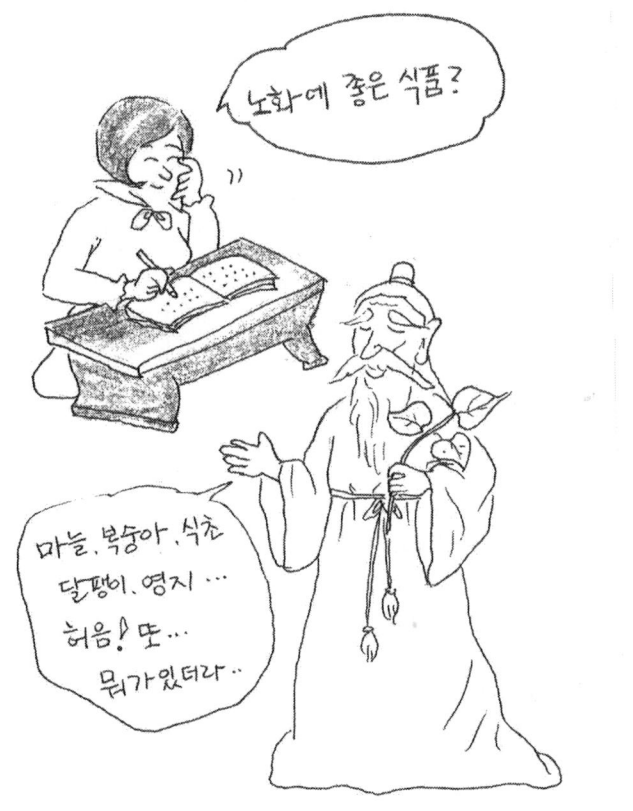

영양식품이다. 그리고 사과는 '영원한 청춘'을 누릴 수 있는 불로장생의 식품으로 알려져 있다.

복숭아는 동방삭과 손오공이 먹고 장수했다는 불로식품으로 유명하다. 동방삭은 한나라 무제 때 삼천갑자를 누렸다는 사람이다.

그리고 살구는 항노화, 항병 작용이 강하고 항암 성분도 갖고 있어서 '살구꽃 피는 마을에는 전염병이 없다.' 는 말이 전해져 올 정도이다.

달맞이꽃은 신비로운 생리활성 물질을 갖고 있어서 노화를 방지한다. 줄은 암과 치매를 억제하는 효능이 있으며 뇌의 노화방지 역할을 한다. 줄은 벼와 비슷하게 생긴 여러해살이 풀로 '진고'라고도 하며 못가나 물가에 뿌리를 내리고 산다.

마늘은 체열을 조장하고 신진대사를 촉진하는 강력한 양성식품이며, 식초는 '회춘 비타민'으로 불리는 진액을 생성하며 혈액을 맑게 한다.

하수오는 탈모와 백발을 막고 노인성 소양증을 다스리는 노화예방약이며, 양파는 성기능을 촉진하고 피의 흐름을 부드럽게 하며 세포에 활력을 준다. 달팽이 역시 '한밤의 요리'로 알려진 초강력 정력제이며, 체력을 강인하게 한다.

영지버섯과 무용버섯은 면역력을 높여 젊게 해주는 불로초로 알려진 묘약이며, 표고버섯은 성인병을 예방하고 노화를 방지하며 피부 주름까지 없애준다. 복령은 소나무 뿌리에 생기는 버섯으로 항노화, 항스트레스 작용이 강한데, 신선들이 먹던 음식 중의 하나라고 한다.

고등어는 세포를 활성시키면서 편두통을 치료하고 성인병을 예방하며, 해삼은 노화 방지하는 콘드로이틴 성분과 요오드가 풍부하다. 또한 다시마는 혈액순환 및 신진대사를 원활하게 하고 장에 필요한 균의 성장을 도와준다.

2. 일본의 '健康 Family'에 소개된 어성초주(魚腥草酒)

Doctor Wine(닥터 와인) - 1985年 健康Family 4月号

'어성초라고 하면 예부터 독을 내리는 약초'로 알려져 많은 사람들에게 이용되어 왔습니다. 어성초의 효능을 대충 훑어 보면, 종기, 여드름 등의 피부병, 화농을 막는 항균작용을 비롯하여 이뇨 작용, 강심 작용, 정장 작용, 혈압을 조절하고 모세 혈관을 강화하는 작용이 있다는 것이 과학적으로도 증명되었습니다.

즉 어성초가 한방약명으로 십약(十藥)으로 불리워지는 연유가 여기에 있는 셈입니다.

※열 가지 약효과 있다는 뜻.

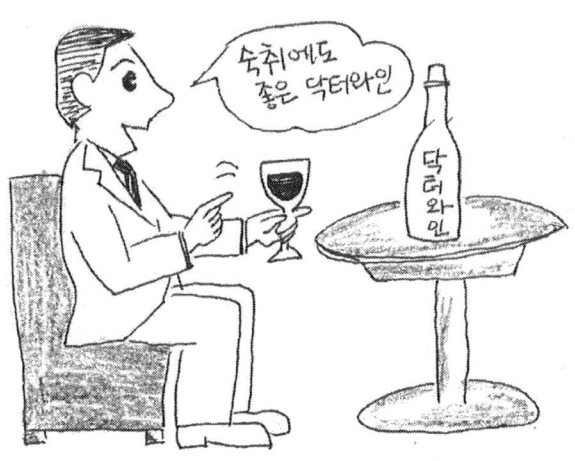

이 어성초를 발효시켜 만든 술이 '닥터 와인'이라는 약초 건강 주입니다. 제조원인 '야마나시' 약연 주식회사 사장 '이마무라'는 어성초 '와인'을 내기까지는 무려 5년간의 연구가 계속되었다는 것입니다.
　'닥터 와인' 탄생의 경위를 '이마무라' 씨는 이렇게 말합니다. "병약해서 항상 병원을 들락거리는 친지가 안과의로부터 양쪽 눈이 많이 나빠져 있어 얼마 안 가서 시력을 아주 잃게 된다는 말을 들었다는 것입니다. 어차피 의사에게 버림받은 몸, 무엇인가 몸에 좋은 약초가 없을까 찾다가 끝내 어성초로 귀착이 되었다고 합니다.
　그래서 처음에는 일반에서 하듯 날 잎을 먹거나 청즙을 짜서 먹어 보았습니다. 특이한 비린내 때문에 애를 먹었지만 먹고 있는 동안에 익숙해지고 또 효과도 나타났습니다. 하기야 날 청즙이었으므로 성분이 너무 세어 설사로 고통도 받았다고 합니다."

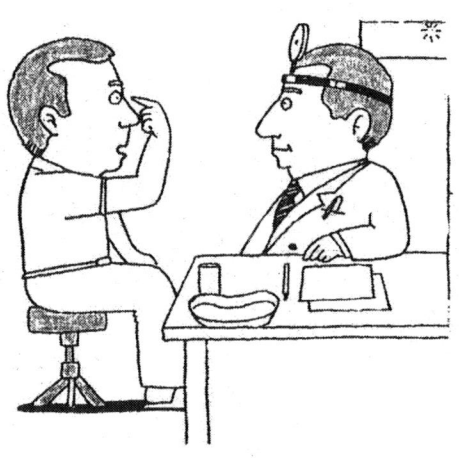

"그 친지는 주변에 이처럼 건강에 좋은 약초가 많은데 보다 훌륭하게 이용할 수 없을까 하여 여러 시행 착오를 거듭한 끝에 발효시켜 약용주로 하는 것을 생각하게 된 것입니다.

그러나 양조 기술에 문외한일 뿐만 아니라, 또 좋게 만들었다고 해도 양조 면허가 없으면 주세법 위반이 됩니다. 실의에 빠져 있을 때 인편으로 나를 알게 되고 그 후는 그 연구와 상품 개발을 내가 맡게 된 것입니다. 어성초의 탁월함은 미리 충분히 알고 있었으므로 반드시 몸에 좋은 '와인'이 된다고 직감한 것입니다."라고 '닥터 와인' 탄생의 과정을 '이마누라' 사장은 말했다.

어성초주에는 어성초 청즙과 벌꿀 이외는 어떤 첨가물도 쓰이지 않는다고 한다. 보통의 '와인'에는 방부제가 쓰이고 있지만 어성초의 성분이 방부 효과를 발휘하고도 남음이 있어 따로 방부제를 넣을 필요가 없다는 것이다.

"어성초 청즙 80%와 벌꿀 20%, 한 방울의 객물도 섞지 않습니다. 어성초의 '엑기스'를 얻는 작업이 대단한 것이어서 '닥터 와인' 720ml를 얻는 데 10kg(15근 이상)의 어성초가 필요합니다."라는 것이다.

최성기(6월~9월)에는 매일 6톤 차에 가득 실린 어성초가 공장에 반입되어 1년간의 수요를 충당할 청즙이 짜여진다고 한다.

청즙 특유의 냄새는 발효 과정에서 사라져버리고 '알콜'도 8%의 상급 약용주가 만들어진다. 이렇게 해서 된 '닥터 와인'의 효능은 놀라울 만큼 다양하다.

(1) 어성초의 성분 : 어성초의 특이한 냄새의 주성분은 '데카노일 아세토알데히드'. 항균력이 세서 백선균무좀이나 쇠버짐·옴 등의 병원균 등에 대해 위력을 발휘한다. 따라서 피부병이나 화

농 방지용으로 예부터 어성초가 쓰여 온 것이다.

이 밖에 '쿠엘치트린'이 함유되어 있어 이 성분은 혈관벽을 튼튼히 하는 '루친'과 매우 흡사한 화학 구조를 가지고 있어 이뇨작용, 강심 작용, 고혈압에서 오는 뇌출혈의 예방에도 유효하게 작용한다. 다만 이 성분만은 말린 어성초에는 함유되어 있지 않다. 어디까지나 날 잎(청즙)에만 함유되어 있는 것이다.

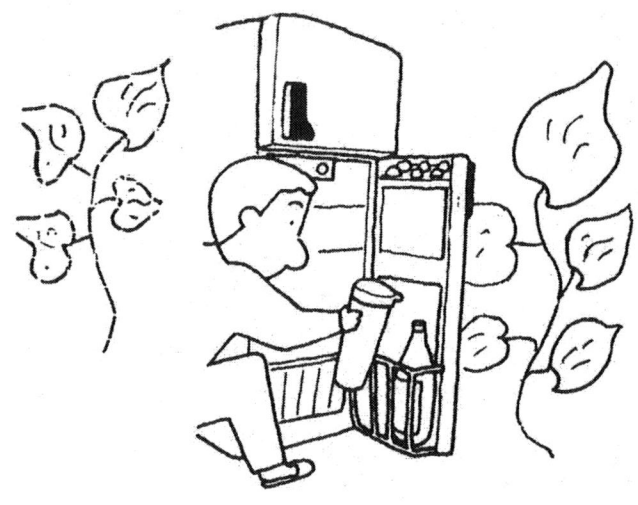

(2) 어성초주의 '알칼리'도 : '알칼리'도는 식품으로서 몸속에 들어갔을 때를 기준으로 해서 잰다. 이 '닥터 와인'의 '알칼리' 도는 포도주(4도)나 레몬주(5도)와는 비교도 안 될 정도로 높아 놀랍게도 56도나 되는 '강 알칼리' 작용을 나타낸다고 한다. 따라서 어성초주는 몸에 흡수되면 혈액의 산성화를 막아 혈액을 정상화해 준다.

물론 벌꿀의 성분도 좋게 작용한다. 이러한 작용이 상승해서 종래의 어성초 이용에서는 얻지 못하는 효과도 얻어진다고 한다.

'닥터 와인'은 마실 뿐만 아니라 화장수 대신 발라도 살결을 좋게 한다.

'닥터 와인'을 먹는 방법은 한 번에 50ml가량이 좋으며 아침 식사 전이라든가 저녁 잠자기 전에 마시는 것이 좋다. '알콜'을 걱정하는 분은 물로 엷게 하거나 뭉긋한 불로 '알콜'을 증발시켜 마시는 것이 좋을 것이다.

여기서 소개하는 체험자는 극히 일부이지만 편집부에서 직접 취재한 바에 의하면 대부분의 사람은 변비·저혈압·냉증·고혈압·만성피로·빈혈·축농증·알레르기 비염·습진·두드러기·치질 등에 걸린 사람들의 건강 유지 증진 및 체질 개선 등에 도움이 되었다고 한다.

3. '닥터 와인'의 이용 - 체험담

'시미즈 히데쓰구' (57세)
'시미즈 마시꼬' (51세)

　재작년(1983년)의 가을 나는 위장이 나빠서 검사를 받았습니다. 일상 안색이 나쁘고 위에 무지륵한 느낌이 있으며 식욕이 없었습니다.
　X레이 검사 결과 위에 '폴리프'가 무수하게 있다는 것이 발견되었습니다. 의사 선생님은 '약도 없고 또 악성도 아니므로……'라고 말씀했습니다. 1년 후 즉 작년(1984년) 12월 다시 위의 검사를 받았습니다. '폴리프'는 남아 있었습니다만 위의 상태는 좋아졌다는 것을 알게 되었습니다.
　한편 바깥양반은 다리, 허리의 통증을 느끼고 피로하면 머리와 눈 주변도 아프다고 했습니다.
　이런 건강 상태일 때 '코오후' 지방의 친지로부터 "위장에 아주 좋은 '와인'이 있으므로 마셔 보면 어떠냐."라는 권유로 '닥터 와인'을 알게 되었습니다.
　작년(1984년) 9월 말 보내온 '닥터 와인'을 약을 마시는 셈 치고 마시기 시작했습니다. 매일 아침 기상하자마자 마시도록 하고 있는데 식욕이 늘고 위장의 '컨티션'이 좋아져 갔습니다.
　바깥양반도 마시기 시작한 후부터는 피로를 느끼지 않게 되고 몸의 '컨디션'도 좋아졌다고 기뻐합니다.

'와까즈끼 쥬꼬' (39세)
정강현청수시압절 345~2

나의 지병이라면 '냉증'이라고 말할 정도로 추위를 잘 탔습니다. 손발은 물론 허리나 어깨 같은데도 차져서 겨울이 되면 참으로 고통이 컸습니다.

냉증에 덧붙여 최근에는 위의 통증도 가끔 있어 이것저것 근심이 그치지 않았습니다.

이러한 나날이었으므로 건강에 주의해서 현미 자연식 등 식생활 개선에도 주의하게 되었습니다. 그러나 아들이 중학생으로 자라게 되어 어른의 현미식만으로는 되지 않아 배아미로 한다든가 채식만으로는 안 되어 때로는 육식을 할까 등등 생각이 많았습니다.

그러는 동안에도 몸의 '컨디션'은 별로 호전될 기미가 보이지 않아 무엇인가 좋은 방법은 없을까 생각하고 있었습니다. 그때 마침 어떤 건강 잡지의 광고에서 '닥터 와인'에 관한 것을 알았습니다.

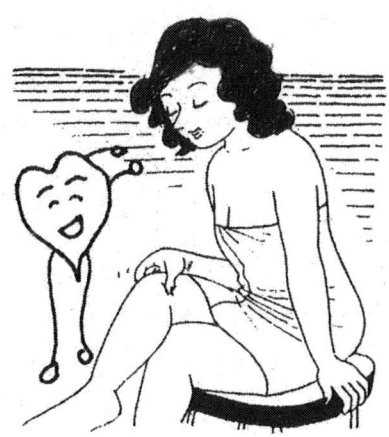

그 체험담 속에 '냉증'에 관한 내용이 있는데 겨울에도 마시면 몸이 따끈따끈해져 깊이 잠들 수 있다는 것이어서 시험삼아 마셔

보기로 했습니다.

'닥터 와인'을 마시기 시작한 것이 재작년(1983년)의 9월께입니다. 그 당시 위가 쿡쿡 쑤시듯 아파 걱정이 많았는데 이 어성초주를 마시기 시작했더니 곧 통증이 거짓말처럼 없어졌습니다. 그렇다면 혈관이 튼튼해져 암예방도 되지 않을까 하여 계속 마시고 있습니다.

그랬더니 우선 피부의 빛깔이 좋아지고 또 흰빛으로 되어 갔습니다. 흰 살결은 여성의 기쁨, 계속 마시고 있는 동안 냉증의 적인 겨울이 찾아왔습니다. 하루 한 번 50cc 한 잔씩을 마시고 있었는데 그때까지 사용하던 온수통도 불필요해질 정도로 몸이 따끈따끈해져 아침까지 푹 잘 수 있지 않겠습니까. '닥터 와인'의 효과는 나 혼자만이 아니라 여러 친지들에게도 잘 들었습니다. 예를 들면 항상 비염에 고통을 받고 있던 사람이 이 '와인'을 마시기 시작하여 3개월, 막힌 코가 뚫려 감기도 안 걸리고 튼튼해져 가는 것을 알 수 있었다고 합니다.

또 혈압이 낮은 친구가 이 술을 마시기 시작하여 10일 만에 정상화되었다는 의사의 검진이 있습니다.

그리고 학교의 선생님입니다만 매일 아침 20cc씩 마셔서 어깨의 결림이 깨끗이 나았다는 말도 듣고 있습니다.

'도리야마 게이지로오' (37세)
군마현전교시문경점 4 - 8 - 18

 (1984년) 여름부터 온몸에 두드러기가 생겨 만성화되었습니다. 하기야 이미 4~5년 전에도 두드러기로 고통을 받은 바 있습니다.
 작년여름부터는 온몸에 생긴 두드러기가 낫지 않고 만성화된 것입니다. 곰곰이 생각해 보니 식생활 면이 최근 육식 위주로 되어버렸습니다. 소년일 때는 육류를 많이 먹지 않았습니다만 어른이 되어 거의 매일 야채볶음 속에도 육류를 섞어 먹을 정도로 되었습니다.
 한편 운동 부족은 누적될 뿐이었습니다. 직장의 일은 신경의 과로가 되기 쉬워 습진에서 두드러기로 이행하는 것이 몸으로 느껴질 정도였습니다. 그래서 고려 인삼이나 한방약을 비롯해서 '알칼리 이온수' 등을 마시며 육류를 제한하고 야채류를 많이 섭취하도록 했습니다.
 이럴 무렵 어떤 친지로부터 '닥터 와인'을 알게 되어 작년 10월부터 마시기 시작했습니다. 하루 작은 잔 한두 잔, 아침저녁으로 마셨습니다.
 '닥터 와인'을 마시기 시작한 후부터 다음과 같은 점을 느꼈습니다. ① 마시기 좋고 ② 마신 지 몇 달 안 되었지만 몸의 상태가 좋아진 것 같다. ③ 식생활이 전보다 즐겁게 되었다는 것입니다.
 어성초는 간장 기능을 좋게 한다는 것은 알고 있었지만 '닥터 와인'을 좀 더 계속해 마셔보려고 합니다.

'기타가와 세쓰꼬' (兆川世つ子) 靜岡縣三島市廣小路町 6~19

작년(1984년) 11월 무렵부터 '닥터 와인'을 마시기 시작하여 지금도 계속하고 있습니다.

어성초라면 민간 약초로서 알려져 어려서부터 종기나 상처에 붙여 이용했었습니다. 어성초의 즙은 마셔도 좋고 발라도 좋다라는 만능약과 같은 '이미지'를 갖고 있었습니다. 그러나 이 나이까지 건강해서 출산 때 이외에는 누워본 일이 없는 건강체였습니다. 동료의 아들이 천식을 앓고 있다는 것을 알고 이 '닥터 와인'을 권해 보기로 했습니다.

남에게 권유하기에 앞서 스스로 마셔보기로 했습니다. 50cc짜리 한 컵을 마셨을 때 흙냄새가 나서 좀 저항을 느꼈습니다. 그러나 그 후 익숙해지니 그것은 문제가 안 되었습니다.

나의 일상 생활은 약간 살이 찐 몸 때문에 식사에 주의하고 있습니다. 예를 들면 미용을 위해 '보노라트'라고 하는 서독제의 '수프'를 하루 3회 2개월간 먹어 보기도 했습니다. 여기에 이 '닥터 와인'의 출현입니다. 바깥양반이 약간 야윈 '타입'이어서 이 '와인'이 좋다고 해서 마시게 하고 있습니다.

나는 일(미용실 경영) 관계로 오래 서 있기 때문에 다리의 혈관이 약간 푸르게 솟아나 보이므로 이 '닥터 와인'을 마시고 있습니다. 최근에는 혈액 순환이 좋아진 것인지 돋아나 보이던 혈관도 적어지고 나아가서 살결의 촉감이 좋아지고 살결도 희어졌다고들 합니다.

'미에다 게이사꾸' (56세)
橫浜市 녹구지지변정 4348

　바깥양반에게 숙환인 천식이 있어 전지 요양 셈 치고 이곳에 7년 동안 살고 있습니다. 따라서 여러 가지 치료를 해왔습니다.
　'닥터 와인'을 알게 된 것은 바깥양반의 여동생이 "몸에 좋은 어성초의 '엑기스'로 만든 술이 있다고…"고 알려 주었기 때문입니다. 처음에는 마시기 힘들어 좀 내키지 않았지만 익숙해지면서 맛있게 느끼게 되고 지금은 습관화되어 마시고 있습니다.
　어성초의 효능은 이미 알고 있었지만 제 자신이 채취해 먹어 본 일은 없었습니다. 어성초는 천식에도 좋다고 생각해서 마시기로 했습니다. 마신 지 약 반 년, 계절이 바뀔 때도 천식의 발작이 없었습니다.
　천식이 완전히 낫기까지는 아직도 많은 시일이 걸릴 것으로 압니다만 우선 증상이 안 나타난 것만으로도 기쁩니다. 지금은 저녁에 50cc 한 잔을 마시고 있습니다.

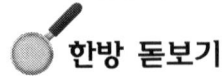 한방 돋보기

빈혈(貧血)

온몸의 구석구석까지 뻗어 있는 혈관 속을 낮이나 밤이나 쉬지 않고 끊임없이 흐르고 있는 혈액은 모든 곳에 산소나 영양소를 보급하고 신진대사의 결과로 나오는 탄산가스나 노폐물을 운반하는 역할, 병과 싸워 건강을 유지해 가는 작용을 하고 있습니다.

체중의 약 1/13은 혈액으로, 상처 따위로 혈액 전량의 1/3 이상이 출혈하면 생명이 위험한 것으로 알려져 있습니다. 혈액을 육안으로 볼 때는 붉은 빛깔을 띤 진득진득한 액체입니다마는 현미경으로 보면 단순한 액체가 아니고 여러 가지 모양의 성분 즉 세포가 많이 섞여 있습니다.

혈액 안의 세포에는 붉은색을 띤 적혈구와 색이 없는 백혈구

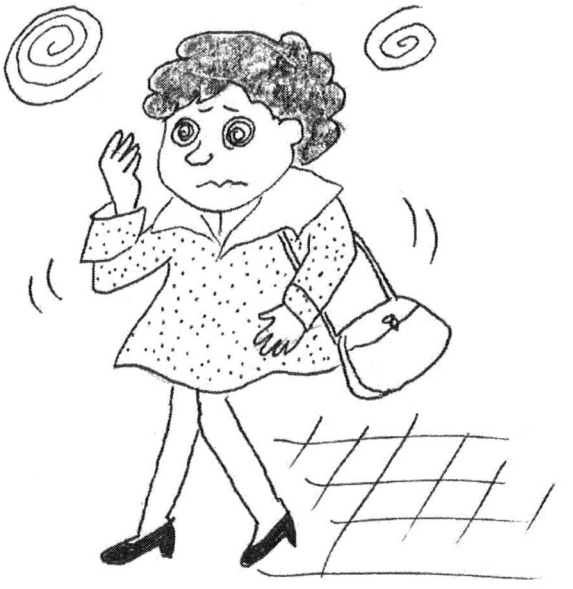

그리고 혈소판 등 세 종류가 있습니다. 피가 붉게 보이는 것은 혈액성분의 대부분을 차지하고 있는 적혈구 때문인 것입니다. 적혈구는 골수에서 만들어져서 혈액 속으로 흘러가서 폐에서 받은 산소를 몸속에 있는 조직세포에 운반하는 한편, 몸속에서 필요없게 된 이산화탄소를 반출하는 작용을 하고 있습니다. 적혈구 속에는 헤모글로빈이란 혈색소가 존재하여 인체의 영양과 건강 유지에 중요한 역할을 하고 있는 것입니다.

그 작용을 요약해서 설명하면 혈색소는 산소가 많은 곳에서는 산소와 결합하고 산소가 적은 곳에서는 자신이 지니고 있는 산소를 방출하는 성질을 가지고 있습니다. 이 같은 성질을 지녔기 때문에 혈액이 심장에서 폐로 흘러들어갈 때는 호흡작용에 의해서 폐에 들어온 산소와 결합함으로써 산소가 풍부한 혈액으로 변하게 되고 전신의 조직은 동맥을 통해서 보내지는 산소와 영양소를 받아들여서 이것을 에너지원으로 활용하게 되는 것입니다.

전신의 조직이나 장기가 산소와 영양소를 에너지원으로 이용하고 나면 배기가스인 이산화탄소를 정맥을 통해서 폐까지 운반하게 되는데 이 같은 역할도 적혈구와 혈색소가 하는 것입니다. 이와 같은 중요한 작용을 하고 있는 적혈구 수의 정상치는 남성이 400~550만 개/ mm, 여성이 350~450만 개/ mm인 것입니다. 남성보다 여성이 더 적은 이유는 알려지지 않고 있습니다, 아마도 생리적인 출혈이 그 이유가 아닌가 생각되고 있습니다.

적혈구의 수명은 약 120일로 매일 4~5만 개나 비장이나 간장에서 파괴되고 있습니다마는 또 한편으로는 골수 속에서 새로운 적혈구가 만들어져서 끊임없이 보급을 하고 있는 것입니다. 적혈구 수나 혈색소의 양이 감소하여 산소운반능력이 저하하고 산소결핍 상태가 된 것을 빈혈이라고 부르고 있습니다.

흔히 빈혈하면 현기증을, 현기증은 곧 뇌빈혈로 연상하는 사람이 많습니다마는 뇌빈혈은 뇌혈관이 일시적으로 수축하기 때문에 뇌 속을 흐르는 혈액이 감소함으로써 얼굴이 창백하고 식은땀이

나면서 의식이 흐려지는 등의 증상을 나타내는 것으로 적혈구의 숫자 부족에서 오는 빈혈과는 상관이 없는 것입니다. 혈액 속에 적혈구나 적혈구 속에 포함되고 있는 혈색소의 양이 감소하는 빈혈의 중요한 자각 증상으로는 피부, 구수나, 인두, 안검결막의 창백을 비롯해서 동계, 호흡곤란, 피로감, 현기증, 실신, 두통, 이명, 시력감퇴 등을 들 수가 있습니다.

특히 체내의 철분 결핍에 의해서 일어나는 철결핍성 빈혈은 소화기 계통에 장애를 비롯해서 혀의 염증이나 위액무산증 등을 일으킵니다. 이 밖에 적혈구가 발작성으로 혈액 중에서 파괴되어 황달을 일으키는 용혈성 빈혈, 비타민 B12 부족으로 일어나는 악성빈혈, 골수의 조혈기능의 저하로 일어나는 재생불량성 빈혈・위장・치질・외상에 의한 출혈에서 오는 실혈성 빈혈 등이 있습니다.

한방에서는 빈혈을 망혈(亡血), 또는 혈허(血虛)로 지칭, 그 원인을 비위허약(脾胃虛弱)으로 간주하여 소화기 계통을 강화시켜서 전신의 여러 장기를 정상화하고 조혈장기 즉 골수를 강하게 하는 기능에 초점을 둡니다.

빈혈에 대한 민간요법으로는 마늘된장절임을 들 수가 있겠습니다. 마늘된장절임은 마늘의 약효 성분에 된장의 영양분이 추가된 뛰어난 강장식품으로 빈혈을 비롯해서 피로회복과 식욕부진에도 뛰어난 효능이 있는 것으로 알려져 있습니다. 이밖에도 마늘에는 위의 점막을 보호하는 작용이 있어서 위궤양을 예방할 뿐만이 아니라 알콜의 분해작용이 있어서 주취(酒醉)에도 효과가 인정되고 있습니다.

마늘절임을 만드는 방법은 마늘 5~6개를 1~2일 동안 소금으로 절인 다음 적당량의 된장과 된장 1/2양의 설탕과 물을 추가한 후 냄비에 넣고 끓이다가 적당하게 굳으면 불에서 내려 놓고 식힙니다. 마늘이 딱딱할 때는 정종을 추가하면 손쉽게 해결이 됩니다. 적당하게 굳은 설탕된장을 바닥이 넓은 병 밑에 깔고 그 위에 마늘을 일렬로 늘어 놓습니다. 다시 그 위에 설탕된장을, 그 위에 마늘을… 이것을 병이 가득할 때까지 반복합니다. 뚜껑을 닫은 후 1개월 정도 지나면 완성됩니다. 복용 양은 하루에 1~2개씩 식전 식후 상관없이 복용합니다.

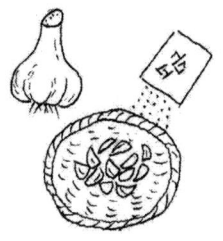
① 마늘을 소금으로 절인다.

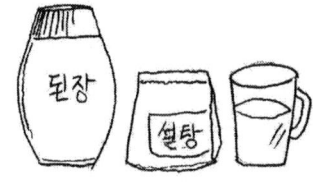
② 된장과 설탕과 물을 준비한다.

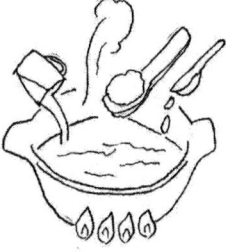
③ 냄비에 된장, 설탕, 물을 섞어 끓인 후 식힌다.

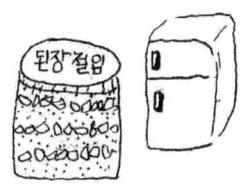
④ 설탕 된장을 병 밑에 깔고 마늘을 넣는다. 냉장고에 보관.

마늘절임 만들기

4. 三橋一夫'(미쓰하시 가즈오) 著
(란병지병상담)에 쓴 어성초 효과

• 담석(膽石)

보리차나 옥수수차 물을 끓일 때 말린 어성초도 한 줌 같이 넣고 끓여 물이 마시고 싶을 때마다 마시면 된다. 담석이 없어도 상관 없이 평소에 이렇게 물을 끓여 마시면 많은 질병을 예방 치유할 수 있다. 말린 어성초는 건재상에서 구할 수 있다.

※ 신장결석이나 요로결석에 특효한 민간요법이 있어 소개해 둔다.

해금사(실고사리의 포자)	10g
참가시나무	10g
석위(石葦)	10g+10g
꼭두서니 뿌리	10g
산딸기 (복분자)뿌리	10g
어성초	10g
까마중(까마종이)	10g

이것은 하루 분인데, 물을 충분히 붓고 약 달이듯이 끓여 3등분하여 아침, 점심, 저녁 식전에 마신다.

위 처방은 또 신장염, 방광염, 요도염, 신부전증에도 탁월한데 이 질병에 쓸 때는 까마중을 40g으로 늘린다.

담(膽)에 대해서 알아두자

형상
① 담의 색은 현(玄) 즉 검고, 그 형상은 매달은 표(瓢), 즉 표주박과 같은데, 간의 단엽 사이에 붙어 있으며, 중량, 즉 무게는 두 냥삼수(二兩三銖)요, 정즙(精汁) 세흡(三合)을 담고 있으며, 출입하는 규(竅), 즉 구멍이 없다. → 의학입문(醫學入門)

② 간의 남은 기(氣)가 담(膽)에 모여 들어서 정즙(精汁)이 되고, 안으로 정즙을 간직하고 설(泄)하지 않고 밖으로 물(物)을 보는데 밝으니 청정(淸淨)의 부(腑)이며, 목(目), 즉 눈으로 통한다. → 의학입문(醫學入門)

위치
① 담은 액(腋), 즉 겨드랑이를 주관하니, 두 겨드랑이와 결분이 담의 통로이다. → 의학입문(醫學入門)

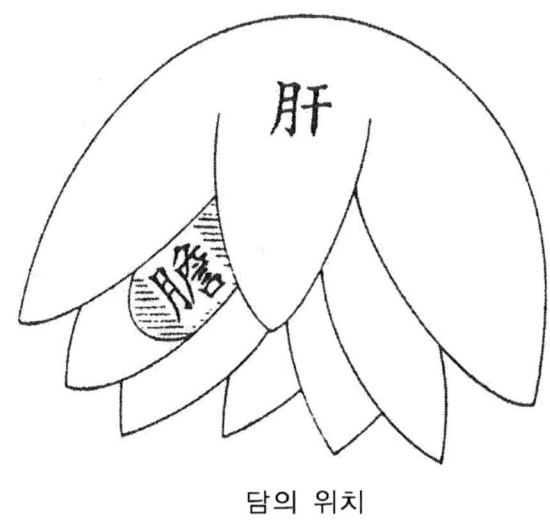

담의 위치

② 일월(日月)의 이혈(二血)은 담의 막(膜)이니 유하(乳下)의 삼늑단(三肋端)과 기문혈 밑의 오푼에 있고 배 즉 등에 있어서는 담유(膽俞)가 척(脊)의 제십추(第十椎) 밑의 양방에 있으니 이것이 담의 부위이다.……동인

· 협심증(狹心症)

운동부족으로 미식(美食)을 하고 있으면 심장을 둘러싸고 있는 동맥이 경화해서 심장이 제대로 움직이지 않게 된다. 이것을 심근경색이라 하고 그 가벼운 증상이 협심증이다.

『가정간호의 비결』이란 유명한 책을 쓴 양전다길(築田多吉) 씨는 '협심증 발작은 어성초로 근치할 수 있다.'고 단언하고 있다.

발작은 1주에 1회일 때도 있고 몇 달에 1회일 수도 있어 일정하지 않다.

현대의학으로도 일시적으로 듣는 약이 있을 뿐, 이 병을 완치시키는 약은 아직 없지만 이상하게도 어성초로 근치된다.

다만 너무 묵은 어성초는 듣지 않는다고 하니 가능하면 햇 어성초를 구해서 써야 한다.

협심증의 치료

어성초 말린 것 약 30g을 홍차 잔으로 3잔

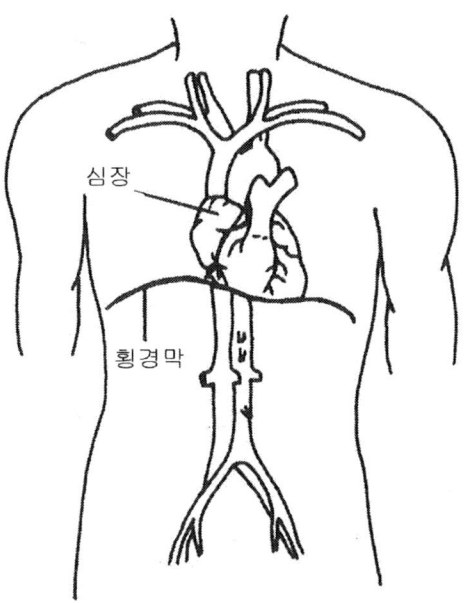

심장 및 혈관들의 위치

정도의 물에 넣어 찻잔 2잔 정도가 될 때까지 달여 이것을 하루 분으로 하여 마신다. 계속 마시고 있으면 중증(重症)의 협심증 또는 심근경색도 발작하지 않는다. 보리차 끓여 먹을 때 매회 어성초도 한 줌씩 넣고 끓여서 물 먹고 싶을 때마다 마시면 협심증은 물론 두통도 낫고 모든 염증성 질병에도 아주 탁월한 효과가 있다.

· **치질(痔疾)**

수치질이든 암치질이든 탈항이든 말린 어성초를 홍차 빛이 되게 달여서 차 대신 마신다. 분량은 적당히.

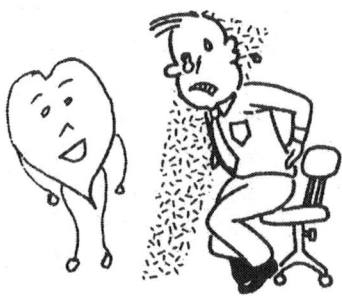

· **혈액(血液) 속의 독소(毒素)를 배제**

피부의 종기, 여드름, 습진, 무좀 등은 혈액이 맑지 못해 생기는 것이다. 혈액 속의 독소를 제거하고 혈액을 맑게 하려면 어성초를 달여 차처럼 많이 마시는 것이 제일 좋다.

※ 알아 둡시다
 혈액(血液) : - 혈관 속을 흐르는 피
 체액(體液) : - 혈관 밖을 흐르는 피

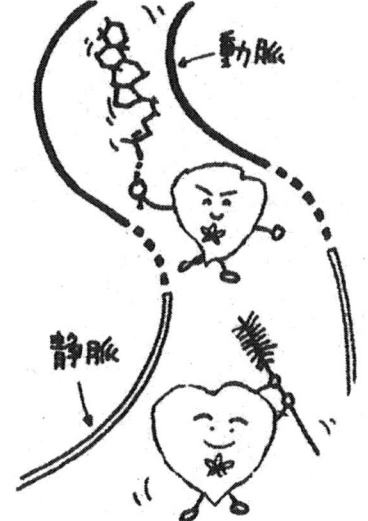

· **정맥류(靜脈瘤)**

다리의 혈관에 혹이 되는 정맥류는 혈액의 산성화가 원인이므로 어성초차를 마셔 피를 맑게 하면 낫는다.

· **방광결석(膀胱結石)**

어성초를 달여 차처럼 마셨더니 결석이 빠져나왔다는 예가 있다.

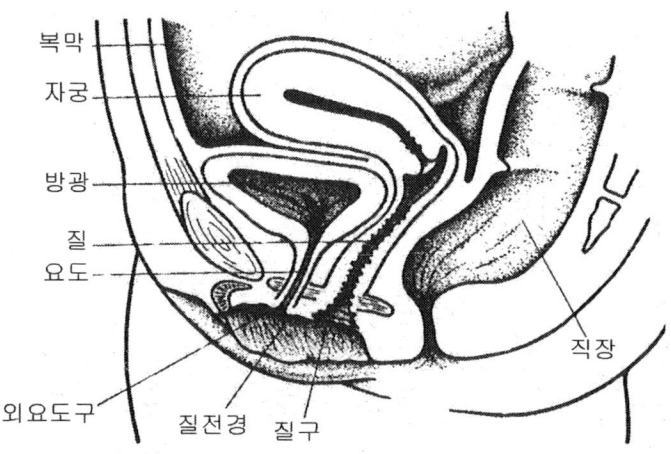

여성의 방광과 요도

민간비방 12

조루증

날 은행 20개를 막걸리를 넣고 끓여 먹는다.
막걸리 2대접 정도, 은행알도 막걸리도 3등분하여 먹되 저녁 잠자리 들기 1시간쯤 전에 먹는 게 좋다.

· 신장병(腎臟病)

　신장병에는 달팽이가 제일 좋지만 이것을 구할 수 없으면, 말린 어성초를 진하게 달여 차 대신 마시면 낫는다고 하는 전문가가 있다.

· 신우염(腎盂炎)

　어성초 말린 것과 결명자를 진하게 달여 매일 차 대신 마시면 좋다고 한다.

· 십이지장충(十二指腸蟲)

　한약국에서 팔고 있는 말린 어성초를 진하게 달여 매일 될수록 많이(적어도 찻잔 10잔 이상) 마시고 있으면 충(虫)이 내린다.

· 종기(腫氣)

　모든 어성초가 종기에는 제일 잘 듣는다. 차처럼 무시로 마시되 좀 많이 마셔야 된다. 어성초는 몸의 수독을 제거해 주는 명약이다. 모든 헌 데는 수독으로 생기니 종기가 생기면 어성초를 쓰기 바란다.

　※차처럼 마시면서 생즙을 환부에 발라주면 좋다.

· 방광(膀胱)과 요도(尿道)의 질병

　저령탕(豬苓湯)이 잘 듣지만, 어성초를 차처럼 진하게 달여 매일 아침 저녁 한 사발씩 마시면 유효하다.

· **결석(結石)**

곤약을 먹으면 잘 듣지만, 말린 어성초를 진하게 달여 차처럼 매일 마시면 담석, 신장 결석, 방광 결석 등을 없앨 수 있다.

· **마비(痲痺)와 저림**

말린 어성초에 율무를 반반 되게 섞어 차 대신 마시면 좋다고 한다.

· **심장병(心臟病)**

말린 어성초를 차 대신 달여 마시면 잘 듣는다.

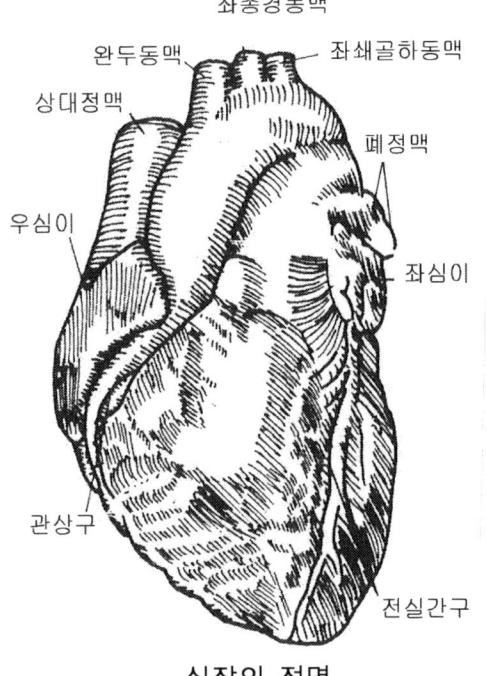

심장의 전면

한방약으로는

A. 양허형의 협심증에는 사역탕이 좋다.
B. 음허형의 협심증에는 생맥산이나 당귀사역탕이 좋다. 또는 생맥산에 당귀사역탕을 합한 가감방이 좋다

※ 심장병 환자와 주의사항
 1. 식이요법을 해야 한다.
 2. 과식을 피해야 한다.
 3. 탄산음료는 절대 먹어서는 안 된다.
 4. 야채, 과일, 우유, 달걀 등을 자주 섭취하여 배변을 좋게 한다.
 5. 하루 한 끼는 해조류를 먹도록 한다.
 6. 과도한 운동과 성행위도 삼간다.
 7. 과음과 흡연을 하지 않는다.
 8. 설탕이 많이 들어간 음식을 피한다.
 9. 주1회 정도 팥밥이나 검정콩밥을 해 먹고 소화가 잘되는 고칼로리 음식을 먹는다. 인삼과 마도 심장병에 좋다.

· 치루(痔漏)

말린 어성초를 진하게 달여 매일 차 대신 적어도 찻잔으로 5~6잔 이상 마셔서 10년 이상 앓아 오던 치루를 3개월 만에 고쳤다는 사람이 있다.

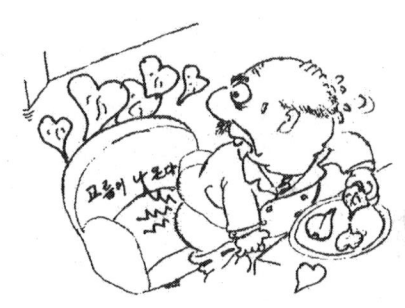

※ 어성초는 어떤 치질에도 듣는다. 마시는 것 이외에 탈지면에 묻혀 대변 본 후에 항문을 잘 닦으면 더욱 좋다.

· 뇌연화 후유증(腦軟化後遺症)

뇌연화증은 뇌신경이 다쳐 뇌에 산소가 결핍돼 있는 상태이므로 생명을 건져도 정신 박약아처럼 되는 수가 있다. 그러할 때 말린 어성초를 차로 상용하면 좋다.

· 어린이 귀젖

말린 어성초를 달여 매일 차처럼 마시게 해서 곪기 쉬운 체질을 먼저 개선할 필요가 있다.

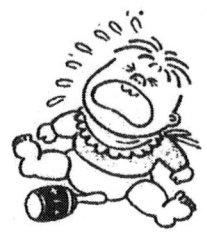

· 자반병(紫斑病)

말린 어성초를 차 대신 달여 마셔서 나은 사람이 있다.

· 스몬병(病)

발끝부터 점점 마비되어가서 허리까지 올라가면 마비 때문에 온몸이 움직이지 않게 되는 병이다. 약독 때문이라 한다. 아직 특효약이 발견되지 않았다고 한다.(1985년 현재)

약독을 체외로 배설하는 데는 말린 어성초를 진하게 달여 매일 아침 저녁 두 번 한 사발씩 마시는 것이 제일 좋다.

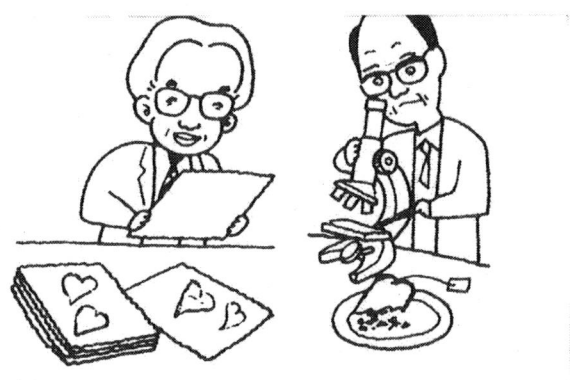

☞ 알아두면 좋아요
폐경의 고통을 완화하는 필수 영양소들

천연물질	효능	일일복용량
붉은 토끼풀 잎 추출물	호르몬의 균형을 돕고 뼈의 건강을 촉진하며 심장혈관 기능을 강화하는 이소플라빈이 풍부한 식물	500mg
Dong qual뿌리 추출물	여성들의 호르몬 균형을 유지하는 데 전통적으로 사용되는 식물	300mg
인삼 뿌리 추출물	스트레스, 피로 그리고 지병에 대한 저항력을 높이기 위해 중국과 한국에서 전통적으로 사용해 온 약초	200mg
블랙 코호슈 뿌리 추출물	여성의 호르몬 균형을 위해 전통적으로 사용해 온 피아토스테롤이 풍부한 식물	80mg
콩 이소플라빈	호르몬, 균형을 조절하고 뼈와 심장혈관의 건강을 돕는 콩에서 나오는 천연 화합물	50mg
브로멜린	영양소의 소화와 흡수를 돕는 파인애플에서 추출한 효소	45mg
붕소	뼈와 연골을 강화하는 미네랄	3mg

5. 어성초(魚腥草)는 혈액정화작용(血液淨化作用)이 우수한 약초(藥草)다

　혈액(血液)이 깨끗하여 혈액순환이 잘되면 만병이 물러간다. 혈액은 동맥을 통해 몸속에 있는 수십 조의 세포에 영양과 산소를 공급한다. 각 세포에 미네랄, 비타민, 효소와 단백질을 합성하는 데 필요한 아미노산, 당분과 산소 등을 날마다 정확한 계획에 따라 운반한다.
　모든 세포 하나하나는 작은 공장이고 그 대사과정에 따라 연료와 원료가 필요하다. 세포가 필요로 하는 것을 모두 제때에 공급해야 세포들이 맡은 일을 제대로 해낼 수 있다. 그런데 원료가 크게 부족하거나 질이 좋지 않으면 세포는 응급 해결책을 찾는다. 최악의 상황이 되면 세포는 살아남기 위해서 암세포나 다른 형태의 기형 세포로 바뀌게 되어 암, 근무력증, 근이영양증 같은 난치병을 유발한다.
　세포에 영양을 공급하는 것만 중요한 것이 아니다. 우리 몸이 만들어내는 노폐물, 곧 쓰레기를 처리하는 것도 매우 중요하다. 동맥은 대개 영양을 각 세포로 운반하는 일을 맡고 정맥은 대사과정에서 생기는 쓰레기들, 곧 이산화탄소나 요산 등을 실어나르는 일을 한다. 이 쓰레기 중의 일부는 간에서 걸러 재활용하고 나머지는 콩팥에서 걸러 몸 밖으로 내보낸다. 만약 이 운반과정에 탈이 생기면 쓰레기가 몸 안에 쌓여 여러 가지 문제가 생기게 된다. 이것을 의학적인 용어로 정맥류라고 한다. 이 어성초를 적당한 방법으로 섭취하게 되면 혈액 속의 노폐물과 공해독 화학약독을 말끔히 제거 청소하여 체외로 배설촉진케 함으로 피가 맑아지게 되어 혈액순환이 원활하게 됨으로 모든 질병을 막아 건강하게 되는 것이다. 고로 어떤 방법으로든 어성초를 먹는 것은 건강에 매우 이로운 것이다.

방사능 중독(放射能中毒)

방사능에 오염된 일본의 '히로시마'(廣島)는 각국의 학자에 의해 '20년간 초목(草木)도 자라지 않을 것이다.'라는 결론이 나왔었다.

그런데 원폭이 투하된 다음해 이상한 냄새가 나는 이상한 풀이 많이 자랐다. 그리고 다음해부터는 풀이나 나무도 자라게 되어 현재와 같은 '히로시마'가 되었다.

이상한 풀이라는 것은 어성초이다.

어성초가 '히로시마'의 방사능을 사라지게 한 것이다. 그때부터 각국의 학자는 어성초를 자기 나라에 가져가서 '과학적'으로 조사하고 있으나 아직도 어성초가 어째서 방사능을 사라지게 했는가에 대해서는 밝혀내지 못했다.

그러나 어성초를 달여서 차 대신 마시면 방사능의 해를 막을 수 있다는 것은 확실하다고 여겨진다.

각 가정에 있는 'TV'로부터도 미량이나마 방사능이 나오고 있다.

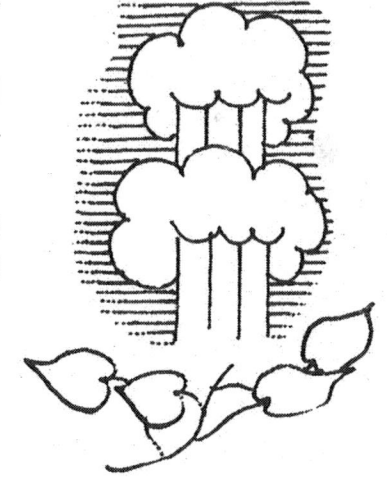

※ 그러므로 어성초차는 현대 산업 사회에서 필수적인 식품이 될 것으로 안다.

가축을 기르는 데 어성초를 이용해보자

필자가 8년 전쯤 개와 닭을 꽤 많이 기른 적이 있었다.

병아리들이 좀 크나 싶으면 병이 들어 픽픽 쓰러져 죽어버리고 강아지들에게 예방주사를 주어도 50마리면 한두 마리 살까 말까 고, 가축병원에 가서 상담을 해 보면 병아리 약으로 마이신, 개는 개대로 장염약이니 뭐니 사다 주는 대로 사다 먹여도 죽는 것은 매한가지라 생각 끝에 병아리를 다시 사다 놓고 어성초와 삼백초를 7:3의 비율로 섞어 물을 끓여 주기로 하였다.

좀 번거롭지만 병아리도 개도 이 물만 주었다.

그런데 250마리 병아리가 한 마리도 병에 걸리는 놈도 없고 죽는 놈도 없었고 개도 새끼들이 한 마리도 죽는 일이 없이 잘 자라는 것이 아닌가. 어성초 물을 주어서인지 아니면 다른 이유에서인지 모르지만 그 뒤로는 닭도 개도 가축병원에 가는 일이 없는 상황에서도 실패 없이 잘 기르게 되었다.

2010년 고병원성 조류인플루엔자 AI와 구제역으로 소, 돼지, 닭, 오리가 300만 마리 이상이 살처분되었다는 소식을 접하고 생각이 나 나의 경험한 바를 전하는 바이다.

가축을 기르시는 분들에게 도움이 될까 싶어 밝히는 것이니 어성초와 삼백초를 연구하여 가축 전염병의 예방, 치료의 명약을 개발하여 쓰시기 바란다.

한방 돋보기

통풍(痛風)

통풍의 증세에 대해

통풍이라는 질환은 이름 그대로 바람처럼 여기저기 돌아다니면서 일어나는 질환을 일컫는다. 그래서 한의학에서는 마디마디 돌아다니면서 붓고 아픈 병이라는 뜻으로 '역절풍'이라고 했다. 통풍이라는 병명에서 충분히 알 수 있듯이 아픈 통증이 무척 심한 질환이다. 그래서 한의학에서는 '역절풍' 앞에 백호라는 말을 덧붙여 '백호역절풍'이라고도 불렀다. 호랑이가 물어뜯는 것 같은 통증이 있다는 의미에서 이렇게 불렀던 것이다.

그만큼 여러 마디마디에 견딜 수 없을 정도의 통증이 온다는 것인데, 류머티즘이 주로 손가락의 통증에서 시작하는 데 비해, 통풍은 발가락이나 무릎 등 하체에 통증이 사작되는 것이 대부분이며, 또 류머티즘보다도 심한 통증이 따르는 것이 특징이다. 물론 하체에만 통풍이 오는 것은 아니다. 때로는 귓바퀴에도 올 정도로 그 증상은 다양하다.

통풍은 단백질의 과잉 섭취 등으로 아미노산의 부산물인 암모니아가 현저히 늘어나면서 체내의 요산이 높아지는 것이 주원인이 된다.

보통 요산은 신장에서 소변과 함께 외로 배설되는데, 너무 증가하면 신장의 기능이 그에 미치지 못하게 되어 체내에 남은 요산이 관절 부분에 고임으로써 통증을 일으키게 되는 것이다.

그 통증은 위에서도 밝혔듯이 호랑이가 물어뜯는 듯이 참을 수 없을 만큼 상당히 심하다. 이러한 통증과 고열은 주로 밤에는 심해지고 아침이 되면 가라앉는 현상이 반복된다.

일반 통풍에 걸리면 정기적으로 검사를 받을 필요가 있다.

또, 통풍 때는 혈액 속의 요산 수치가 늘어나게 되므로 정기검사를 통해 이를 먼저 알아내게 되면 통증과 고열을 미연에 막을 수 있다.

물론, 과음이나 과식도 피하고 스트레스가 쌓이지 않도록 주의하는 것도 중요하다. 특히 단백질 섭취를 줄이도록 해야 하고 비타민 A, 나트륨, 철분 등을 많이 함유하고 있는 야채나 과일의 섭취를 늘리도록 해야 한다.

2. 통풍에 좋은 민간요법

무엇보다도 중요한 것은 근본 대책이며 예방책이다. 그러기 위해서는 평소에 꾸준히 노력해야 된다. 그러한 노력의 하나로 권장할 만한 것이 바로 식초요법이다.

실제로 현미식초와 녹황야채를 많이 섭취하는 식이요법만의 실행으로도 반년 후 검사에서 요산 수치가 놀랄 만큼 저하되었고, 심한 통증이 일어나는 일도 없어졌다고 체험담을 발표한 예까지 있다.

식초의 성분인 아미노산이 요소의 생성을 억제시킬 수 있을 뿐 아니라, 요산의 체외 배설까지 촉진하기 때문에 요산이 많이 생성되더라도 이것의 체내 침착을 억제하므로 효과가 대단히 뛰어나다.

그뿐 아니라, 식초를 계속 복용하면 산성으로 변화되던 체질을 본래의 약알칼리성으로 되돌려 놓는 효과까지 볼 수 있다. 그렇게 되면 통풍은 자연히 소멸되며, 요산이 증가할 기본 조건마저 철저히 개선하는 결과를 얻을 수 있다.

그러므로 통풍을 예방하기 위해서라도 식초를 많이 활용할 필요가 있다. 그 방법은 극히 간단하다. 커피잔 한 잔의 생수에 식초를 3~4 티스푼을 넣고 잘 휘저어 하루에 2~3회 마시기만 하면 된다.

식초는 어혈을 제거하고 지혈작용과 해독작용이 있으며, 산소와 헤모글로빈의 친화력을 높이고 빈혈을 개선하며, 정장작용과 소화 촉진 작용은 물론 지사 효과까지 있으므로, 통풍이 잘 나타나는 중년 이후의 건강 증진을 위해서도 식초요법을 꾸준히 실행한다면, 건강하고 활기찬 생활을 영위하는 데 도움이 될 것이다.

· **통풍(痛風)**

말린 어성초와 율무를 반반 섞어 달여 매일 차 대신 마시면 좋다고 한다.

※ 감자를 주식으로 하는 '핀란드' 같은 나라에는 통풍이 거의 없다고 한다.

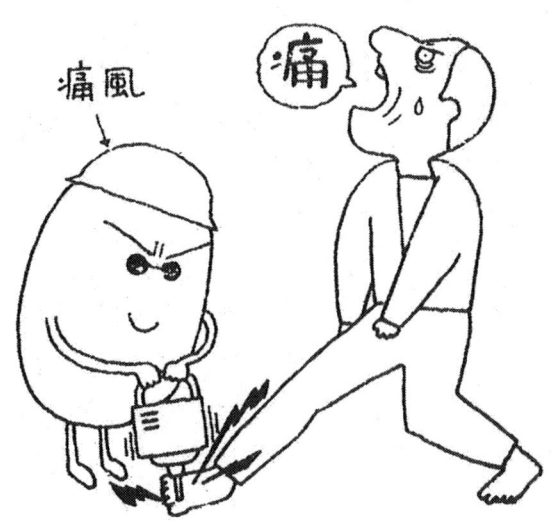

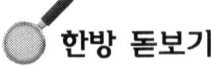
한방 돋보기

천식도 낫고 정력도 강해지는 약

천식 치료에 먹는 민간약도 귀중하다. 백합과의 패모(貝母)와 구기자를 넣고 닭을 삶는다. 닭고기 1kg당 패모30g, 구기자 한 줌, 10일 동안 나눠 먹는다.

깨끗하게 손질한 닭 한 마리를 통째로 사용하는데, 10일간 약한 불로 달이는데, 이것을 통칭 '10일 요리'라 하여 치료 효과가 굉장하다. 천식이 낫는 것은 고맙지만, 정력이 넘쳐서 난처할 정도이다. 추운 계절에는 뜨겁게, 따뜻한 계절에는 차게 해서 먹는다.

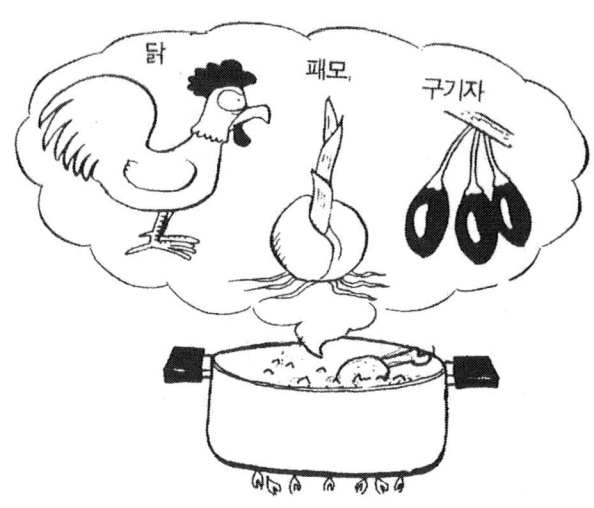

어느 쪽이든 스푼으로 뼈까지 건져낼 수 있을 정도로 끓이는 것이 비결이다. 패모는 구근의 껍질을 벗긴 비늘줄기를 소석회(消

石灰)에 묻혀 말린 것을 한방약에서 팔고 있다. 자기 집에 있으면 그냥 말리거나 날것으로 사용해도 된다.

    그러나 강한 알카로이드작용이 있으므로 남용하지 않도록 해야 한다. 따라서 이른바 '10일 요리'라면 안전하고 효과적인 것이다. 조리를 해 두고 천식 발작의 징후가 보이면 즉시 복용한다.

    어릴 때부터 앓고 있던 천식이 이것으로 완치된 예도 있다.

    약물의 부작용으로 대머리가 된 머리카락도 부활하고, 위와 간장 및 심장의 기능이 고르지 못함도 사라진다.

    감기에도 걸리지 않고, 술안주로도 좋으며 숙취 따위가 없다.

☞ 알아두면 좋아요
당신의 소화기관을 건강하게 유지시켜주는 필수 영양소들

영양소	효 능	일일복용량
아밀라아제	탄수화물의 소화를 돕는 효소	200mg
셀룰라아제	여러 과일과 야채에서 발견되는 섬유질인 셀룰로스의 소화를 돕는 효소	200mg
락타아제	젖당인 락토오스의 소화를 돕는 효소	200mg
리피아제	지방의 소화를 돕는 효소	200mg
프로테아제1	동물성 단백질의 소화와 염증완화를 돕는 효소	200mg
프로테아제2	식물성 단백질과 염증환화를 돕는 효소	200mg
프로테아제3	우유의 단백질과 염증완화를 돕는 효소	200mg
글루코마난	독소를 제거하고 혈당수치를 정상으로 유지되게 도와주며 배변의 양을 조절하고 콜레스테롤과 지방의 신진대사를 돕는 수용성 섬유질	400mg
아라비노갈락탄	유익한 박테리아의 성장을 돕고 해로운 유기체들의 성장은 억제하는 섬유질 비슷한 물질	250mg
Fructoolingo-saccharides	유익한 박테리아를 돕고 해로운 박테리아는 줄이는 섬유질 같은 물질	100mg
Lactobacillus sporogenes	해로운 유기체들의 수를 줄이는 유익한 장 속의 유기체	150mg

중풍(뇌졸증)의 전조 증상

중풍이 오려면 몸(신체)의 어느 부위에서 이상 증상이 나타나는데 이것을 전조증상이라 한다.
1. 손, 발이 저리거나 힘이 없어진다.
2. 말이 어눌해지거나 뒷목이 뻣뻣해진다.
3. 어지러우며 속이 메스껍다.
4. 얼굴이 자주 붉어지며 열이 위로 솟아오르는 듯한 느낌이 온다.
5. 머리가 무겁고 두통이 자주 온다. 특히 아침에 일어났을 때 머리가 아프다.
6. 귀에서 소리가 난다.
7. 사물이 두 개로 보이거나 눈이 침침하다.
8. 얼굴이 마비되는 듯한 느낌이 들 때가 있다.
9. 눈꺼풀이 자주 떨린다.
10. 눈이 쉽게 충혈되고 눈의 혈관이 터진다.

눈의 혈관과 뇌혈관의 상태가 비슷하므로 특히 눈이 쉽게 충혈되는 사람은 중풍을 조심해야 한다.

※ 중풍은 뚜렷한 전조 증상이 없이 갑자기 오는 경우도 있으므로 자신의 몸을 세심하게 관찰하여 몸의 작은 변화에도 세심하게 대처하여 중풍을 예방해야겠다.

민간비방 13

소변에 피가 섞여 나올 때
파뿌리 흰 부분 생즙을 1홉 되게 내서 먹고 우슬(쇠무릎팍) 한 냥(37.5g)을 달여 한 번에 마신다. 이때 파뿌리는 10개 정도, 우슬을 끓일 때 물은 한 대접을 부어 끓여 반 대접이 되게 달여 미지근할 때 한 번에 다 마신다. 이렇게 2~3회 하면 깨끗이 낫는다.

제4장
민간약사전(民間藥辭典)에 수록된
어성초 효과(魚腥草效果)

-日本-

• 비염(脾炎)의 약초(藥草) NO. I 은 어성초(魚腥草)의 날 잎
(伊澤凡人 醫學博士 木村雄四郞 北理硏究所部將)

여러 종류의 비병(痺病)에 대해 민간약으로서는 어성초가 제일 많이 쓰인다.

약용 부분은 잎이며, 외용할 때는 날 잎을, 내복할 때는 꽃이 필 때 줄기와 잎을 그늘에 말려 쓴다. 날 잎은 정유를 0.005% 함유하고 있다. 냄새는 유상의 '데카노일아세토알데히드'라는 물질.

하제(下劑)용, 이뇨용으로 쓰이는 것은 '쿠엘치트린'과 '이쓰쿠엘치트린'의 약리 작용 때문이라 한다.

축농증 등의 콧병에는 날 잎을 찢어 콩알처럼 해서 콧속에 넣

으면 고름을 잘 빨아낸다. 콧구멍에는 한쪽씩 교대로 한다.

건조한 어성초는 냄새가 없고 고름을 빨아내지 못하므로 반드시 날 잎을 써야 한다.

※(어떤 책에는 삶은 물도 듣는다고 한다.)

날 잎이 많이 쓰이므로 정원이나 화분에 심어 두면 참으로 편리하다.

말린 어성초를 달여 마실 때는 하루 10g 정도를 물 200cc로 반이 되게 달여 세 번에 나누어 마시면 역시 온몸의 독을 배설해 주므로 차처럼 장복하면 좋다.

어성초는 일본말로 '도꾸다미(ドクダミ)'라 하여 독을 시정한다는 뜻이며 외과적으로도 내과적으로도 매우 중요한 약초이다.

• 어성초는 양기 부족에도 특효

한련초 20g, 어성초 10g, 쑥 10g을 물 1ℓ에 넣고 달여서 하루 3회에 나누어 마시면 아래의 병들에 효과가 크다.

자궁암, 원기쇠약과 만성피로, 양기부족, 발기부전, 조루, 신장기능이 허약해서 오는 요통, 변비, 소변이 잘 안 나올 때, 음부가 축축하고 가려울 때, 여성의 생리불순, 자궁염, 만성장염, 각종 피부병, 상처와 염증, 치조농루, 풍치, 구내염, 입맛 없는 데, 축농증, 어지럼증, 피가 멎지 않는 데, 머리카락이나 눈썹이 빠지는 데, 머리카락이 일찍 희어지는 데.

• 습진(濕疹)

(要原廣三 : 木本東洋醫學會會員, 木村雄四郎 : 北理硏究所所長)

어성초 15g, 인동꽃(또는 인동줄기) 5 ~10g을 잘게 썰어 물 300cc에 넣어 반이 되게 달여 이것을 하루 분으로 식사 전에 세 번에 나누어 마신다.

또 이렇게 달인 물로 환부를 씻어 주는 방법도 병행하면 더욱 좋다.

그리고 어린이 습진인 경우 어성초의 날 잎 약 12g, 인동의 날 잎 12g을 잘게 썰어 60cc의 물에 넣어 약 10분 동안 끓여 따끈할 때 짜서 두었다가 이것을 하루 분으로 여러 번 나누어 차 대신 마시면 좋다.

• 변비(便秘)

변비에 가정에서 안심하고 쓸 수 있는 민간약은 어성초다. 잎·줄기·뿌리를 말려 보관해 두고 매일 20~30g을 달여 마신다. 매일 대량의 배변이 있을 때까지 계속 달여 마시되 마시는 분량은 각자가 정한다. 어성초 말린 것은 시판되고 있다.

• 치질(痔疾)·탈항(脫肛)

(要原廣三 : 木本東洋醫學會會員, 木村雄四郞 : 北理硏究所所長)

특히 탈항에는 어성초를 이용한 온찜질이나 요탕도 좋다. 어성초를 진하게 달인 따끈한 물을 '타월' 등에 스미게 하여 물기를 약간 짠 다음 환부에 붙이면 아주 좋다.

이런 예가 있다. 나의 집 근처에 살고 있는 어떤 상인 남자가 수치질을 덧나게 해서 탈항이 됐다. 앉을 수도 없게 되어 의사에게 갔더니 수술하라고 해 나에게 어떻게 하면 좋겠느냐고 상의해 왔다.

나는 어성초의 요탕을 권했던 바 며칠 안 가서 증상이 가라앉고 계속했다는 것이다. 완전히 나았다는 것이다.

이는 어성초의 날 잎 삶은 물을 욕탕에 넣어 허리까지만 담그는 아주 간단한 방법이다.

☞ 알아두면 좋아요
정신을 맑게 하는 필수 영양소

영양소	효 능	일일복용량
은행잎 추출물	뇌에 혈액유입과 산소공급을 돕고 뇌세포의사소통을 돕는 식물	100mg
석송	학습과 기억의 핵심 신경 전달 매체인 아세틸콜린의 수치를 돕는 식물 추출물	0.1mg
Phosphatidyi-serine	신경전달 물질의 생산을 늘리고 기억의 기능을 향상하는 데 도움을 주는 영양소	100mg
빙카	뇌의 혈액순환 개선을 통해 기억의 기능을 향상시키는 식물 추출물	1mg
비타민 B6	뇌세포 간의 의사소통을 돕고 호모시스테인의 수치를 낮춤으로 뇌를 보호하는 필수비타민	6mg
비타민 B12	뇌의 기능을 강화하고 호모시스테인 수치를 낮춤으로 뇌 세포를 보호하는 비타민	12mg
풀산	신경조직의 성장과 발육을 촉진하고 호모시스테인의 수치를 낮춤으로 뇌 세포를 보호하는 필수 비타민	100mg

- **완선(頑癬) : 버짐 등 고질적 피부병**
  〔용호도부,日本大學敎授〕

  무좀과 마찬가지로 곰팡이균의 일종인 백선균이 피부에 기생하기 때문에 생기는 병. 안면이나 팔다리의 노출부 등에 생겨 붉은 반점이 되며 그 주위가 붉은색의 고리 모양을 이룬다. 또는 일정한 형태가 없이 음낭, 사타구니 또는 엉덩이에 발생해서 손바닥처럼 커지고 주변은 방파제처럼 솟아오르기도 한다. 가려움증이 심하다.

  (일본에서) 어성초를 '도꾸다미(ドクダミ)'라 부르는 것은 독을 고친다는 뜻이라 한다. 그 유효 성분은 어성초 특유의 냄새 성분인 '데카노일아세토알데히드'이며 이것이 무좀 등 백선균에 대해 강력한 항균력을 지닌다. 어성초는 화농균인 포도구균에 대해서도 '설파민'의 약 40,000배나 되는 항균력이 있어 어성초의 항균력은 생약으로서는 경이적이라 할 정도로 강하다.

  사용 부분은 어성초의 날 잎에서 짠 즙이지만 겨울에는 잎이 없으므로 땅속의 뿌리를 물로 깨끗이 씻어 즙을 짜서 바르면 좋다.

  즙을 바르면 가렵지만 긁지 말고 놔두면 환부는 마르게 된다. 또는 즙을 바르고 그 위에 '베비 파우더'를 뿌려주는 것도 좋다.

  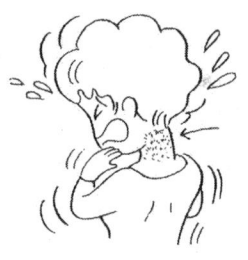

  그래서 딱지가 앉으면 자연히 낫는 셈이지만 바르는 횟수는 될수록 많은 편이 효과적이다. 화상이나 면도칼로 생긴 피부 이상, 여드름 등에서도 같은 방법으로 잘 듣는다.

  이 밖에도 어성초의 효용은 여러 가지 있어 정장, 이뇨, 완하, 해독약으로 쓰이지만 동맥 경화 등에도 유효한 것으로 안다.

- **종기(腫氣)와 고름**

    (伊澤凡人 醫學博士)

 어떤 종기든 특히 화농성 종기에 어성초가 잘 듣는다.
 다음 요령으로 쓴다.

 날 잎(겨울은 뿌리)을 씻어 잘게 썬 다음 은박지에 싸서 불로 익혀 그것을 짓찧어 곤죽을 만든다. 또는 빈 깡통에 날 잎을 넣어 뚜껑을 꼭 닫아 공기가 안 들어가게 불 위에 놓아 푹 익혀서 식기 전에 환부에 붙인다. 하루 한두 번 바꿔 붙인다.

   ※ 고름을 빨아내는 신기한 힘이 어성초에는 있다.

- **여드름**

    (丸山尙敏 : 國立科學博物館교관)

 종기처럼 악화된 여드름에 어성초 말린 것 5g과 쇠비름 10g을 합쳐 600cc의 물로 달여 반이 되면 하루 3회에 나누어 마시면 잘 듣는다.

 또 이 두 약초를 날것으로 합쳐 찧어 즙을 짜서 발라 주어도 아주 잘 듣는다.

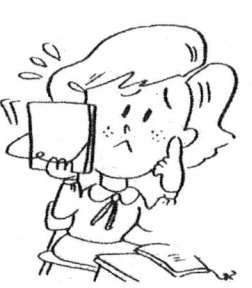

☞ 알아두면 좋아요
연골과 관절의 기능을 돕는 필수 영양소

영양소	효 능	일일복용량
글루코사민	임상연구에서 통증을 완화하고 손상된 연골의 재생을 돕는 것으로 밝혀진 영양소	1,500mg
콘드로이틴 황산염	여러 과일과 야채에서 발견되는 섬유질인 셀룰로스의 소화를 돕는 효소	100mg
Holy basil 잎 추출물	COX-2 효소를 억제함으로써 통증을 덜어주고 염증을 완화하는 식물	150mg
강황뿌리분말	COX-2 효소를 억제함으로써 통증과 염증을 호전시키는 식물	100mg
타트 체리 열매 분말	COX-2 효소를 억제함으로서 통증과 염증을 호전시키는 식물	100mg
Boswellia serate 수액 추출물	손의 악력과 신체활동을 도와주며 관절의 부기와 아침에 뻣뻣해지는 증상을 효과적으로 완화시켜주는 식물	200mg
해삼	항염증 효과를 나타내는 천연식물	100mg
브로멜린	염증을 완화하는 천연 화합물	50mg

• 무좀(水虫)

▫ 무좀은 습한 곳에 잠복해 있다

무좀은 사람에게서 사람으로, 좀 더 구체적으로는 사람의 발에서 발로 전염된다. 무좀 환자의 발에는 많은 균이 있으며, 그것을 떨어트리며 걷는다. 그 뒤를 걷는 사람의 발에 붙으면 균은 발아하여 건강한 피부로 침입하고 무좀이 발병한다.

사람의 피부에서는 건강한 사람이라도 항상 끊임없이 때가 벗겨지고 있다. 사람의 피부 전체에는 항상 20억 개의 때 예비군이 있고 1분 걸을 때마다 2백만 개, 1회 옷을 갈아입을 때마다 50만 개의 때가 떨어진다고 한다. 특히 발의 경우는 발바닥이나 발가락 사이의 피부가 단단하기 때문에 목욕 후나 풀에서 나왔을 때, 습기가 있을 때 잘 벗겨진다. 또 이때 벗겨진 때 중 백선균도 습도 때문에 오래 살고 있기에 타인에게 전염될 기회가 매우 높다. 무좀의 전염 경로를 보면 풀장 벽, 샤워실 바닥, 벽 등이 높은 율을 차지하는 것은 그런 이유 때문이다. 이어서 무좀 환자가 신었던 양말과 그 양말 사이를 빠져나가 신발 속에서 나오는 균이다. 무좀에 걸린 사람이 신었던 양말에는 30%, 신발에는 15%의 백선균이 있다고 한다.

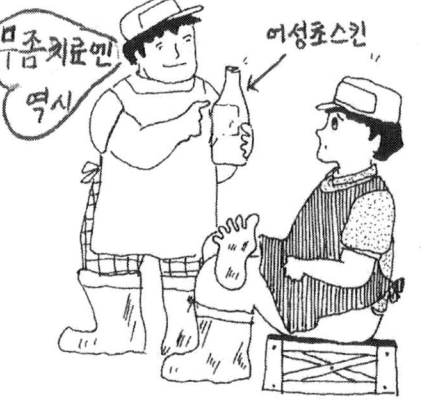

치료 : 날 어성초에 백반이나 소금 40g을 합해 짓찧어 환부에 두텁게 바르고 비닐로 덮어 고정시켜 놓는다. 이렇게 하루 한번씩 갈아 붙인다.

- **치루(痔漏)에 어성초 고약**

    (要原廣三 : 日本東洋醫學會會員)

  치루에 어성초를 흑소(黑燒)하여 이용하면 잘 듣는다. 즉 날 어성초 잎 · 대궁 · 뿌리를 은박지 등으로 싸서 까맣게 태워 가루로 한 다음 이것을 질 좋은 참기름으로 고약처럼 개서 탈지면에 발라 환부에 붙인다. 아주 심한 치루도 2, 3개월 계속하면 낫는다.

  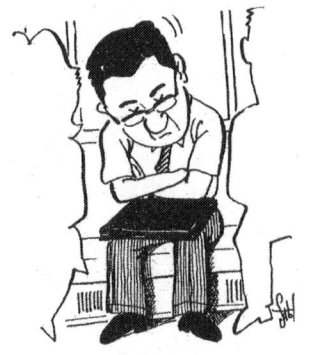

  이런 치료 예가 있다. 결핵성 치루로 몇 년 동안 앓아 고름이 나오고 여러 방법을 써도 낫지 않아 나에게 상의해왔다. 지방 사람이므로 편지로 이 '어성초 고약법'을 가르쳐 주었더니 3개월쯤에 고름이 멎고 5개월째에는 치루 자체가 완치되었다고 한다.

  ※ 흑소(黑燒)라는 것은 식물이나 동물을 공기가 닿지 않게 해서 태워 숯처럼 만드는 것을 말한다. 본래의 성분이 보존된다는 뜻에서 한방에서는 소존성(燒存性)이라고 한다.

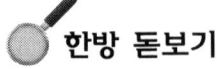 한방 돋보기

중 풍 〔뇌졸중〕 예방

단 한 번 복용으로 평생 동안 중풍 걱정이 없는 가장 좋은 비법
(여기서 제시하는 재료, 만드는 과정과 방법이 틀리지 않아야 제대로 효과를 봄)

★ 약 만드는 법 ★

1. 유정란 흰자 1개를 거품이 나도록 젓는다.
2. 머윗대 생잎 3~4장(적당량)을 잘게 썰어서 찧어 짠 즙 3스푼
3. 청주 3스푼을 넣는다.(소주, 맥주, 양주는 안 됨)
4. 소금에 절인 매실 말랑말랑한 것 1개를 찧어 넣는다.
 (햇볕에 말린 매실장아찌는 안 됨)

※ 주의사항
1. 만드는 방법은 순서대로 1개 품목씩 넣고 혼합할 것.
2. 수지그릇, 쇠붙이는 절대 사용하지 말 것(사기그릇, 나무젓가락 사용)
3. 매실과 머위대 잎은 6월 중에 채취한 것이어야 한다.
4. 이 약은 일생 한 번 먹는 것으로 족하나 여러 번 먹어도 상관없다.
5. 남·녀·노·소 어느 사람에게도 똑같은 효력이 있고, 어렸을 때 먹을수록 더욱 좋다.

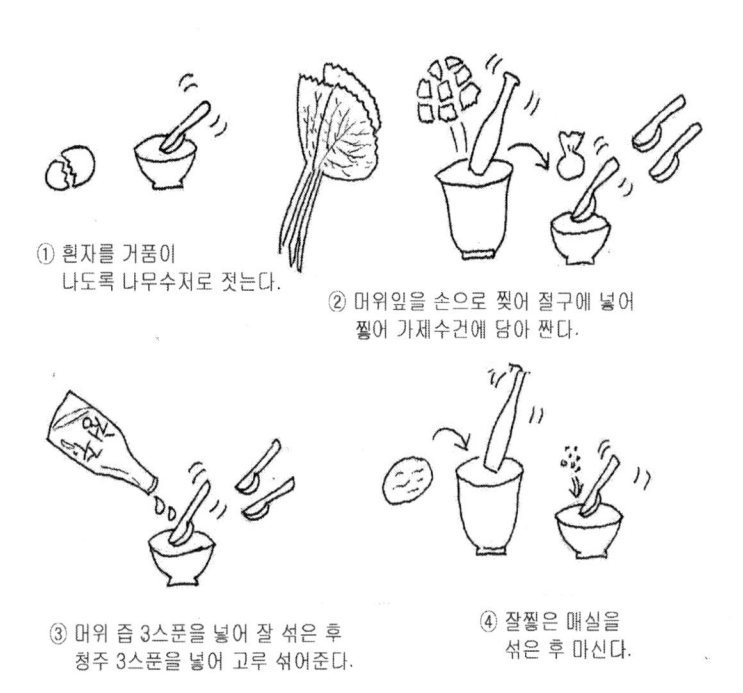

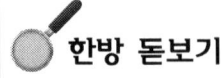 **한방 돋보기**

중풍(뇌졸증)의 치료법

재료 : 오골계, 해바리기 꽃판 3개, 거즈(가제수건)

1. 오골계는 순수혈통의 진짜 오골계이어야 잘 듣는다.
   오골계를 중풍치료에 쓸 때 남자는 암오골계, 여자는 수오골계 사용.
2. 중풍으로 왼쪽마비⇒ 오골계의 오른쪽 날개와 발목을 잘라 내고 사용.
3. 해바라기 꽃판 3개를 씨가 들었을 무렵 채취하여 깨끗이 손질하여 깍두기만큼 잘라 햇빛에 바짝 말린다.(씨는 쓰지 않는다.)
4. 이상 손질한 오골계와 해바라기 꽃판 3개 말린 것을 함께 푹 끓여서 국물과 고기를 다 먹는다.
   (해바라기 꽃판 말린 것은 거즈에 잘 싸서 오골계와 함께 삶는다.)
5. 오골계와 해바라기 꽃판 외에 어떤 양념류도 넣어서는 안 된다.
6. 이와 같이 3~5번 이상 해 먹으면 중풍이 씻은 듯이 낳는 경우가 많다고 한다.

※ 필자가 이 방법을 가르쳐 주어 믿고 실천한 분 중에 완치된 분이 많으니 꼭 해보시기 바란다.

구연산에 대하여

1. **구연산의 성분**
   1) 레몬 또는 밀감 등의 과실 속에 함유되어 있는 염기성유기산
   2) 전분이나 전분박을 발효시켜 만든 결정성의 백색가루다.

2. **구연산의 효능**
   1) 구연산을 먹고 2~3시간만 지나면 노랗고 탁하게 나오던 소변이 수돗물같이 맑아진다. 이것은 신장과 간장의 기능이 활발해져서 방광이 좋아진다는 증거며 피로회복과 숙취해소에 매우 좋다.
   2) 담낭염에도 좋고 손바닥, 발바닥의 무좀에도 잘 듣는다.
   3) 겨드랑이 밑에 심한 냄새(암내)도 고쳐진다.
   4) 신장병으로 몸이 퉁퉁 부어오른 사람의 부종도 잘 고쳐진다.
   5) 오래 복용하면 건강 장수식이 된다.(간경변, 전립선비대증, 고혈압, 변비도 완치)
   6) 여드름과 아토피(태열) 등 각종 피부병에도 탁월하다.

3. **구연산의 구조식**
   * 카복실기 COOH기 (식초의 3배 효과)

4. **구연산의 복용법**
   1) 물 반 컵(맥주컵) 정도에 구연산 5g가량을 타서 완전 녹여서 복용한다.
      치료용은 1일 5회 정도, 건강유지용은 1~3회 복용
   2) 복용은 식전, 식간, 식후 어느 때도 무관하지만 위가 나쁜

경우는 식후가 좋다.
3) 너무 신맛 때문에 복용이 어려울 때는 우유나 꿀물, 요구르트 등에 타서 복용하여도 무방하고 잇몸이 취약한 사람은 빨대로 빨아 먹으면 좋다.
4) 구연산은 식물성이기 때문에 과용하여도 부작용은 없다.
5) 구연산은 탁해진 혈액을 맑고 깨끗하게 해주고 체내에 축적된 기름기(콜레스테롤)를 용해시켜 배출하는 효과가 있으며 피부를 깨끗하고 아름답게 해 주는 미용효과까지 있다. 구연산 복용을 생활화하면 대부분의 성인병은 물론 예방 치료할 수 있고 건강 장수할 수 있다.

한방 돋보기

노화를 멈추게 하여 젊어지게 하는 황정주

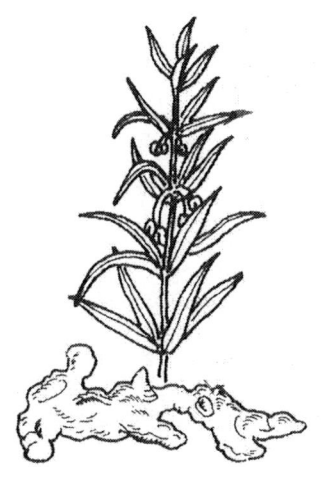

황정은 백합과의 여러해 살이 풀인 낚시둥굴레의 뿌리줄기이다. 만물을 육성하는 황토의 정기를 듬뿍 지녔다 해서 황정(黃精)이라는 이름이 붙여졌는데, 신선들이 밥 대신 먹던 양식이라 해서 일명 '선인유량(仙人遺糧)'이라고도 한다.

낚시둥굴레는 이른 봄 새싹을 삶아 무쳐 먹거나 기름에 볶아 먹으며, 꽃도 따서 무쳐 먹을 수 있고, 뿌리줄기를 쪄서 말렸다가 껍질을 벗겨 약으로 쓰기도 한다.

한나라 무제가 만난 노인이 황정을 캐어 먹고 장수했다고 하듯이 옥렬이라는 신선은 황정을 먹고 338세에도 청년의 모습이었으며, 윤첩이라는 신선은 황정의 꽃을 계속 먹어 수백 세를 살았다고 한다.

이러한 장수식품 황정은 스테로이드 물질·당분·사포닌·강심배당체 등을 함유하고 있으며, 『동의보감』에 의하면 뼈와 근육을 튼튼하게 해주는 묘약이라고 한다. 특히 최음작용이 있어 남성의 정력을 길러 주고, 여성의 불감증을 치유하는 약으로 잘 알려져 있다. 또한 비위장 소화기 기능을 강화하고 입맛을 돋우며 친해작용과 혈압강하작용 및 혈당강하작용을 한다. 간장에 지방이 침착하는 것을 억제하는 효과까지 있다.
 황정술은 황정 600g에 소주 1.8리터를 붓고 2~3개월 숙성시켜 마신다.

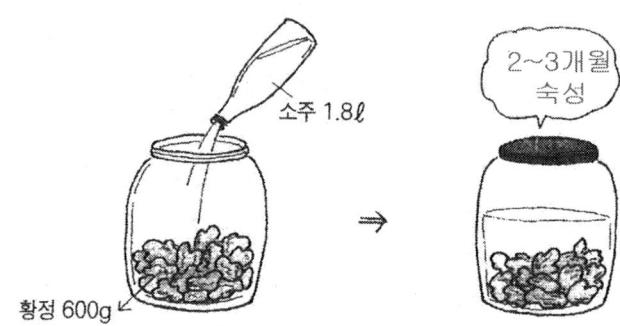

 아니면 황정과 백출 400g, 지골피와 측백 500g, 천문동 300g을 배합하여 담가도 좋다. 그리고 황정 자체에 단맛이 있으므로 설탕을 따로 가미하지 않아도 된다.

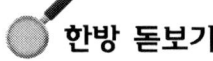 **한방 돋보기**

당뇨병 근치 비방

소쓸개 안에 쥐눈이콩(서목태)을 넣어서 72시간 정도(3일 정도) 불린 다음 그 콩을 꺼내어 잘 말려서 가루를 내어 1회에 4g씩 1일에 3회 식전에 온수로 복용한다. 대개 2~3개월이면 완치되나 경우에 따라서는 6개월까지 복용해야 낫는 경우도 있다. 소 쓸개는 전혀 변질되지 않은 싱싱한 것이어야 한다.

※ 소 쓸개에서 꺼내 불린 콩은 햇빛에서 말려도 되나 그늘이나 건조기로 말려도 된다. 급속히 말릴수록 좋다.

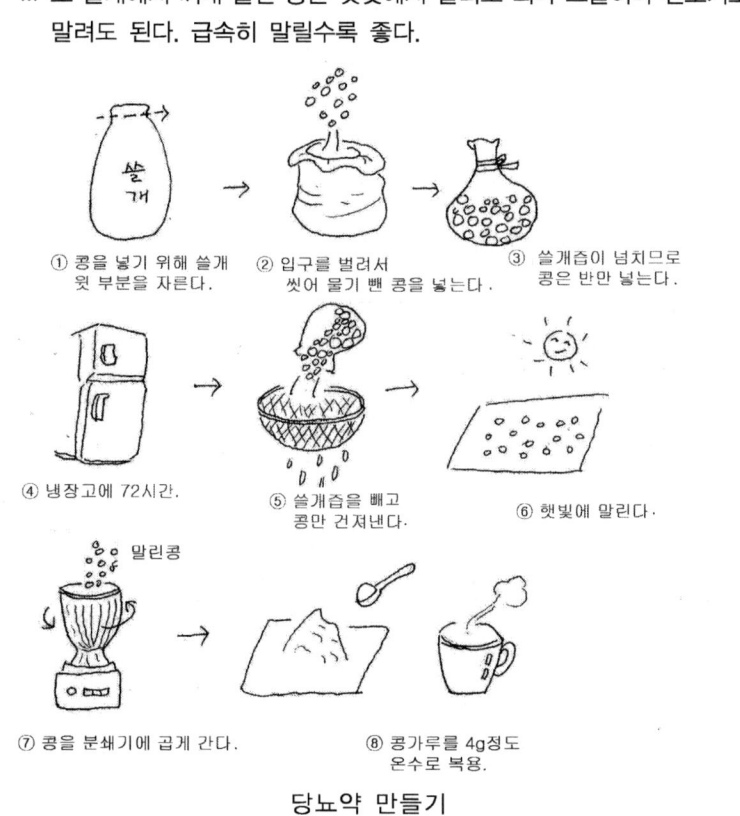

당뇨약 만들기

☞ 알아두면 좋아요

건강한 혈당 수치를 유지하기 위한 필수 영양소들

영양소	효 능	복용량(예방)	복용량(치료)
알파지방산	당분의 신진대사를 강화하고 여러 항산화제를 재생한다.	50mg	600 — 800mg
비터 멜론 추출물	인체와 동물실험 모두에게 혈당수치에 효과가 입증된 식물	400mg	600mg
월귤나뭇잎 추출물	당뇨와 그 합병증 치료에 민간에서 전통적으로 사용해 온 식물	200mg	200mg
크롬	혈당조절과 인슐린의 효능을 높여 주는 필수 미네랄	300mg	800-1,000mcg
호로파	소화기관에서 당분의 흡수를 지연하고 독소를 억제하며 콜레스테롤 수치를 조절하는 수용성 섬유질	15~25 grams	15-25 grams
김네마 잎 추출물	임상연구에서 인슐린 요구량을 줄여주고 췌장의 인슐린 생산 세포의 재생을 도와주는 것이 입증된 인도의 토착 식물	400mg	400mg
마그네슘	흔히 당뇨환자에게 부족하며 인슐린의 적절한 기능에 필요한 필수 미네랄	5mg	5mg
비나듐	인슐린 기능을 도와 포도당의 이용을 개선하는 미네랄	300mg	300mg
바이오틴	탄수화물의 신진대사를 촉진하는 비타민C	300mg	300mg
니아신	탄수화물의 신진대사를 촉진하는 비타민	100mg	100mg
감마 리놀렌산	포도당의 분해를 향상시키고 인슐린 저항을 줄인다.	90mg	90mg

제5장
우리나라 여러 책에 수록된 어성초의 효능

1. 다양한 질병과 어성초

· 기관지천식과 장염에

　어성초는 호흡기질환에도 효과가 있다. 어성초는 그 잎과 줄기에 특이한 독취가 있어 마치 생선 비린내를 연상시키므로 어성초라고 부르지만, 한방에서는 예로부터 즙채, 또는 팔관채라 부르며 귀중한 약재로 쓰여왔다. 어성초는 맵고 휘발성이 있으며, 비릿하고 성질이 차므로 폐와 깊은 관계가 있는 약물이다.
　그러므로 폐의 유기능 체계에 속하는 기관지, 대장, 피부, 모발, 코 등과도 관계가 있어서 각종 폐질환과 장염, 피부병 등에 효능을 발휘할 뿐 아니라, 찬 성질의 약물이기 때문에 소염, 해독작용까지 한다. 그리고 항암작용, 특히 폐암 등에도 유효한 작용을 하는 것으로 널리 알려져 있다.

각종 호흡기질환, 폐암 등에는 어성초 18g에 동규자 30g, 토복령 30g, 한련초 18g을 배합하여 끓여서 하룻동안 차처럼 수시로 나누어 복용하면 좋다. 단, 장시간 끓이면 호흡기 기능을 원활하게 해줄 휘발성 성분들이 모두 없어지게 되므로 15분 이내의 짧은 시간 동안 끓이도록 한다.

이외에도 당귀, 의이인, 행인, 맥문동, 패모 등도 호흡기에 좋은 약재들이며 보혈, 익기작용까지 있다. 거담·진해작용이 있으며, 진액이라고 하는 영양 물질을 보충해주는 작용까지 있어서 녹용, 인삼, 영지 등 위에 밝힌 여러 약재들과 배합해 쓰면 더욱 좋다.

· 집진드기에 물렸을 때

집진드기에 물리면 붉게 부어 오르고 가렵기로 말하면 밤새 잠을 이루지 못할 지경이다. 날 어성초의 잎을 불에 그슬려서 가려운 곳에 붙여 주면 가려움이 곧 없어진다.

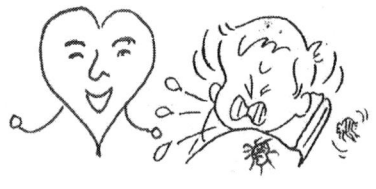

· 폐렴(肺炎)에 어성초와 도라지

말린 어성초와 도라지를 2대 1의 비율로 섞어 매일 20g을 진하게 달여 3~4회 마시면 잘 낫는다. 중국의 임상 보고를 보면 28건 중 26건이 완치되었다고 한다. 약리상으로는 어성초에 항폐염 구균작용이 강하다는 것이 입증되어 있다.

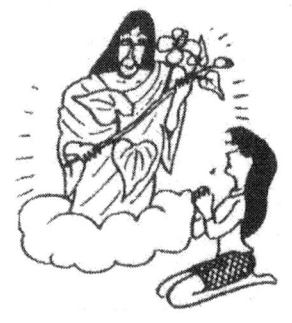

· 항문(肛門)의 종기

앉을 수도 없을 정도로 아픈 항문의 종기는 어성초로 치료하면 낫는다. 어성초의 잎(날것) 40~50매를 젖은 종이에 싸서 잿속에 묻고 위에 불을 땐다.

잿속을 헤치고 어성초를 들어내어 끈적끈적한 액을 짜서 헝겊에 묻혀 종기에 붙인다. 이렇게 하면 종기가 터지게 되므로 손으로 농을 짜낸다. 여드름이 화농한 것이라도 24시간 이내에 핵이 빠지고 흉터도 남기지 않고 낫게 된다.

· 종기(腫氣)

남자는 무늬가 있는 식나무의 잎, 여자는 무늬 없는 식나무의 잎으로 어성초를 싸고 끈으로 묶어서 뜨거워진 잿속에 묻어 두면 부글부글 소리가 난다. 이때 끄집어내어 속의 흐물흐물한 어성초를 종기 위에 두껍게 붙이면 화농한 것 같으면 곧 농이 나오게 된다. 어성초를 오래 붙여 두면 차츰 수축하게 되므로 더운 물로 씻어내고 새 것으로 바꾸어 붙인다.

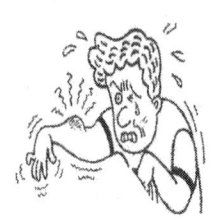

· 임균성 방광염(淋菌性膀胱炎)

어성초를 한 줌 3홉의 물로 20~30분간 달여서 차 대신 오래 복용하면 자연히 독이 배출되어 치료가 빠르다.

· 황달형 간염(黃疸型肝炎)

어성초 37.5g, 인진18g, 백작약 18g을 합쳐 하루 분으로 해서 진하게 달여 식사 30분 전에 마신다. 세 번에 나누어 마신다.

· 임질(淋疾)

① 어성초, 하고초, 산귀래 각 4g을 합쳐 물로 달여서 2홉이 되면 하루 3회에 나누어 복용한다. 끈기 있게 장복해야 하며 부부가 함께 복용하는 것이 좋다.

② 그늘에서 말린 어성초 한 줌에 흑설탕 5숟갈 정도로 섞고는 3~4홉의 물을 부어 반이 되게 달인다. 이것을 차 대신 매일 복용한다.

③ 어성초와 이질풀을 반씩 섞어서 빛깔이 검어질 정도로 진하게 달여서 하루에 1되 정도를 마시도록 하면 임균을 씻어내게 되고 치료가 매우 빠르다.

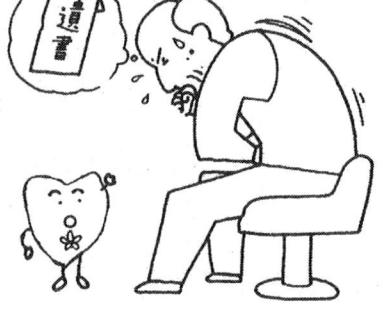

· 땀띠

어성초의 잎을 5장 정도 따서 물로 깨끗이 씻고 머위의 잎으로 둘둘 말아서 무명실로 얽어 묶는다. 뜨거운 잿속에 묻어 두면 검붉은색이 된다. 이것을 고약처럼 찧어 종이에 펴서 환부에 붙이되 말라서 굳어지면 몇 번이고 새것으로 바꾼다.

· 습진 ①

입원을 해야 할 정도로 심하고 고질적인 습진에 대하여는 어성초의 뿌리 중에서 흰 부분만을 5~6센티 정도 잘라서 물에 담가 불린다. 이것을 무잎으로 싸서 뜨거운 잿속에 묻었다가 물렁해진 다음 들어낸다. 이것을 밥풀과 함께 으깨어 풀처럼 반죽하여 환부에 바르면 깨끗이 낫는다. 날것을 쉽게 구할 수 있으면 잎을 따서 소금으로 비벼서 즙액을 낸 다음 환부에 발라 주어도 효과가 있다.

・습진 ②

어성초 한 줌에 5홉 정도의 물을 붓고 달여서 약 반이 되면 이 물을 차 대신 마시는 한편 이 즙액으로 환부를 찜질하고는 황백 가루를 발라 준다. 계속적으로 철저히 발라 주는 것이 근치의 길이므로 끈기 있게 실행하여야 한다.

・축농증(蓄膿症) ①

어성초의 잎 2~3장을 소금으로 비벼서 냄비에 넣고 1홉의 물로 5~6분간 달이면 연둣빛 액체가 되고 그늘에 말린 것은 갈색의 액체가 된다. 여기에 소금을 찻숟갈 하나 정도를 섞고 약간 미지근한 것을 코로 천천히 빨아들여 목구멍에 넘어갔을 때 입으로 뱉는다. 아침 저녁으로 하루에 2 번씩 끈기 있게 계속하면 쉽게 낫는다.

・축농증(蓄膿症) ②

날 어성초의 잎을 비벼서 콧뿌리에 붙이거나 둥글게 뭉쳐서 콧구멍에 마개처럼 깊숙이 넣어 두면 고름 같은 콧물이 줄줄 흘러내려 무겁던 머리도 가벼워지고 계속하는 동안에 근치된다.

・치조농루증(잇몸에서 고름나는 증세)

치조농루증이 만성화하여 자주 앓게 될 경우 어성초를 구해서 소금물로 씻고는 잇뿌리 사이에 끼워 두었다가 이튿날 아침에 양치질을 하면 아픈 이사이에서 피고름이 나오고 들떠서 흐물흐물한 이도 잇몸이 조여들면서 쑤시던 것이 사라진다.

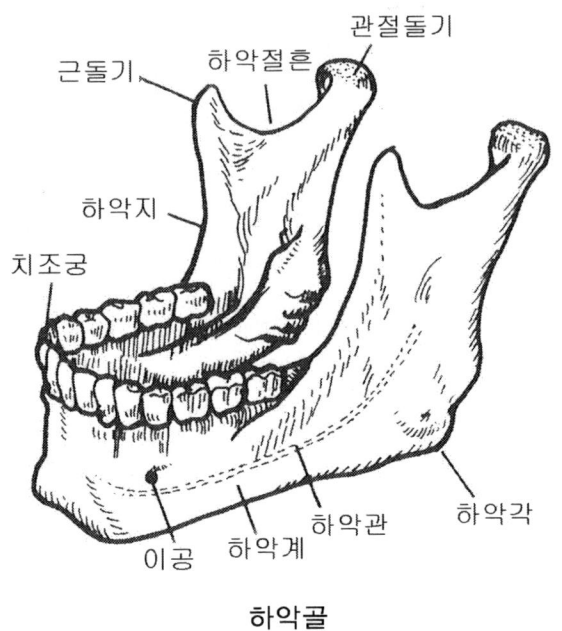

하악골

· **죽은깨와 여드름**

어성초, 용담, 토복령을 각각 한 줌씩 섞어서 4 ~ 4.5 홉의 물로 3홉 정도가 될 때까지 달여 차 대신 매일 마시면 여드름이 차차 없어진다.

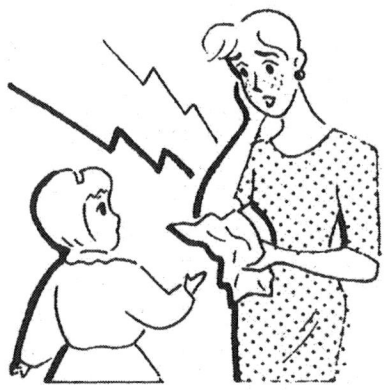

· **나팔관염**

어성초와 결명초의 뿌리를 각 15g씩 합쳐 3~4홉의 물로 달여서 차 대신 계속 마신다.

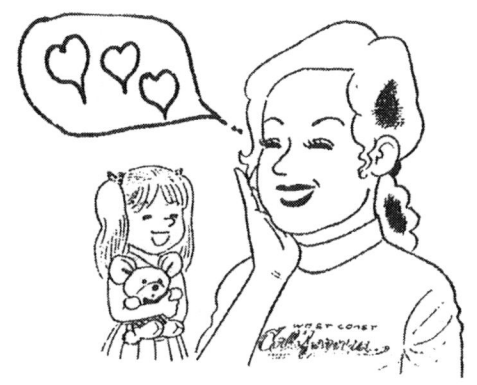

· **매독(梅毒)**

어성초, 산귀래, 토복령 각 12g, 감초 2g을 합쳐 3홉의 물로 달여서 2홉이 되면 하루 2~3번에 나누어 복용한다.

어성초는 체내의 독물을 배설하는 성분을 함유하고 있으며 산귀래는 고질적인 부스럼을 고치는 힘이 있다. 이 약은 4, 5일 정도 복용해서 듣는 것이 아니고 적어도 2, 3개월은 계속하여야 한다.

매독은 어떤 병인가?

'트로포네마 팔리둠(스피로헤타팔리다)'이라고 하는 병원체에 감염되어 일어나는 성병이다. 트레포네마는 육안으로는 보이지 않는 길이 15u 정도 되는 가늘고 긴 꼬인 실토막 같은 모양을 한 것으로, 섹스나 키스 등을 통해 감염되며, 피부나 점막의 조그만 상처를 통해 들어온다. 드물게는 환자의 혈액을 수혈받아 감염되며, 피부나 점막의 조그만 상처를 통해 들어온다. 모체감염으로 태아가 자궁내에서 감염되기도 한다.

증상은 진행상태에 따라 1기에서 4기까지로 나뉘어진다. 1기와 2기를 조기매독, 3기와 4기를 만기매독이라고 한다. 대부분의 경우 다음과 같은 흐름으로 증상이 나타나지만, 1기와 2기에 증상이 나타나지 않는 불현성매독도 있으므로 방심해서는 안 된다.

증상

・1기 : 감염이 되어도 약 2~3주간은 아무런 증상도 없다가 감염된 지 2~3주일 후에 트레포네마가 침입한 부위의 피부나 점막, 즉 여성의 음부나 유방, 남성의 귀두, 드물게는 입술이나 손가락 등에 경성하감이라는 딱딱한 몽우리가 생겨 얼마 후에는 궤양이 된다. 이경성하감이 생긴 부위 근처의 림프절이 붓고 통증은 없다. 이외에도 대퇴부 안쪽의 임파선이 부어오른다. 아프지 않고 치료하지 않아도 자연히 없어지기 때문에 모르고 지나갈 수 있다.

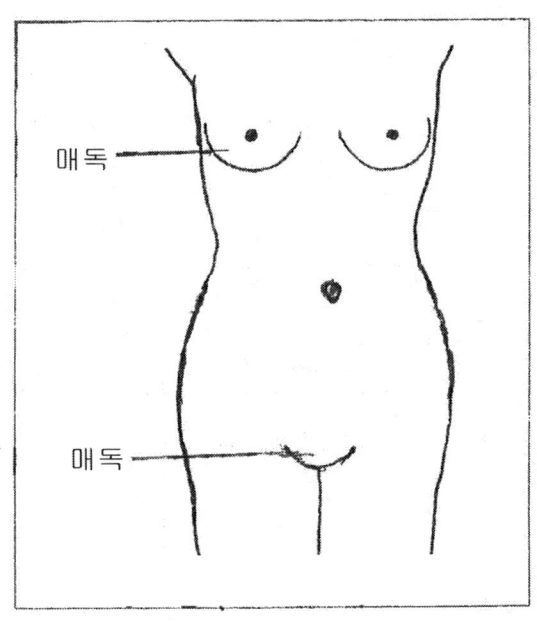

・2기 : 가장 감염력이 강한 시

기로, 감염된 지 2~3개월 후에 증상으로 나타난다. 트레포네마가 온몸에 퍼져 미열이나 전신 무력감 등을 느끼게 되며, 몸 전체에 장미색 반점(매독진)이 생기는 것 외에도 외음부와 항문 주위에 콩알만 한 궤양성 구진이 생긴다. 탈모, 색소변화 등의 증상을 보이기도 한다. 1차 매독진이 사라진 뒤에 손이나 발바닥 등에 부분적으로 약간 두드러지게 때로는 허물이 벗겨지는 증상을 수반하기도 한다. 이외에도 이마에 여드름 비슷한 발진이 나타날 수가 있고, 입가가 갈라지고 헐 수도 있으며, 입안 점막에 붉은 반점이 생기고 목소리가 변하는 경우도 있다.

간혹 머리털이 빠지기도 하는데, 주로 뒷머리 부위에 여기저기 머리털이 듬성듬성 빠진다. 또한 목덜미 부위의 피부색이 변할 수가 있는데, 희고 검은 것이 뒤섞여 얼핏 보기에 알레르기 같은 모습을 띤다. 이런 증상들은 이후에도 3년 정도 나타났다가 사라지는 등 계속 반복된다.

・3기 : 치료하지 않고 감염 후 2년 이상이 경과하면 3기에 접어든다. 피부, 입안, 코의 점막, 뼈, 폐, 간장 등에도 딱딱한 몽우리가 생기거나 고무와 같이 부어오르기도 하지만 감염력은 약해진다. 그러나 이러한 몽우리가 주위의 조직을 파괴하여 반흔을 만든다.

・4기 : 이때를 별성매독이라고도 하며, 치료하지 않고 10년 이상 경과하면 4기에 접어들게 된다. 뇌, 척수 등 중추신경과 심장, 혈관계에까지 전염되어 대동맥류나 마비성 치매 등의 증상이 나타나면서 인격장애를 일으킨다.

치료

매독혈청검사로 진단을 하지만 감염된 지 약 6~8주가 지나야 양성으로 나타난다. 여성의 경우 임신하면 반드시 매독혈청검사를 받는 것이 좋다. 매독감염 사실을 모른 채 임신을 하면 토레포네마가 태반을 통해 태아에게 감염되어 선천성매독아가 될 위험성이 있기 때문이다. 페니실린 등의 항생물질을 경구 투여하거나 근육주사로 치료를 한다.

조기에 발견하여 치료하면 말기까지 가지 않는다. 임신했을 경우에도 임신 4개월 이내에 태반이 완성되기 전에 발견하여 치료한다면 모체감염을 막을 수 있다.

민간비방 14

적·백 대하(赤白帶下) 치료

대하로 고약한 냄새가 풍기며 아랫배까지 아파오면 대개 머지 않아 자궁암으로 진행 될 수 있으며 여성들의 이 대하는 잘 치료가 되지 않는다. 그런데 이 적백대하가 기막히게 잘 듣는 처방이 있어 밝힌다.

1. 어성초 40g	2. 포공영(민들레 뿌리 말린 것)40g
3. 금은화(인동초줄기)40g	4. 촉규근(접시꽃뿌리)40g

위의 약재를 합쳐 달여 1日3回 식전 30분 공복에 마신다.
위의 분량은 하루분이니 참고하기 바란다.
(촉규근은 없어도 무방)

※ 적백대하 이외에 위염, 장염, 대장염…, 등 모든 염증성 질병에도 효과가 탁월하다.
　어성초를 내복하면 이뇨(利尿), 해독(解毒), 소염(消炎), 배농(俳膿), 거담(去痰) 작용이 있기 때문이다.

한방 돋보기

천식

1. 천식이란

　천식을 한방에서는 천증(喘證)과 효후증(哮吼證)으로 구별한다. 천증이란 호흡이 발작적으로 빨라지며 곤란한 증세를 말한다. 심하면 콧구멍이 벌렁거리고, 입을 다물지 못하며, 어깨까지 들먹거린다. 때로는 가래가 심하게 끓기도 하는데 이를 담천(痰喘)이라 하며, 기침을 수반하면 천해(喘咳)라 한다. 또 색색하고 울리는 소리가 나면 천명(喘鳴)이라고 한다.
　천증은 다시 허·실로 나뉘는데 허천(虛喘)은 봄·여름에 심하고 호흡은 급하지만 낮고, 가래나 침도 맑은 편이다. 정신적 영향에 의한 것을 기천(氣喘)이라 하고, 식사 또는 안정을 취할 때는 잠시 수그러들었다가 일어나 움직이면 호흡곤란이 심해지는 것을 화천(火喘)이라 하며, 전신쇠약이 원인인 것을 구천(久喘), 어깨를 들먹이고 배가 당긴다고 호소하는 것을 위허천(胃虛喘), 음허, 허

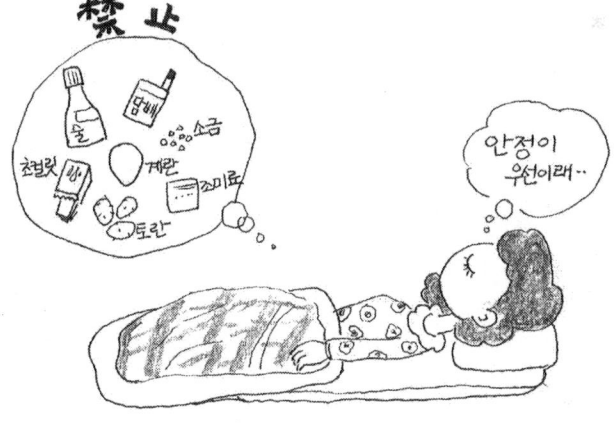

약이 원인인 것을 음허천(陰虛喘)이라고 한다. 모두가 허천에 속하는 증세들이다.

천중 중의 실천(實喘)은 주로 가을·겨울에 심하며 흉통과 함께 호흡곤란을 느끼고, 가래와 침이 걸쭉한 편이다. 풍한에 의한 것을 풍한천(風寒喘)이라 하는데, 초기에 오한·발열을 느끼며, 바람을 쐬면 증세가 악화된다. 담에 의한 것은 가래 끓는 소리가 나는데 이를 담천이라 하며, 특히 담울(痰鬱)이 원인인 것은 기침 때 번조로움이 심하다.

한편 효후증은 다시 효증(哮症)과 후증(喉症)으로 나뉜다. 효증이란 목구멍에서 물소리같이 나는 것이 특징인데, 입을 다물고 있어도 가래소리가 들린다. 후증도 목구멍에서 소리가 난다. 그래서 일반적으로 이 두 증상을 구분하지 않고 효후증이라고 함께 부른다.

효후증을 다시 한·열로 나눈다. 냉효(冷哮)는 가래가 희고 맑으며, 열효(熱哮)는 가래가 누렇고 탁하다.

천식 중에서 열이 있거나 맥박이 빠르거나, 천해·토혈, 땀이 나되 땀방울이 구슬같이 맺히면서 흐르지 않거나, 어깨를 들먹이며 괴로워하는 것은 모두 난치에 속한다.

천식 때는 안정이 무엇보다도 우선이다. 만복감은 주지 않되 식사는 질적으로 높여야 하는데, 소금, 달걀, 조미료, 초콜릿, 메밀, 토란 등은 피하는 게 좋다.

술과 담배는 물론 금기이다. 청결과 적당한 온도의 유지도 필요하다. 마황, 오미자, 행인 등이 좋은 민간약이 되며, 처방으로는 시호계강탕, 소자강기탕, 정천화담탕 등이 주로 쓰인다.

2. 천식에 좋은 민간요법

달팽이 요법

천식에는 달팽이를 진흙에 싸서 불에 구워먹는 민간요법이 있는데, 매우 위력적인 약재로 인정받고 있다. 두 쌍의 촉각 끝엔 시력은 없으나 명암을 판별하는 눈을 가졌고, 허파로 숨을 쉬며 자기 체중의 12배나 되는 무게를 등에 지고 기어갈 수도 있다는 괴력을 가진 연체동물인 이 달팽이를 일명 골뱅이, 동바리 등으로도 부른다.

요즈음에는 골목길 술집에서도 골뱅이를 안주로 내놓고 있지만, 달팽이의 식용은 일찍이 고대 로마에까지 거슬러 올라간다. 특히 프랑스에서는 고급 요리로서 1년에 2억 5천 마리나 식용하고 있다고 한다.

1천만 년 전에 세상에 나타나 지금까지 생명을 이어온 달팽이는 스태미너 식으로 알려져 있지만 이외에도 위장 무력증, 소화불량, 설사, 소변장애, 편도선염 등의 질병에도 광범위하게 응용되고 있으며, 특히 천식의 명약으로 손꼽히고 있다.

천식에 구워먹는 것이 번거롭다면, 달팽이를 깨끗이 씻어서 소금물에 담갔다가 다시 꺼내 갖은 양념을 하여 국을 끓이거나 볶아서 먹어도 같은 효과를 얻을 수 있다.

2. 어성초의 효능을 소개한 다양한 책

⊙ 자연 건강식법(自然健康食法)이 식물의 효능은 해독작용(解毒作用), 비염, 목이 부은 데, 임질, 요도결석, 축농증, 변비, 협심증, 심장병, 그 밖에 대기오염, 폐액, 폐수, 농약, 세제 등 공해 오염의 독을 없앤다.

⊙ 『한국동식물도감 (韓國動植物圖鑑)』(제15권 식물편 유용 식물) 이 풀의 약리 작용으로 그 성분 Deca-noyl-acetoaldehyde는 항균 작용(抗菌作用)을 하고, Quercitirn은 강력한 이뇨작용이 있으며, Quercitirn, Isoquercitrin은 혈관 보강 작용이 있다고 한다. 따라서 동맥 경화 예방 효과가 있다고 한다.

⊙ 『한국 자원 식물 도감(韓國資源植物圖鑑』

이 풀은 약용, 관상용으로 씀. 약용으로는 수종(水腫), 방광염, 매독, 자궁염, 유종, 폐농, 중이염, 개선, 치장, 중풍, 폐렴, 피부염, 간염, 고혈압, 강심, 해열, 동맥경화, 이뇨, 임질, 완화, 요도염 등에 쓰이는데, 특히 고혈압에는 잘 듣는다고 나와 있다.

⊙ 이 외에도
- 『가정의원(家庭醫院)』-학원사 발행
- 『실용약초대전서(實用藥草大典書)』- 오성출판사 발행
- 『한방약초해설(韓方藥草解說)』- 고문사 발행

또 『월간시조』『월간 건강』이라는 책자에서 어성초의 놀라운 약효에 대해 소개하고 있다.

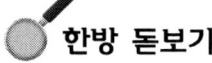 한방 돋보기

신선이 먹던 선인주

『동의보감』에는 강정제로 쓰이던 단방으로 21가지를 권 하고 있는데 토사자·오미자·하수오·구기자 등이 여기에 속한다.
이 중 구기자는 장수의 대명사로 꼽히는 팽조라는 신선이 즐겨 먹었다고 한다. 그는 기원전 2700년경의 중국 초대 천자였던 황제

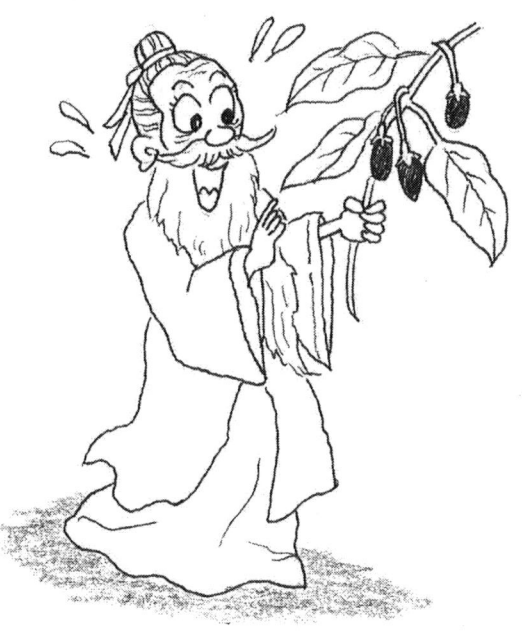

의 증손자로 은나라 말에 나이가 이미 700세였다고 전해진다. 또한 중국의 서하지방 사람들도 구기자를 상복하여 피부가 윤택하고 근골이 강건하며, 간장과 신장이 강해서 허리 아픈 것도 모르고 지냈다고 한다.

『동의보감』에는 구기자를 끓여 먹거나 가루내어 먹어도 좋지만 술을 담가 먹으면 더 좋다고 했다. 특히 구기자·황정·창출·백엽·천문동을 같은 양씩 배합하면 이상적이라고 했다.

이 술이 바로 선인주로, 신선들이나 먹는 술 또는 신선들처럼 무병장수할 수 있다는 술이다. 선인주 속의 황정은 사슴이 즐겨 먹는다는 약인데 기혈 부족을 보충하고, 신장 정액을 보강한다.

황정에 대한 이런 일화가 있다. 한나라 무제가 어느 고을을 지날 때 밭에서 일하는 한 노인의 등에서 광채가 나는 것을 보았다. 그래서 무제는 기인이구나 싶어 모셔다가 "어찌하여 그렇게 장수하게 되었는가?" 하고 물으니 그 노인은 "젊음과 정력은 야산 정기 그윽한 황정을 먹은 까닭입니다."라고 대답했다고 한다.

아무튼 선인주는 구기자만으로 술을 담가도 좋고, 황정·창출·백엽·천문동을 배합해 만들어도 좋으며, 황정만으로 술을 담가도 좋다.

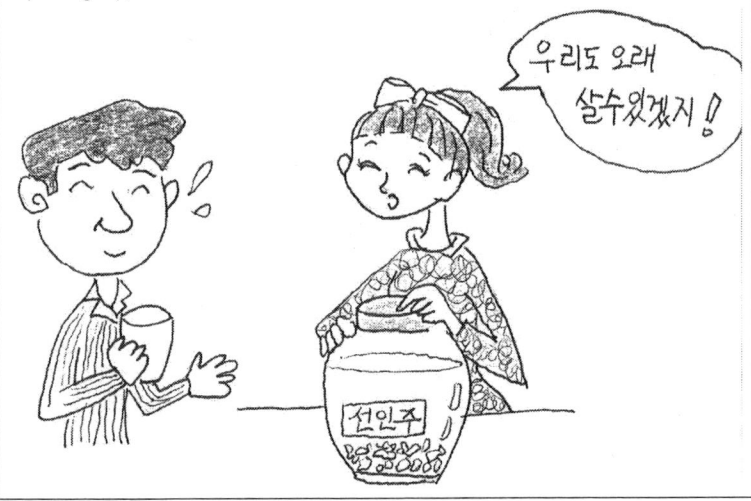

3. 항암(抗癌)과 어성초

어성초가 항암에 이용된다는 많은 주장이 민간약서적에 나와 있다. 최근에 어성초의 성분 중 '쿠에르치트린'이라는 것이 경이적인 항암 효력이 있다고 하는 주장이 나왔다.(大久保 認著「民間秘療法」)

최근 중국의 한인 교포 의사가 삼백초(三白草)를 이용하여 말기 암환자(末期癌患者)만 80여 명을 치료해서 90%의 완치 효과를 얻었다고 하는데, 삼백초 속의 '쿠에르치트린' 때문이라고 한다.

도대체 '쿠에르치트린' 이라는 성분은 어떤 힘이 있는가.

이것은 10만 배로 희석해도 이뇨의 힘이 있다고 하는데 이런 초강의 힘은 천연물로서는 보기 드물다. 그렇다고 독성도 없다. 이 물질은 은행잎 등에 있는 '프라보노이드'의 일종이며 화학식은 다음과 같이 '루친' 비슷하다.

쿠에르치트린

이런 극강한 생명력이 항암의 힘이 되는지 모르겠다. 여기서 항암이라는 말은 화학 항암제 같은 뜻이 아니라 인체의 면역력 증강을 통해 암에 대항하는 것으로 이해하면 좋다.

이 '쿠에르치트린'은 모세 혈관을 강화해서 혈류 촉진에 도움이 되는 작용도 강하므로 이것 역시 생체의 면역력 증강에 기여할 것으로 안다.

그렇다면 '쿠에르치트린'을 삼백초 이상 많이 함유하고 있는 어성초에 항암의 효과가 있다는 오래전부터의 경험방은 타당하다고 보아야 한다.

예부터 많은 '건강 서적'과 의서에 어성초를 몸에서 독을 배설시키는 명약으로 치고 있으며, 일본에서는 이 약초를 '도꾸다미(ドクダミ)' 즉 몸의 독을 고쳐 준다는 뜻의 이름을 붙이고 있다.

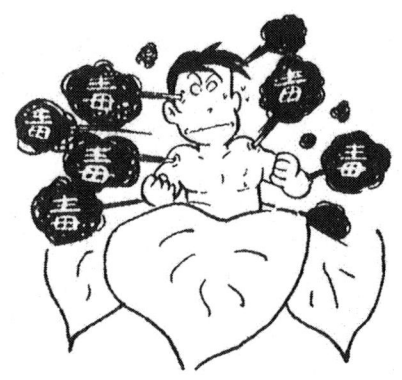

발암물질도 독임에 틀림없으니 이 어성초를 항암이나 치암에 써서 좋다는 주장은 조금도 이상하지 않다고 생각한다.

중국의 '상해 제일의학원'에서는 어성초를 주제로 하고 백급, 행인 등을 섞어 폐암에 쓰고 있다. 아마 비법이라 해서 공개를 안해서 그렇지 어성초를 치암에 쓰고 있는 의자(醫者)는 나라마다 많을 것이고 이것으로 명(命)을 건진 사람도 적지 않을 것이다.

앞에서 말한 중국의 한국 교포 역시 삼백초(三白草)를 이용 말기암을 고쳤다고만 발표되었지 어떻게 고쳤는지는 공개하지 않고 있는 것만 보아도 의자는 자기가 개발한 명처방을 공개하기 꺼리는 모양이다.

여러 책에서 어성초, 삼백초가 암에 좋다고는 하지만 어떻게 이용해야 좋다는 것은 어느 책에도 명시되어 있지 않다.

여러 책을 봐도 '다음과 같은 식물에 항암 효과가 있다.'고만 나와 있다. 아마 차처럼 무시로 달여 많이 마시면 좋다는 뜻으로 여겨진다.

우리나라 용약자 중에서 앞으로 반드시 어성초를 이용한 치암 명약을 개발할 것으로 믿는다.

지금까지 어성초를 써서 치암하고 있는 의자는 인술가라는 사명감을 깊이 느껴 개발한 처방을 밝히기 바란다.

또 한 가지 어성초에 관하여 지금까지의 일본에서는 그 잎과 줄기만을 약용(藥用)으로 하고 있는데,『中國醫藥大辭典』에 보면 그 뿌리도 많이 쓰고 있다는 점에 유의해야 할 것이다.

최근 발간된『中葯大辭典』에는 그 날뿌리를 씹어서 협심증 발작을 멈추게 했다는 기록도 있다.

뿌리에 대해 앞으로 더욱 많은 이용과 연구를 하기 바란다.

어쨌든 중국의 한국 교포 한의사가 삼백초를 이용해서 말기 암환자를 90% 이상 고쳤다고 하고 많은 민간약 책에 항암효과가 있다고 하니, 달여서 무시로 마시든 청즙을 이용하던 '알콜'을 이용하든 꼭 이용해 보기 바란다.

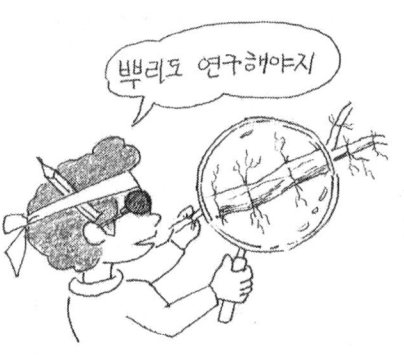

비록 마른 어성초라 해도 '쿠에르치트린'이 체내의 모든 독을 배설하는 탁월한 힘이 있다는 점에 대해서는 이론이 없으므로, 발암 물질과 같은 독도 배설하는 것이 틀림없으며 따라서 차처럼 일상으로 많이 마시고 있으면 암의 예방도 되고 또 암환자의 회복에도 반드시 도움이 된다고 확신하는 바이다.

대만에서 발견된『中國秘方全書』에는 어성초가 위암에 좋다고 나와 있다.

한방 돋보기

대하와 냉증

1) 대하증세

여성 성기에서 분비되는 분비물이 월경 전후나 배란기, 또는 임신 중이나 산요기, 수유기 등이 아닌데도 그 양이 이상적으로 많아지는 경우가 허다하다. 분비물이 질구 밖으로 유출되어 불쾌감을 주거나, 외음부가 빨갛게 부어오르면서 가려운 증상이 일어나기도 한다.

이러한 증상을 대하증이라고 한다.

불결한 성교나 수음 등으로 외음부염을 일으켰거나 균감염에 의한 바르톨린선염, 임질성 자궁경관염, 자궁암 등에 의하여 대하증이 오는데, 특히 질칸디다증과 트로코모나스 질염은 질 대하의 큰 요인이 되고 있다. 질칸디다증은 외음부의 가려움증이 합병되며 질내에 백태가 두껍게 뭉쳐 바위옷처럼 끼어 있을 수 있고, 트로코모나스 질염은 뜨물 같은 대하의 분량이 훨씬 많고 질점막이 딸기 모양으로 빨갛게 변화되는 것이 있다.

한방에서는 분비물의 빛깔과 농도에 따라 대하증을 구별한다. 희면서 콧물 같은 분비물이 유출되는 것은 백대하(白帶下)라 하고, 붉고 분량이 적은 것을 적대하(赤帶下)라 하고, 푸르고 끈끈하며 비릿한 내음이 있는 것을 청대하(靑帶下), 검은 누런색에 농도가 짙고 비린 냄새가 나며, 하복부가 차면서 아프고 질구가 붓는 것을 흑대하(黑帶下), 적색과 백색이 섞인 것을 적백대하(赤白帶下)라고 한다.

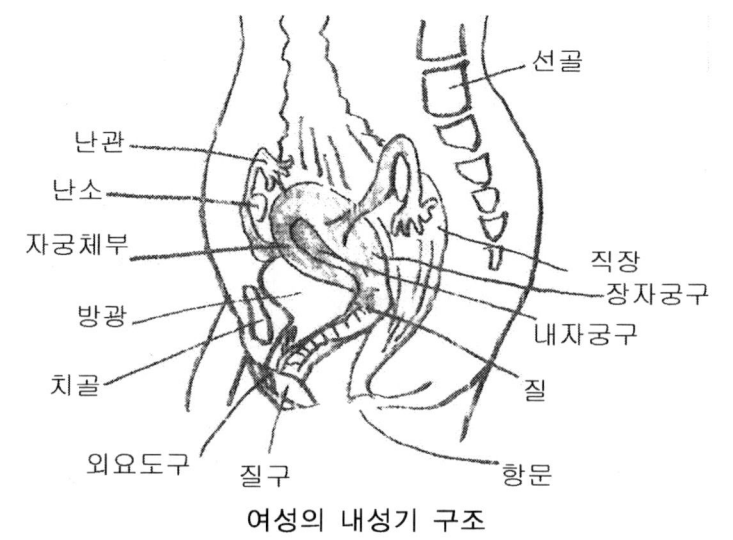
여성의 내성기 구조

2) 대하증 유발 원인

불결한 속옷, 타월, 목욕 등에 의한 감염도 많고, 비누, 소독약, 자궁 내의 이물질 삽입(피임 기구 등)이나 알레르기 때문에 습진이 생기고, 여기에 세균이 감염해서 오는 수도 있으므로 주의가 필요하다. 특히 질구 안쪽까지 깊이 하는 뒷물이나 질세척기의 사용은 피하는 것이 좋다.

또 임질 등의 성병이 있을 경우에는 완전치유될 때까지 성교를 피해야 한다. 근래에 와서는 양변기의 공동 사용으로 각종 세균 및 임질균의 감염이 두드러져 어린이에게까지 임질성 외음부염이 빈발하는 실정이므로 각별한 주의가 필요하다. 어린이 경우에는 요충 때문에 가려워 항문 주위를 긁다가 외음부까지 긁어서 빨갛게 붓고, 질외음염마저 야기시킬 수도 있으므로 요충의 유무를 검사할 필요도 있다.

그리고 질칸디다증이나 트리코모나스 질염의 경우에는 성생활을 통하여 남자에게도 전파될 수 있으므로 부부가 같이 치료를 받아야 한다.

3) 대하증의 한방처방

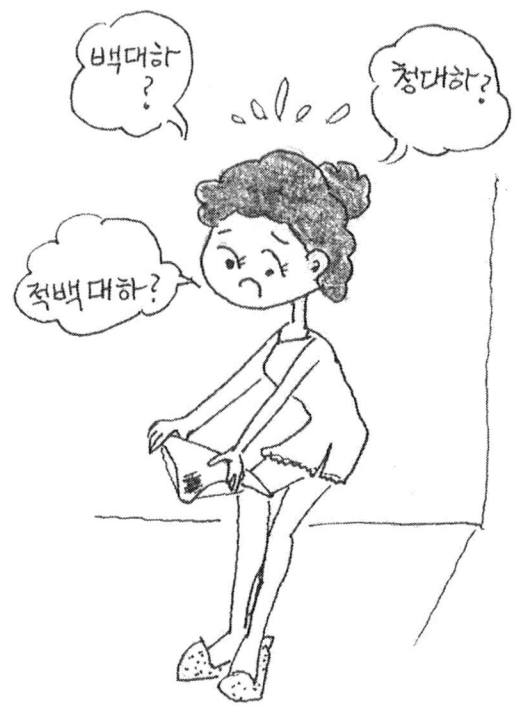

① 가미사물탕

인체 내의 구조적 물질, 특히 혈액 및 혈액조성을 위한 각종 영양물질들이 부족한 경우, 즉 혈허하여 냉이 흐르는 데 쓰여지는 처방이다. 혈허해지면 얼굴색이 누렇게 뜨게 되고, 어지럽고 머리가 맑지 못하여 항상 멍해 있고 심할 때는 귀와 뇌에서 소리가 난다고하며, 입이 마르고 몸이 여위면서 손발이 화끈화끈 달아오르기도 할 때 쓴다.

처방 : 숙지황, 당귀, 천궁, 백지, 각 10g, 향부자, 용골, 모려, 오적골, 대계 각 8g, 감초 4g.

② 가미 대보탕

기혈이 허할 때 쓴다. 기허하면 피로 권태가 심하고 만사에 의욕이 없으면서 말하기도 싫고 목소리에도 힘이 없고 팔다리에도 힘이 없을 때 쓴다.

처방 : 백촉규화 12g, 감인, 금앵자8g, 향부자6g, 구기자, 하수오 4g을 가미하여 쓴다.

③ 가미난포탕

하초가 극도로 냉하면서 대하가 그치지 않고 말갛게 흘러내릴 때 쓰는 처방이다. 열에너지 부족으로 하초가 냉해지면 얼굴이 창백해지고 입안에 타액이 고이며 손발도 차지면서 허리가 아프고 무릎과 다리에서 찬바람이 나오면서 시리다 못해 아플 정도로 무기력해질 때 쓴다.

처방 : 숙지황, 산약, 금앵자(초), 감인(초), 각 8g 당귀, 백봉령, 향부자(초) 각 6g, 백출, 천궁, 건강(초), 지유(초), 육계, 자감초 각 4g.

4) 자궁내막염

자궁내막염 혹은 대하증은 자궁의 표면을 덮고 있는 자궁내막이 세균에 감염됨으로써 염증이 생기는 질병이다. 이는 질염과 자궁경관염이 위로 올라와 염증을 일으켜 생긴다.

원인

자궁내막염은 대장균, 화농균, 클라미디아, 임균, 결핵균 등의 병원균이 자궁내막에 들어와 염증을 일으킨다. 대부분은 질염과 자궁경관염 등에서부터 자궁내막으로 전이된다.

그 외에도 유산이나 분만, 임신중절수술 후 또는 IUD(피임링)를 투입할 때 세균에 감염되기도 하고, 고령자일 경우는 질의 자정작용이 약해져 일어날 수도 있다.

증상

냉이 많아질 뿐만 아니라 색깔도 고름이 섞인 것처럼 누렇거나 청색을 띠고 있다. 또한 부정출혈이 일어나기도 한다. 하복부가 불쾌하거나 허리 통증, 복통, 발열, 변비, 피로감 등이 함께 일어나는 경우도 있다. 만성화되어 버리면 아무런 증상도 나타나지 않는 경우가 많지만, 방치하면 불임의 원인이 된다.

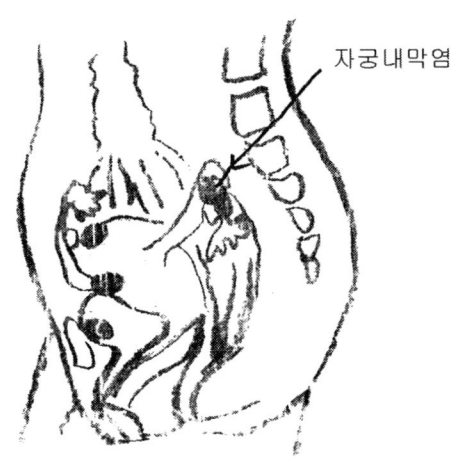

자궁내막증이 생기는 장소

치료

말린 어성초 20g에 건삼백초 10g을 끓여 매일 보리차처럼 수시로 마시면 치료도 되고 예방도 된다.

※ 자궁내막염 즉 냉. 대하증을 가진 여성이 너무 많은데 대부분의 여성들이 대수롭지 않게 생각한다.

'여자들에게는 다 냉·대하증은 있는 것이다.'라고 방치하고 무시해 버리다가 물혹, 자궁근종, 나아가서는 자궁암에까지 이르게 되는 수가 많다. 세계에서 우리나라가 자궁암으로 사망하는 숫자가 1위라 하는 것은 위와 같은 생각과 무관치 않을 것이다.

자궁내막염 즉 냉, 대하증을 방치하면 자궁근종에까지 염증이 퍼져 만성자궁내막염이 되기도 하고 난관염을 일으킬 수도 있다. 난관염으로 인해 난관이 막히면 불임의 원인이 되므로 이상의 증상이 보이면 반드시 진단을 받아 치료를 해야 한다.

5) 자궁암

자궁암은 대개 경도불순(經度不順), 자궁염(子宮炎) 등의 단계를 거치게 된다. 자궁염은 처음에 적대하(赤帶下)로 시작, 냉(冷)이 심해지면 백대하(白帶下)로 되며, 병이 더 악화되면 황대하(黃帶下)가 된다. 황대하가 되면 좋지 않은 냄새가 풍기기 전까지는 자궁염에 속하며, 냄새가 풍기기 시작하면서 자궁암 초기에 접어

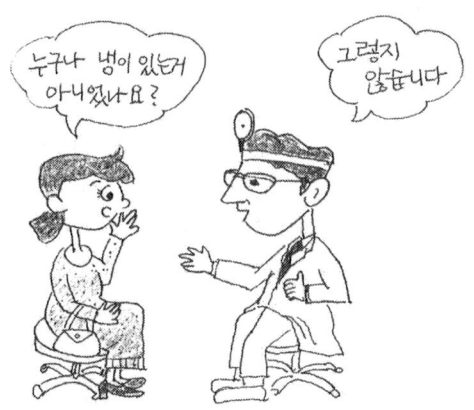

든다. 냉기(冷氣)가 자궁에 범한 뒤 핏줄을 따라 올라 간(肝)에 범하면 간에서 내려오는 경도 피가 변질되어 좋지 않은 냄새가 풍기게 되는 것이다. 자궁암의 증세는 누혈(漏血), 혈붕(血崩), 하복통(下服桶) 등으로 나타난다. 누혈은 간에서 변질된 피가 자궁에 내려와 인체밖으로 스며나오는 것을 뜻하며, 혈붕은 변질된 경도 피가 자궁에 스며 내려온 뒤 오랜 시일이 지나 자궁 조직이 파괴되어 피가 쏟아져 내려오는 것을 말한다. 아랫배의 통증은 자궁이 냉(冷)하여 피의 흐름이 원활하지 못하기 때문에 발생한다.

자궁암, 자궁경부암의 민간치료법

이는 하북신의대학(河北新醫大學)이 발표한 것이다.

백화사설초 40g, 반지련 40g, 백모근 40g, 얼음사탕 40g을 섞어 하루 분으로 하여 푹 달여 마신다.

필자는 여기에 건삼백초20g, 건어성초10g, 대추 4개도 함께 넣는 것이 더 좋을 것 같다.

※ 장복하는 것이 좋을 것이다.

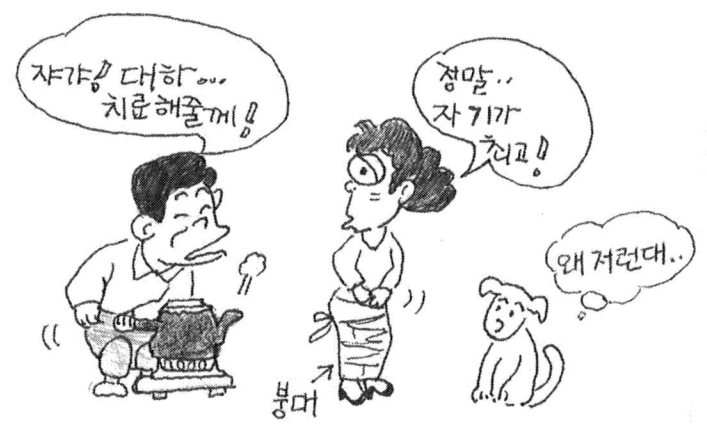

- **신장결석(腎臟結石), 요도결석(要道結石) 치료 비방**

신장결석이나 요도결석으로 통증이 심할 때는 봉선화 씨앗과 꽃을 술에 담가 두었다가 한 달쯤 지난 뒤에 찌꺼기를 걸러 두고 소주잔으로 한 잔씩 하루에 아침저녁으로 마시면 된다.

통증은 한 잔만 마셔도 두세 시간쯤 있으면 가신다. 그리고 결석(結石)은 크기에 따라 다르지만 대개 20일쯤부터 결석이 녹아서 쌀뜨물처럼 되어 오줌에 섞여 나온다.

웬만한 결석은 한두 달이면 완치되지만 오래된 경우라면 6개월쯤은 되어야 완치된다.

봉선화 줄기, 잎, 뿌리, 꽃도 모두 씨앗과 같은 효과가 있다. 심한 요통이나 신경통, 어혈에는 봉선화 씨앗이나 잎을 40g 정도 달여서 하루에 아침 점심 저녁 3회 마시기를 한 달쯤 하면 대개 낫는다.

뱃속에 딱딱한 덩어리가 있을 때와 냉증으로 인한 불임증에는 봉선화 줄기와 뿌리 말린 것 40g을 물로 달여서 한 번에 맥주잔으로 한 잔씩 하루 3회 마시면 20일쯤이면 딱딱한 덩어리나 냉증이 거짓말 같이 풀린다. 요통도 없어지고 불임 여성은 임신도 할 수 있게 된다.

Special Corner
유방암(乳房癌)의 예방과 치료

하나님이 우리에게 주신 것은 두려워하는 마음이 아니요
오직 능력과 사랑과 근신하는 마음이니
(딤후 1:7)

하나님의 은총으로 세중(世中) 어머님의 빠른 쾌유를 기원하면서 이 Special Corner를 바칩니다.

유방이란?

유방에는 유두라는 것이 있다. 그 유두 끝에 거의 눈에 띄지 않는 15~20개의 구멍이 뚫려 있다. 아기가 태어난 뒤 마법처럼 분비되는 유즙의 배출 구멍이다.

남성은 물론 여성도 거의 바스트 사이즈에만 신경을 써서 모양이 좋으니 나쁘니 하면서 가치관의 척도처럼 생각하고 있는 유방이지만, 여성의 유방은 엄청나게 풍요한 기능을 가지고 있다.

유방은 보통 방 모양을 가진 15~20개의 유선엽으로 성립되어 있고, 이 유선엽은 섬유조직으로 나뉘어져 유방지방체 속에 잠겨 있다.

유즙은 각각의 유선엽의 작은 잎 부분에 있는 유선소엽에서 만들어져 배출관인 소엽내관이 이것을 모아서 유관에 합류한다. 유관은 유륜의 바로 아래로 부풀어서 유관동을 만들고 여기에 유즙을 가득 채운다. 이 잎 끝에 유두 안의 유관이 있어 수유 때 배출 구멍이 된다. 즉, 유방에 있는 15~20개의 유선엽은 제각각 개구부를 유두에 갖고 있는 것이다. 아주 신기한 구조이다.

이런 유방에 문제가 생겨 자기 기능을 활발히 하지 못하는 것이 유방질환이다. 유방질환은 여성의 미용 등 여성의 정신적인 면까지 생각할 때 가장 중요한 질환 중 하나라 하겠다.

유방암

유방암은 지금까지는 구미 여성에게 많은 암이었다. 미국의 경우에는 아직도 유방암이 여성암 중 1위를 차지하고 있다. 그러나 근래에 와서는 우리나라에도 유방암 환자가 점차 증가하고 있다. 경제발전으로 인한 식생활의 서구화로 고지방, 고당분의 섭취가 늘어난 것이 그 요인으로 여겨지고 있다.

유방암은 20대부터 시작하여 모든 연령층에 걸쳐서 늘고 있으나, 40대 후반에 그 발생률이 최고에 달하고, 그 이후에 서서히 감소되는 경향을 보이고 있다.

원인

유방암은 난소에서 분비하는 호르몬, 즉 에스트로겐이라는 여성 호르몬과 밀접한 관련이 있는 것으로 알려져 있는데, 에스트로겐은 일단 암이 발생한 후에도 그 발육이나 증식에 큰 영향을 미친다.

유전적 소인도 유방암의 발생에 있어서 무시할 수 없다. 유전성으로 발생하는 유방암은 5% 미만이지만, 어머니나, 언니, 여동생 등이 유방암에 걸린 적이 있는 사람은 특히 신경을 써야 한다.

유방암의 발생 원인으로는 외부적인 요인도 거론되고 있는데, 특히 동물성 지방이 많은 음식이 첫 손가락으로 꼽힌다. 실제로 경제적인 수준이 높은 계층에 속하는 여성, 비만도가 높은 여성일수록 유방암에 걸릴 확률이 높다는 것이 통계적으로 증명되고 있다.

미혼, 초경(初經)이 빠른 사람(12세 이전), 폐경이 50세 이상으로 늦은 사람, 30세 이후에 첫 출산을 한 사람, 출산을 하지 않은 사람, 출산을 했더라도 모유를 먹이지 않은 여성 등은 일반적으로 유방암에 걸리기 쉬운 타입으로 분류된다.

증상

유방암은 유두(乳頭), 즉 젖꼭지를 중심으로 유방을 네 부분으로 나눌 때 상외측, 곧 윗부분의 바깥쪽에 가장 많이 발생한다.
자가검진이나 정기검진이나 먼저 눈에 띄는 이상은 멍울이다. 초기에는 통증이 없는 단단한 멍울이 만져진다.

증상이 진행됨에 따라 멍울이 점차 커지고, 이따금 둔한 통증이

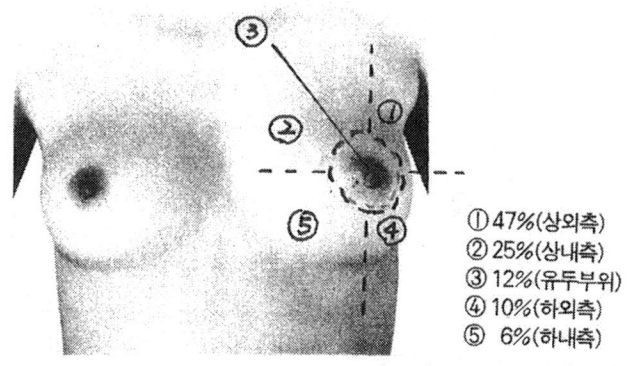

유방암의 발생부위와 빈도

있으며, 젖꼭지가 퇴축하여 다른 한쪽과 위치의 차이가 발견되는 수가 있다.
젖꼭지에서 불그스름한 분비물이 나오기도 하고, 젖꼭지 부근

에 잘 낫지 않는 피부염이 계속되기도 한다. 그러나 유두 분비물은 유방암 환자의 10%에서만 나타나는 증상이다.

암이 좀 더 진행되면 암조직과 피부가 유착, 피부가 함몰되거나 굴껍질처럼 우툴두툴해진다.

말기가 되면 유착된 부분이 헐고 궤양이 생기게 된다. 주위의 림프선으로 전이가 되면 겨드랑이나 빗장뼈 아래위에 멍울이 만져진다.

유방암은 간, 폐, 뼈 등에 가장 전이를 잘 일으키는 것으로 알려져 있다.

유방암이란 말은 거의 모든 여성들에게 두려움을 불러일으킨다. 그러나 성경에 따르면 하나님께서는 우리에게 두려워하는 마음을 주시지 않으셨다. 신앙인으로서 우리는 생명을 위협하는 질병에 걸릴 것을 두려워하면서 살아가야 할 이유는 없는 것이다. 하나님은 우리에게 능력과 사랑과 근신하는 마음을 약속하신다. 우리가 하나님의 건강과 치료의 통로를 걸어갈 때 질병에서 벗어날 수 있다.

금년만 하더라도 유방암을 진단받은 경우가 18만 건이 넘고 생명을 이어가는 동안에 여성 8명 중 1명 꼴로 유방암에 걸리지만 하나님의 자녀에게 이 병이 엄습해야 할 이유는 없다 하겠다. 우리는 이 통계 수치에 두려워하거나 실망해서는 안 된다. 하나님의 말씀을 이해함으로 이 병에 대항할 능력을 가질 수 있기 때문이다. 우리는 신앙인으로서 그리스도를 통해 영적 능력을 소유할 뿐 아니라 식물왕국에서 하나님이 치료의 양식을 공급하심으로 유방암을 극복할 수 있는 능력을 가질 수 있다.

자연요법을 통한 열두 가지 예방조치

국립 암 연구소는 음식물의 섭취에 변화를 주는 것만으로도 유방암의 60~70%를 예방할 수 있다고 추정하고 있다. 아래에 유방암으로부터 스스로를 보호할 수 있는 가장 중요한 열두 가지 방법을 열거하였다.

1. 두부를 먹을 것!

아시아와 지중해의 나라들 그리고 세계 여러 나라들에서는 유방암 발병률이 매우 낮다. 연구가들은 그 이유가 상당 부분 우리가 앞에서 언급한 바와 같이 콩 제품의 섭취 때문이라고 믿는다. 최근에 들어서는 아시아인들이 서구식 식사를 모방하면서 유방암 발병률도 꾸준하게 증가해 왔다. 콩 속에 들어 있는 이소플라빈으로 알려져 있는 피토에스토겐은 실제 암 예방제이다. 이들 이소플라빈은 에스트로겐 수용세포와 결합하여 실제로 유방암의 발병을 막아준다.

콩 제품에는 암을 일으키는 유전자의 활동을 억제하는 프로타제억제제와 암세포의 증식을 막아주는 사포닌과 같은 천연화학물질이 함유되어 있다.

콩은 콩 단백질 분말로도 섭취할 수 있고 음료로 마실 수도 있으며 또한 콩가루를 섭취할 수도 있다. 물론 전통 콩 요리인 두부도 매우 유익하다. 칼슘으로 무장한 콩 제품들은 유방암 세포가 증식하고 분열하는 것을 예방할 수 있다. 시리얼에 두유를 타서 마시는 것도 고려해 볼 만하다.

2. 붉은 토끼풀 추출물을 섭취할 것

아마 여러 가지로 유익한 이소플라빈의 더욱 훌륭한 공급원으로 붉은 토끼풀 추출물을 들 수 있을 것이다. 붉은 토끼풀은 매일 섭취할 경우 유방암의 발병 가능성으로부터 몸을 보호하는 기대할 만한 효과적인 방법인 네 가지 주요 이소플라빈을 함유하고 있다.

3. 생선을 많이 섭취할 것

잇단 연구를 통해 생선을 많이 섭취하는 여성이 유방암 발병률이 낮다는 사실이 입증되었다. 이러한 예방효과는 부분적으로는 연어, 대구, 고등어, 청어, 정어리 그리고 숭어와 같은 생선에서 발견되는 오메가 -3 지방산에서 나온다. 오메가 -3 지방산은 실제로는 인체가 프로스타글란딘이라는 화학물질로 전환할 수 있는 기름이다. 예방효과가 있는 일부 프로스타글란딘은 유방암 병력이 있거나 섬유조직의 양이 많아져서 비정상적으로 가슴이 두꺼운 환자들은 날마다 오메가- 3 캡슐을 복용하는 문제를 진지하게 고려해 보아야 할 것이다. 국립 암 연구소에서 출판한 의학잡지에서 다룬 한 연구에서 생선기름 캡슐의 섭취가 가슴 조직이 오메가 -3 지방산의 농도를 높여준다는 사실이 발견되었다. 다른 천연물질로는 캐롤라기름, 호두, 아마인 등이 있다.

4. 옥수수기름으로 요리하는 것을 피할 것

포화 지방이나 오메가-6 지방산을 함유하고 있는 일부 야채에서 나오는 특정 유형의 기름은 실제로 유방암의 위험을 가중시킨다. 대신 올리브기름을 사용 해야 한다. 옥수수기름과 같은 과다 불포화지방은 유방암의 발병요인이 되기도 한다. 올리브기름에는 단일불포화지방이 함유되어 있어 암예방 효과뿐만 아니라 심장에 여러 가지 유익을 준다. 올리브기름에 들어 있는 올레산과 스테릭산은 유방암의 위험을 줄이는 데 도움을 준다. 올리브기름을 샐러드에 단독으로 사용하거나 간단한 드레싱으로 식초와 섞어 사용해도 무방하다.

5. 음식에 키위를 추가할 것

전미영양협회의 저널에서 키위가 영양밀도가 가장 높은 과일 1위에 올랐으며 비타민 E, 마그네슘, 칼륨 등을 공급하며 또한 식이성섬유의 중요 공급원인 것으로 입증되었다. 키위가 비타민C를 오렌지의 두 배나 공급해 준다. 비타민C가 가슴 세포의 분열을 억제하여 유방암의 위험을 줄여주는 것으로 연구에서 밝혀지고 있다.

6. 매일 아몬드 열 개와 자두(서양자두 : prune) 다섯 개를 먹을 것

한동안 의료계에서는 매일 섭취하는 음식물 중에 견과류를 추가할 것을 권고하였다. 대략 염분이 없는 아몬드를 하루에 열 개 정도 섭취하면 건강에 여러 가지로 유익하다. 아몬드는 비타민E의 풍부한 공급원이기 때문에 유방암의 예방에도 중요한 역할을 한다.

임상연구에서 비타민E는 암 유발 물질에 노출된 후에 생기는 유방종양의 발병을 줄여주는 것으로 밝혀졌다. 비타민E는 실제로 암세포가 성장하는 것을 억제하였으며 성장한 이후에는 암세포를 죽이는 효과를 나타내었다.

개인적으로는 매일 먹는 아몬드에 자두 다섯 개를 추가하고 싶다. 자두는 암과 싸우는 데 놀라운 약효를 발휘하는 과일임이 입증되었다. 자두는 산소 프리라디칼을 흡수하는 탁월한 능력을 가지고 있기 때문에 인체의 노화 과정 특히 두뇌의 노화 과정의 지연에 도움을 준다.

7. 오렌지를 섭취할 것

감귤류의 과일 특히 오렌지에는 유방암과 싸우는 몇 가지 독특한 화학물질이 함유되어 있다. 헤스페레틴과 나링게닌은 공히 암세포의 분열을 막고 체내의 암 유발 화학물질의 중성화에 도움을 준다. 오렌지에서 발견되는 리모닌이라는 또 하나의 화학물질은 강력한 항암 성분을 가지고 있다.

8. 차전자(경이의 종자로 잠장제로 쓰임)를 섭취할 것

매일 식사에 차전자 한 스푼을 추가하면 유방암의 위험이 한층 낮아진다. 식이성 섬유를 충분히 섭취하는 여성은 그렇지 않은 여성보다 유방암 발병 위험이 낮다. 차전자 밀겨를 섭취하면 종양에 걸릴 위험이 두드러지게 줄어든다. 차전자 껍질이나 오렌지 향의 차전자 보조제들을 구입하여 매일 식사 때마다 복용하라.

9. 섬유질

밀겨와 같은 섬유질은 위장 속에 암 유발 물질을 억제하여 흡수되지 못하게 막는다. 차전자가 훌륭한 섬유질 공급원이다. 밀가루나 빵 제품을 구입할 때는 백% 밀 제품을 선택하라.

10. 양배추와 브로콜리를 먹을 것

하나님은 암을 유발하는 특정한 유형의 에스트로겐의 생산을 줄여주는 독특한 화학 혼합물인 인돌-3-카비놀을 창조하셨다. 나는 인돌이 또한 사람의 암세포의 활동을 일시에 멈추게 한다는 점을 발견하였다. 예방효과가 탁월한 이 물질로부터 혜택을 누리기 위해서 많은 양의 양배추와 브로콜리 브뤼셀 스프라우트(brussels sprouts : 양배추의 일종)를 섭취해야 한다.

11. 요구르트를 비축해 둘 것

요구르트에는 유방암 세포의 분열을 억제해 주는 칼슘이 다량으로 함유되어 있다. 요구르트는 또한 감마 인터페론을 자극하여 면역체계의 기능을 높여줌으로써 암과 싸울 수 있도록 도와준다.

12. 비타민A를 섭취할 것

베타카로틴은 최고의 비타민A 공급원이다. 보조제로서 일일 15mg을 복용할 것을 권한다. 여러 연구들에서 비타민A를 많이 섭취하는 사람일수록 유방암에 걸리는 확률은 낮다는 점을 일관되게 보여주고 있다.

4. 어성초(魚腥草)와 피부미용(皮膚美容)

어성초는 피부미용에 없어서는 안 될 식물이다.

일본의 저명한 약초 연구가 長鹽容伸 씨는 그의 저서『民間療法』에서 미안(美顔) 미기라는 항목을 특별히 설정해서 특효 처방으로 어성초를 들고 있다.

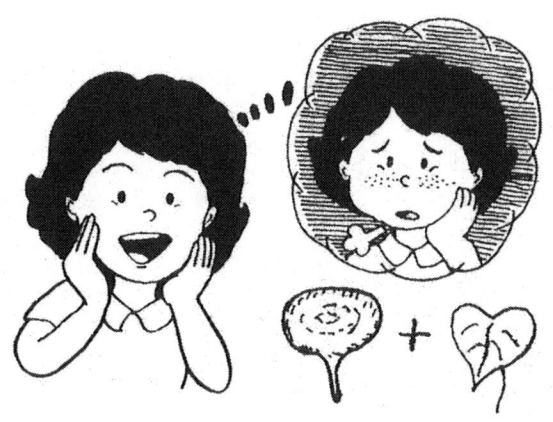

그 밖에『靈芝健康法』이라는 책에도 여드름 등의 피부 장해에 어성초를 권하고 있다. 이 책은 영지의 약효를 설명하기 위한 책인데 미용을 위해서는 어성초를 들고 있다는 점은 주목할 만하다.

예부터 어성초가 모든 피부병에 특효약으로 쓰여 왔다는 기록은 책의 앞부분의 내용을 보아도 알 수 있겠지만 피부가 아름다우려면 첫째 피부 질환이 있어서는 안 되니 이런 점에서도 어성초는 피부 미용에서 뺄 수 없는 미용초라 할 것이다.

그것도 마셔서 체내로부터 우러나오는 피부 미용을 기할 수 있다니 임시 피부에 '페인트' 칠하듯 해서 얻는 피부미용과는 근본적으로 다른 것이다.

마셔서 얻는 피부 미용의 생약재인 점에서 기존 미용제와는 전혀 성격이 다른 것이다.

이는 어성초가 몸속의 모든 독성 물질을 배설해 주는 효과가 있다는 점과 불가분의 관계가 있다. 갓난애기의 살결은 한결같이 고운데 나이 들면서 추하게 되는 것은 몸속에 독이 쌓이기 때문인데 어성초에는 이런 독을 배설해 주는 효과가 있어 미용에 특효가 있다고 본다

미안·미기에 어성초를 이용하는 방법은, 어성초, 율무를 각각 같은 분량만큼 합쳐 진하게 달여 아침저녁으로 한 잔씩 마시는 것이다.

민간비방 15

커피를 너무 많이 마셔 잠이 오지 않을 때
식초를 몇 방울 마시면 즉시 잠이 온다

☞ 알아두면 좋아요

최적의 체중을 유지하는 데 도움이 되는 필수 영양소들

천연물질	효 능	일일복용량
가르시니아	식욕을 억제하고 체내의 지방의 합성을 막는 식물 추출물	900mg
글루코사민	장에서 당분이 흡수되는 것을 둔화시키고 혈액의 지질 수치를 개선하며 식욕 억제를 돕는 섬유질	1,600mg
아브소발린 (absorbalean)	혈당의 조절과 지질 수치를 돕는 천연 섬유질과 허브의 결합	1,500mg
아늘린	여성의 호르몬 균형을 위해 전통적으로 사용해 온 파이토스테콜이 풍부한 식물	800mg
녹차잎	에너지를 얻기 위해 지방을 태우는 것으로 알려진 중요한 항산화제 기능과 광화학 작용을 하는 식물	200mg
5-HTP	기분을 좋게 하고 식욕을 억제하는 아미노산 추출물	100mg
플라티고돈뿌리	비만 예방을 위해 중국과 아시아 여러 나라에서 전통적으로 사용해 온 식물	100mg
고추	열을 발산하며 천연 식욕억제 기능을 가진 식물	10mg

지금 한창 피부 미용이다 피부 관리다 해서 '파크' '제니' '마사지'니 하여 많은 선전을 하고 있는데, 이런 것도 필요하지만 무엇보다도 먹어서 속으로부터 우러나오는 피부미용이 절대로 필요하다고 본다.

물론 좋은 천연 '파크' 및 훌륭한 기법의 '마사지'와 함께 이 어성초 미용차를 일상으로 마시면 더욱 좋을 것이다.

『靈芝健康法』이라는 책에는 매일 영지 3g과 어성초 10g, 율무 30g을 합쳐 달여 하루 3회에 나누어 마시면 아무리 심한 여드름도 낫는다고 한다.

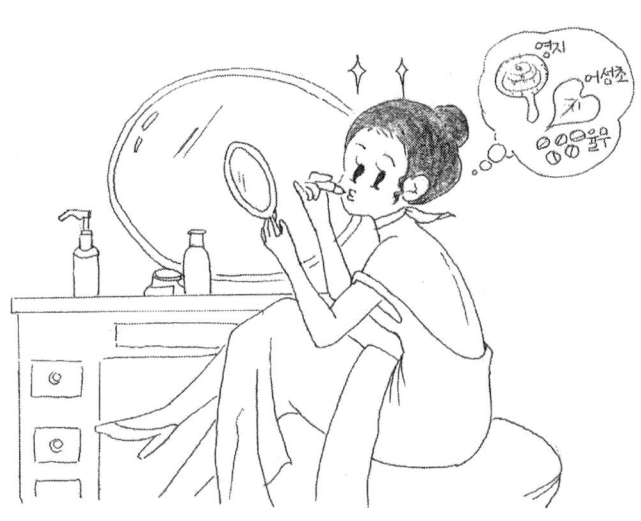

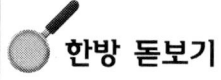
한방 돋보기

산수유술은 정력 비아그라

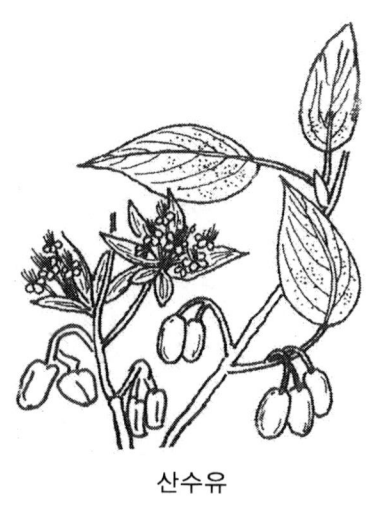
산수유

이른 봄에는 시골 마을 굴뚝 연기에 아른거리는 노란 산수유꽃이 예쁘고, 늦가을에는 불타는 노을에 어우러지는 빨간 산수유 열매가 예쁘다. 이처럼 산수유는 요리의 장식용으로도 쓰인다. 『동의보감』에 '산수유는 살찌게 하고, 원기를 도우며 정액을 보충한다. 그러나 씨는 정액이 저절로 빠져나가게 하므로 반드시 빼고 써야 한다.'고 했다.

그래서 산수유 고장 아가씨들은 입으로 씨를 뺐는데, 그러다 보니 위아래 앞니가 푹 파이면서 배고파 견딜 수 없어 한다고 한다. 그만큼 산수유는 식욕을 돋운다.

또한 산수유는 소변이 잦은 것을 다스리며, 허리와 무릎이 시큰시큰 아프며 맥이 없는 데도 좋다. 그리고 임포텐츠나 유정·몽정·조루 등에도 효과가 있으며 땀을 멈추게 하고 숨이 가쁜 것을 다스린다. 혈압 및 혈당강하작용, 항히스타민작용 및 항암작용도 있다.

산수유술을 담글 때는 붉은 보랏빛에 윤기나며 살이 두터운 산수유 열매를 물에 씻고 물기를 없앤 후 용기에 넣고 1.5배의 소주를 붓는다. 그리고 약효가 잘 우러나도록 매일 용기를 가볍게 흔들어 준다. 10여 일 지나면 여과하여 설탕을 넣고 1개월 더 두었다가 마신다.

  빨간 와인색의 산수유술은 1일 2~3회 20ml씩 식전 또는 식사 사이에 마시는데, 마실 때마다 사람의 마음을 포근하게 만드는 효과도 있다.

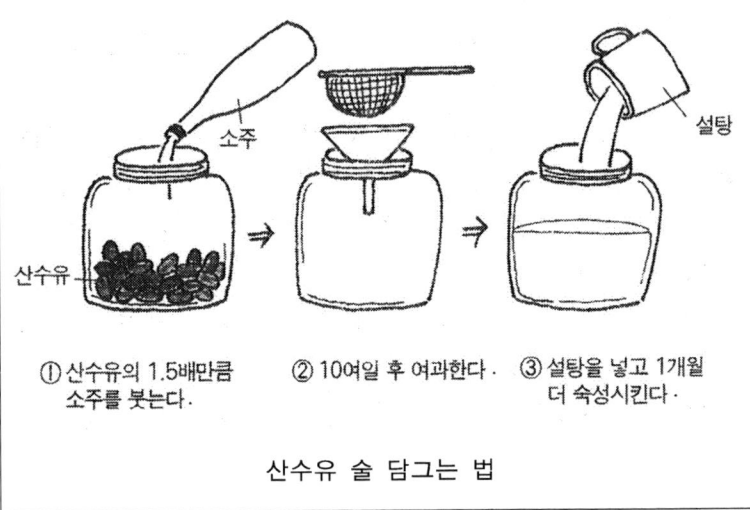

산수유 술 담그는 법

위(胃)에 대해서 알아두자

형상

① 위의 길이는 한자여섯치(一尺六寸)이며, 우곡굴신(紆曲屈伸) 한 길이가 두자여섯치(二尺六寸), 크기는 한자다섯치(一尺五寸)요, 경(徑), 즉 지름이 다섯치(오촌(五寸)로서 수곡(水穀)을 삼두오승(三斗五升)을 받을 수 있고, 유장(留藏)된 수(水), 즉 물이 일두오승(一斗五升)이다. ……영추(靈樞).

② 위의 무게, 즉 중량은 두근열넉냥(二斤十四兩)이다. …난경(難經)

③ 위는 시장과 같다 주에 일컫기를 '수곡(水穀)이 들어가는 곳에 오미(五味)가 같이 들어가니 시장(市長)과 같은 것이다.'라고 했다.…내경(內經)

④ 위를 태창이라고도 하며, 속칭하여 두(肚)라고도 한다. 수곡(水穀) 삼두오승(三斗五升)을 받는데 평인(平人)이 하루에 두 차례 대소변 하면 한 번은 이승반(二升半)으로 하루 오승(五升)을 배설하고, 칠일(七日)이면 삼두오승(三斗五升)의 수곡(水穀)이 배설되므로 칠 일(七日) 먹지 않으면 죽는 법이니 위중의 수곡(水穀), 진액이 절핍(絶乏)되기 때문이다.…의학입문

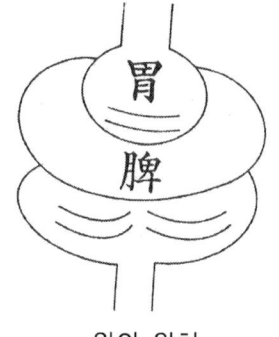

위의 위치

① 인문(咽門)으로부터 위에 도달하기까지 길이의 한자여섯치(一尺六寸)인데, 위가 심폐골과 제 즉, 배꼽의 중간으로 상하 각 네 치에 뻗혀 위치한다.

5. 정력증강(精力增强)에는 어성초(魚腥草) 날 잎

어성초를 정력 증강에 이용하면 주목할 만한 문헌이 최근에 입수 되어 여기에 소개한다. 이는 중국의 낡은 맹선(孟詵) 기록을 정면에서 전문가적 입장에서 부인하는 것이어서 흥미롭다.

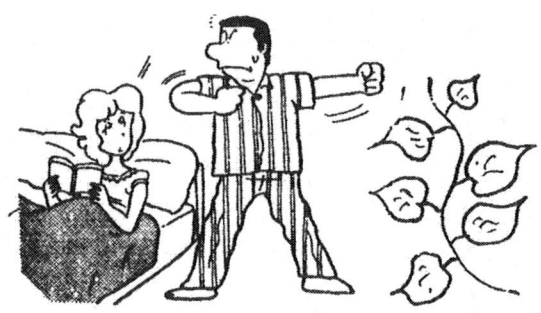

이 문헌은 일본에서 최근에 발간된 『미약』이라는 책이며 주로 양약제를 이용해서 남녀의 규방 생활에 활기를 불어넣으려는 목적으로 쓰여진 책이다.

그 내용 중 양약제의 강정 효과 및 흥분 작용의 좋고 나쁜가에 대해 필자가 직접 실험해 보지도 않았고 또 양약제에 관해 별로 흥미도 없어 왈가왈부하고 싶지는 않다.

민간비방 16

윤기나는 아름다운 머리카락을 원하십니까?

굴껍질을 진하게 달인 물에 밀가루를 풀어서 질펀한 물로 머리를 감으면 때도 잘 빠지고 머리털에서 윤기도 난다.

염색을 자주하여 머리털도 푸석푸석해진 데다 모공도 약해져 있고 피부 손상도 심해진 것을 모두 치유하여 주고 독성도 제거하여 주는 등 아주 좋은 방법이다.

그러나 거기 소개된 약제가 모두 당당히 일본 후생성 허가 제품인 바에야 무시만은 할 수도 없다.

그런데 필자가 주목하는 것은 이런 양약제 위주의 책에 특히 강정 요리라 해서 '어성초튀김'과 '어성초 채'를 든 점이다.

이 책을 지은 사람은 강정에 관한한 누구에게도 지지 않을 전문 지식과 해박한 경험방을 수집해 왔다고 보아도 틀림없을 것이다.

그런 제자가 특별히 강정 요리로 어성초를 들었다는 사실에 큰 의미를 부여하지 않을 수 없는 것이다.

그 책에 나온 내용을 그대로 옮겨 놓는다.

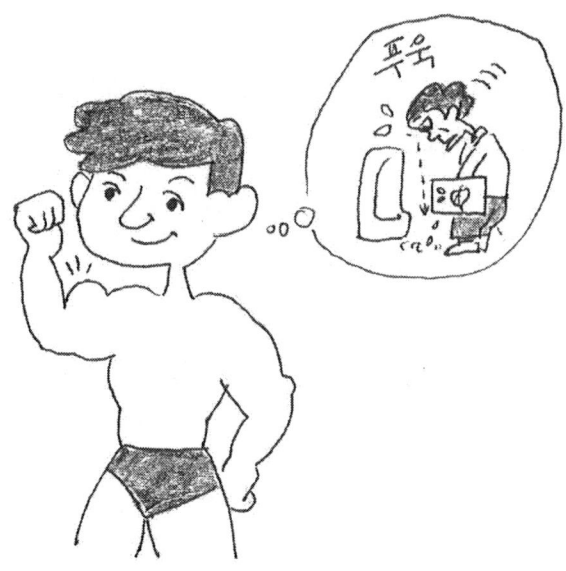

어성초튀김 : 어성초(일본 말로는 '도꾸다미')라고 듣기만 해도 아는 사람은 대개 눈살을 찌푸리는데 그것은 그 특유의 냄새 때문

이다. 그러나 약효 면에서 보면 실로 수없이 많은 효과가 있다. 물론 정력 증강에도 유효하다.

'하이킹' 등을 갔을 때 채취해서 재배하고 싶은 것이다.

※ (한국에는 울릉도, 가덕도에 자생한다.) 또 재배자에게서 분양받아도 좋을 것이다.

이 어성초의 잎으로 튀김을 하면 그 고약한 냄새가 없다. 날 잎을 물로 살짝 씻은 다음 보통 튀김하는 요령으로 튀기면 냄새가 없어지므로 저항감 없이 먹을 수 있다.

분량은 하루에 2, 3개(날 잎) 정도가 적당하며 문제는 끈기 있게 먹어야하는 것. 중년 이상의 정력회복에는 특히 절호의 튀김이다.

※ 술안주를 하면 아주 좋을 것이다.

어성초 잎 채친 것 : 정력증강 때문이라면 냄새쯤은 가리지 않는 사람에 권하고 싶은 것이 어성초 잎을 날로 가늘게 채를 쳐 먹는 것이다.

물로 깨끗이 씻은 날 어성초 잎을 아주 가늘게 채를 쳐 간장으로 간을 맞추어 먹는다.

이 어성초의 날 잎을 채친 것은 정력 증강만이 아니라 당뇨의 체질 개선에도 효과가 있다고 하며, 또 고혈압으로 조금만 운동해도 숨이 차고 가슴이 답답한 사람에게 효과가 있다고 한다.

민간비방 17

백발이 흑발이 되게 하는 법

생석류 껍질을 찧어 즙을 내 환부에 문질러 발라주기를 2~3회 해주면 된다. 또는 백발을 뽑은 후 백밀을 즉시 발라주면 검은 머리카락이 나온다.

그러나 튀김과 마찬가지로 하루에 어성초 잎 2, 3개 정도가 적당하다고 하며 한 번에 많이 먹는 것은 바람직하지 못하다.

어떤 명약도 알맞게 먹어야 좋다고 과용하면 몸에 나쁜 것은 삼척 동자도 아는 이치이다. 그런데 어성초에 대한 맹선(孟詵)의 주장은 어성초가 채소로 이용되는 정도이니 그것을 한꺼번에 너무 많이 먹지 말라는 뜻으로 이해해야 한다.

상세한 설명도 없이 써놓은 한 사람의 무책임한 주장 때문에 창조주께서 우리에게 내린 좋은 약용 식물의 유용성을 잘못 알아 이용 못하고 썩혀버린다면 이 또한 큰 잘못이 아닐까 한다.

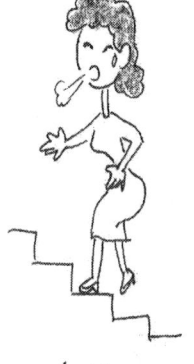
숨이찬다

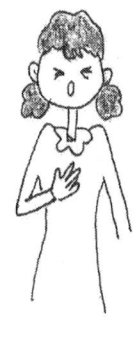
가슴이 답답하다

어성초에 관해 부작용 운운하는 것은 과용 때문이라 할 수 있다. 마늘은 일상 조미료이며 건강에 좋다고 하지만 이것도 과용하면 눈을 상하게 하는 등 부작용이 있다고 하지 않는가. 이 책의 분량대로 어성초를 쓰는 경우 틀림없이 경이적인 효과를 볼 것이다.

※ 이상을 종합해 보면 어성초 날잎 2, 3장을 매일 먹으면 반드시 정력 증강뿐만 아니라 고혈압 · 당뇨병에도 좋다는 것이다.
어성초로 정력이 좋아진 실례를 필자가 똑똑히 보았다.
※ 여성 불감증에 좋은 것같다. 필자가 직접 겪은 일인데 3년 전 신장 · 심장이 아울러 좋지 못해 조금만 활동해도 얼굴과 발이 통통 붓는 어떤 비대한 중년 부인에 부기를 내리게 하기 위해 어성초의 복용을 권했더니 그 후 그분은 상당한 기간 충실히 복용해 부기도 내리고 몸도 날씬

해졌으며 살결도 한결 고와져 전에 없이 여성미가 뚜렷해졌다.

그녀가 고백한 바 "전에는 부부 잠자리가 지겨웠으나 이제는 남편의 귀가가늦어지거나 하면 몹시 신경질이 날 정도입니다. 이러다가는 꼭 바람날 것만 같다"고 했다. 그 후 그 여인에 관해 좋지 않은 풍문이 나

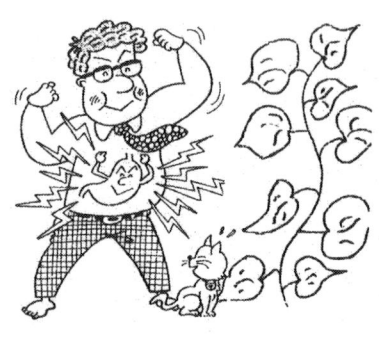

돌아 알아 보았더니 사실과 달랐지만 어성초로 불감증이 해소된 여파인 것으로 짐작된다. 아니 적극적 '스태미너'가 솟아난 탓이리라. 그렇지 않고 신장과 심장이 나빠 전에는 불감증 비슷해져 남성을 달가와하지 않았는데 그 병이 나으니 갑자기 천성으로 되돌아갔는지 모를 일이다. 어떻든 어성초로 정력이 약해졌다는 이야기는 들어본 적이 없다.

민간비방 18

간경변 완치법

간경변의 원인은 두 가지로 대별된다.
1. 알콜에 의한 지방간 증세가 지나치면 간경변으로 발전되는 것이다.
2. 선천적으로 타고난 간장의 생리적 기능이 이 질병에 걸릴 소질, 즉 바이러스에 의한 간세포의 내병성 취약에 의한 파괴 또는 괴사증세가 쉽게 이뤄진다는 것이다.

치료 - 구연산을 1회 5g을 물(맥주컵 반 컵)에 타서 녹여 하루에 5회씩 정성껏 마시고 동물성 식품이나 알콜과는 담을 쌓고 식물성 단백질 등으로 영양을 보충한다. 좀 심한 증상이라도 6~12개월이면 거의 치료된다.

※ 구할 수 있다면 효소(酵素)를 구하여 구연산을 효소에 타서 먹는다면 효과는 배가 될 것이다.

6. 어성초(魚腥草)와 영지(靈芝)의 합방(合方) 연구

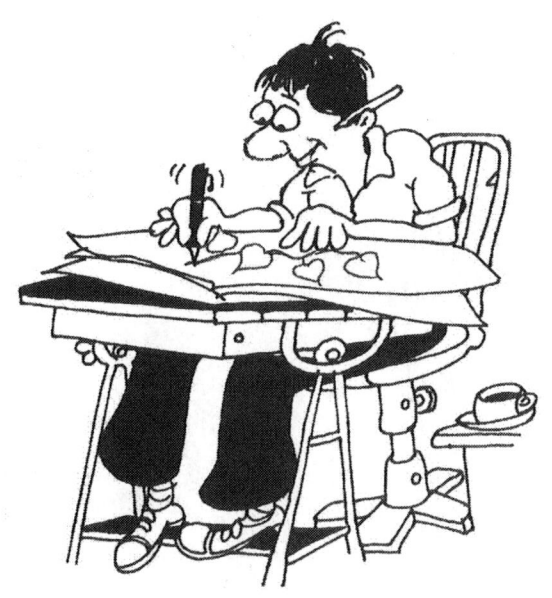

　지금까지의 많은 영지 관계 문헌을 살펴보면 영지는 단방을 원칙으로 하는 듯 복방(複方)에 관한 기록이 별로 없었다.
　감초와의 합방은 『중국비방전서』에 만성간염에 듣는다고 나와 있으며, 일부 약사가 즐겨 쓰는 처방이기도 하다.
　그 밖에 일본의 어느 영지책에 사군자탕(四君子湯)과 사역탕(四逆湯)과 영지를 합방해서 좋았다는 기록이 나와 있다.

※ 四君子湯 : 인삼, 백출, 백봉령 5g, 감초3g
　 四逆湯 : 감초(炙), 건강(순), 생부자(半枚)
　　　　　　12g　　　10g

그것도 책의 저자의 주장이 아니라 남의 얘기하듯 하고 있으며, 또 영지와 비슷한 목질(木質) 버섯 여러 가지와 합쳐 써 보니 좋았다는 이야기도 나와 있다.

책의 저자가 직접 어떤 약재와 합쳐서 좋다고 주장하는 예는 거의 없었다. 오히려 어떤 학자는 딴 약재와 영지의 합방은 영지

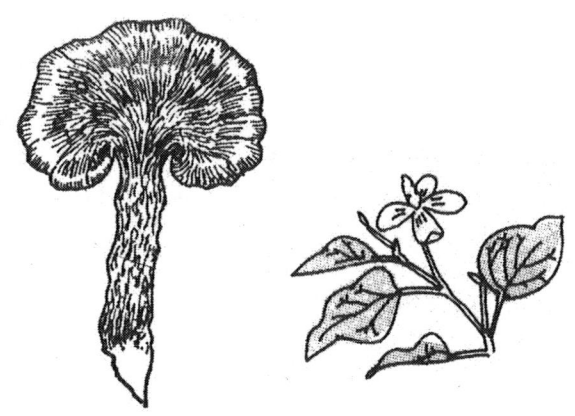

영지와 어성초

의 약효를 손상시킨다 라고 극언을 서슴치 않고 있다.

그런데 『영지건강법』과 『元氣の素 '靈芝'』라는 두 권의 책은 저자가 다름에도 불구하고 영지와 어성초와의 합방 이용을 권장 또는 허용하고 있어 주목할 만하다.

특히 아주 고질화된 여드름에 영지 3g, 어성초10g, 율무 30g을 끓여 복용하게 되면 특효하다고 되어 있다.

※ 어성초를 영지와 합방해 쓰면 영지의 약효가 없어진다는 주장은 근거 없는 것으로 여겨진다.

또 원래 영지책에는 '영지만 장복해도 미용에 좋고 영지를 이용

한 미용액도 나올 정도인데 어성초와 합방을 한 것을 보면, 합방하는 편이 효과가 높으니 그렇게 했을 것이다.

영지의 보허작용(步虛作用)과 어성초의 해독작용(解毒作用)이 잘 결합하면 아주 이상적인 건강식품이 개발될 것으로 보인다.

영지가 아무리 좋아도 임질, 매독, 요도염, 축농증 등 독성, 화농성 질환에는 속효를 보기 힘들 것으로 추정되므로 어성초의 후원을 받으면 보다 이상적인 결과를 얻을 것이고 또 체력보강 작용은 영지가 맡는 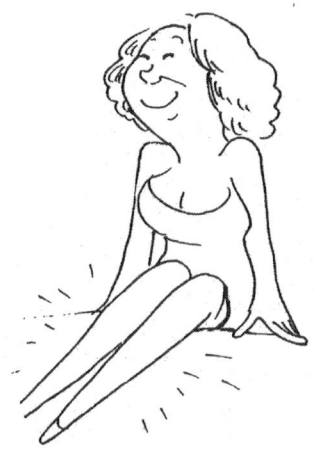 다면 이 또한 이상적인 결과나 성과를 얻을 수 있지 않을까 생각한다.

대장(大腸)에 대해서 알아두자

형상

① 대장을 일명 회장 또는 광장이라 하는데 장(長), 즉 길이가 이장일척(二長一尺), 광(廣), 즉 넓이가 여덟 치이고, 경(徑), 즉 지름이 두치오푼이며, 중량이 두근 열두냥이요, 우측으로 돌아서 십육곡(十六曲)을 첩적(疊積)하고, 곡(穀)과 위(胃)가 합(合)하여 수곡(水穀) 여덟말 일곱되 여섯홉 하고 팔분(八分)의 일홉(一合)을 남는다.

위치

① 대장이 뒤로 척(脊)에 붙어서 소장(小腸)의 조박(糟粕), 즉 찌꺼기를 받고, 제(臍)로부터 우측으로 돌아서 상하로 첩적(疊積)하고, 하구(下口) 열어서 항문에 연(連)하여 있다.…

② 천추의 두 혈은 대장의 막(膜)이니 제방(臍傍)의 각 세치(各三寸)에 있고, 배, 즉 등에 있어서는 대장유가 척(脊)의 십육추하(十六椎下)의 양방에 있으니 이것이 대장(大腸)의 부위이다.

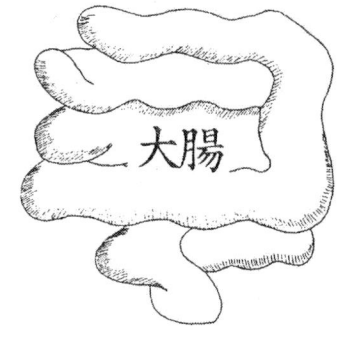

대장의 위치

소장(小腸)에 대해서 알아두자

형상

소장의 장(長), 즉, 길이는 삼장일척(三長一尺)이요, 광(廣), 즉 넓이는 두치반이며, 경(徑), 즉 지름은 팔분반이 조금 모자라고, 중량, 즉 무게가 두 근 열넉 량이다. 배꼽의 근처에서 왼쪽으로 돌아서 십육곡(十六曲)으로 첩적(疊積)되어 있으며, 곡(穀)을 두 말녀되, 수(水), 물을 여섯되세홉반을 담는다.

위치

① 소장이 뒤로 척추에 붙고 제(臍), 즉 배꼽에 당(當)하여, 좌우로 둘려서 나뭇잎처럼 첩적(疊積)하여 내려간다.…영추

② 위의 하구가 소장의 상구인데 유문이라 하고, 배꼽 상부한 치되는 곳에 있는 수분혈이 즉 소장의 하구이다. …의학입문

③ 관원혈이 배꼽 밑, 즉 제하(臍下)의 세 치에 있으니 소장의 막(膜)이며 배, 즉 등에서는 소장유가 척(脊)의 십팔추 (十八錐) 바로 직하(直下)의 양방에 있으니 이것이 소장의 부위이다…동인

기능

소장은 수곡(水穀)을 화(化)하여서 청탁을 구별하는 일을 주관한다.

소문(素問)의 영란비전론에… '소장은 수곡을 받아 들이는 기관으로서 소화를 영위하는 곳이다.'

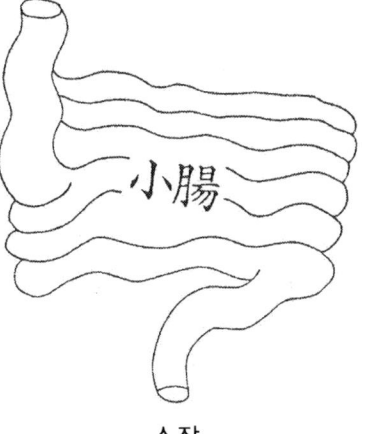

소장

7. 어성초(魚腥草)를 이용한 임상예(臨床例)

· 어성초 길경으로 폐렴(肺炎)을 28례를 치료한 예

「中華內科雜誌」(1963.11권 3기) 게재.

보고된 28례 중 25차례 완치. 음영(陰影)은 먹기 시작한 지 5~22일 내에 흡수(평균 9.4일), 백세포가 정상으로 회복되는 데 평균 3.9일이 걸렸음. 무효 3례. 100% 어성초 '시럽'은 금황색 포도상 구균을 억제하는 작용이 있으며, 어성초·길경(도라지)을 합쳐 만든 약제는 '만성 기관지염' 및 '금황색 포도구균성 폐렴' 등의 가래를 삭게 하고 해독의 효과가 있다.

처방 : 어성초 30g, 길경(도라지) 15g를 합쳐 물로 달여 200cc가 되면 한 번에 30cc씩 매일 3, 4차례 마신다.

※ 모두 말린 약재를 쓴다.

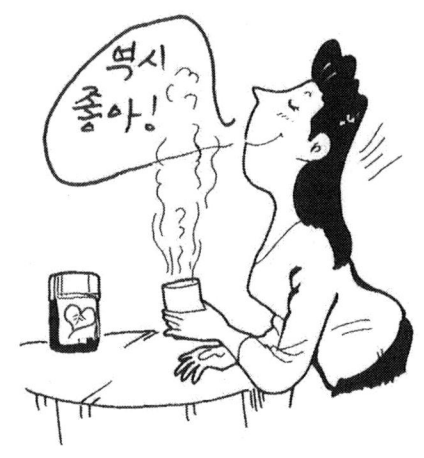

• 어성초 · 길경으로 농흉(膿胸)을 고친 예

「新醫學」誌, 1971년 제 4기, 37. 발표.

두 살짜리 여자 애기가 농흉으로 몇 달째 앓아 여러 약제를 썼어도 효과가 없어, 어성초·길경(도라지)으로 치료하기 시작했다. 한 번에 10g씩 하루 2, 3회 먹였더니 15일 지나서 기침이 줄고 누관에서 흘러나오던 농액이 멎었다. 2개월 후에는 증상이 완전히 사라짐. 그 후에도 몇 달 더 복용했다. 몇 달 지나서 재차 검사한 바 재발이 없었음.

건강 상태 매우 양호

처방 : 어성초 37.5g~75g, 길경 3.75g~10g을 바짝 말려 가루로 해서 하루 분으로 잡아 2~3차에 나누어 먹임, 어린이는 적당히 가감해서 씀.

• 어성초로 만성 신장염을 치료한 예

「新醫藥學雜誌」1973, 제 7기, 12에. 발표.

만성 신장염에 걸린 성년 남자에게 각종 현대 의학적 방법을 동원해 치료했어도 효과를 못 보아, 이번에는 어성초를 매일 75g씩 달여 마시게 했더니 11일 만에 몸의 부기가 서서히 줄어들기 시작하여 29일 만에 부기가 완전히 사라졌다. 그 후 3개월을 계속 복용한 다음 검사를 해보았더니 거의 정상화되었다. 그 후에도 계속 복용하여 6개월이 지난 후 검사했더니 증상이 완전 정상화. 3년이 지난 후에도 재발이 없었다.

※ 복수(腹水)에도 좋다.

신장에 대해서 알아두자

신장(腎臟)

형상

① 신장이 둘이 있는데, 그 형상은 홍두(紅豆)가 서로 마주보며 어울린 것 같고, 척골(脊骨)의 근에 붙어 있는데, 기름덩어리에 싸여 있고 장정(藏精)을 위주한다.

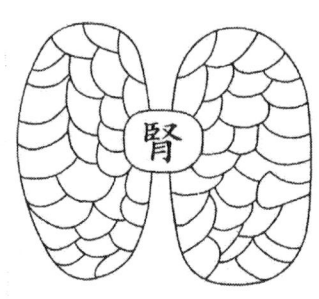

② 신은 두 개인데, 무게 즉 중량이 각각 아홉 량으로 합하면 한 근두냥이니, 좌신은 수(水)에 속하고, 우신은 화(火)에 속하며, 남(男)은 좌신(左腎)을 위주(爲主)하고, 여(女)는 우신(右腎)을 위주하는 것이다.

신의 형상이 홍두가 서로 마주보며 어울린 것 같고, 환곡(環曲)하여 척골(脊骨)의 막중(膜中)에 붙어 있고, 속은 희고 겉은 자색이다. 양신의 이계(二系)상호 통해서 아래로 행하고, 위로 심계와 통해서 합일되어 이른바 '감북이남(坎北離南), 수화상감(水火想感)'이라는 것이다.···의학입문

위치

① 신이 제, 즉 배꼽과 서로 대항하며 허리와 응하니 허리는 즉 신의 외후(外候)이다. 신이 열녀처럼 전면에 나타나지 않고, 후궁에 있으면서 이매(二枚)로 되어 있다.···의방류취

② 경문의 두 혈은 신의 막이니 허리에 붙어서 척계(脊季)와

늑하(肋下)의 한치팔푼에 있고, 척(脊)의 십사추 밑에서 체, 즉 배꼽과 상대해 있다. 이것이 신의 부위이다.····동인

③ 명문의 계(系)는 즉 심포락이니 그 경맥은 수궐음이요, 그부는 삼초요, 그 부위는 심하와 횡격막의 위에 있으며, 격막의 밑에 세로 비껴서 횡막과 함께 서로 붙어 있고, 그곳에 황지, 즉 노란 기름덩이가 여러 겹으로 싸고 있는 것이니 심장이다. 그 황지 밖에는 가느다란 근막이 실오라기와 같이 심폐와 서로 연하여 포락이 된다.····의학입문

④ 신(腎)은 둘이 있다.

양신중(兩腎中)에서 좌(左)는 신(腎)이고, 우(右)는 명문(命門)이다. 명문이란 것은 정신과 원기가 들어 있으며 신이 아니다. 남자(男子)는 정(精)을 간직하고, 여자(女子)는 포(胞), 즉 자궁이 달려 있는 것으로 미루어 보아서 신이 하나라는 것이 증명(證明)된다··· 난경

⑤ 명문은 정장(正臟)이 아니며, 삼초(三焦)는 정부(正腑)가 아니다.····의학입문

• 합성 어성초(合成魚腥草) '엑기스'로 만성 기관지염(慢性氣管支炎)의 치료 및 면역력 실험(免役力實驗) 결과

上海第二醫學院 부속 第三 醫院氣管炎防治組 실시. 「新醫葯學雜誌」 1973年 第 7 期25~27 게재.

모두 190례 그 중 甲조(組)100례에는 합성 어성초 '엑기스' 주사를 근육에 놓아 유효율 78%, 을조 90%례는 합성 어성초 '엑기스'를 입으로 먹여서 유효율 76.7%의 성과를 올림.

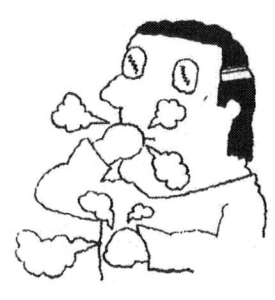

이것은 합성 어성초 '엑기스'가 만성 기관지염에 일정한 치료 효과가 있다는 것을 나타내 주는 것이다. 특히 장기간 항생제 등을 사용해서 무효했던 '케이스'가 이 합성 어성초 '엑기스'로 상당한 효과를 거두었다.

합성 어성초 엑기스(合成魚腥草素)의 실험으로 얻은 바는 세균을 억제하는 것 이외에 백세포의 식균 능력을 길러 주는 등 면역력을 강화하는 힘이 있다는 것이 밝혀졌다.

치료방법 : 갑조(甲組)에는 매일 합성어성초 '엑기스' 근육 주사 2회, 1회에 4cc, 1cc, 마다 약물 2cc함유, 10일을 1치료 기간으로 정함. 을조(乙組)에는 매일 30밀리그램짜리 약편 3개씩을 3회 복용, 즉 하루 270밀리그램 복용. 10일 1치료 기간으로 함.

※ 이 임상례 이외에도 많이 있을 것으로 사료됨.

중국에서는 벌써 주사약 그것도 천연이 아니라 합성해서까지 어성초의 성분을 이용하고 있으니 우리도 연구하면 참으로 명약이 개발될 것으로 믿는다.

☞ 알아두면 좋아요
식품별 열량

커피 1잔	0~5kcal	샌드위치	400kcal
콜라 1잔	70kcal	닭튀김 1조각	480kcal
우유 1잔	110kcal	비빔밥	450kcal
오렌지주스 1잔	80kcal	볶음밥	600kcal
요구르트	45kcal	카레라이스	550kcalkcal
감자튀김	210kcal	김밥 1줄	300kcal
아이스크림	170kcal	생선구이정식	350kcal
애플파이	240kcal	라면	545kcal
케이크 1조각	235kcal	오므라이스	680kcal
도너츠 1개	200kcal	돼지고기커릿	450kcal
비스킷	200kcal	피자 1조각(R)	850kcal
파운드케이크 1조각	140kcal	된장찌개백반	550kcal
햄버거	280kcal		

8. 어성초 이용 앞으로의 전망

　현재는 물론 앞으로의 건강 문제는 공해 독을 어떻게 체내에서 발붙이지 못하게 씻어내느냐 하는 것과 깊은 관련이 있다고 본다.
　발암 물질이나 방사능 오염도 공해 독의 하나로 쳐야 한다.
　물론 몸속에 독으로 작용하는 물질은 공해 독만은 아니다. 자가중독이라고 일컫는 독도 있다. 먹은 것 자체가 독이 아니고 몸속의 환경으로 해서 생기는 독을 의미한다.

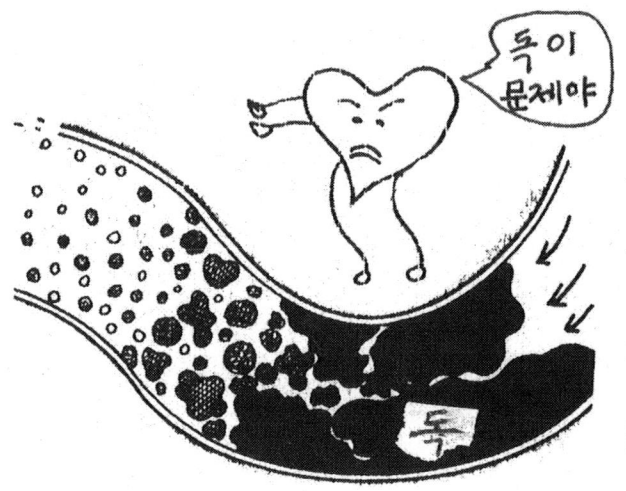

　최근 육식의 과대 섭취로 자가 중독의 폐해는 날로 늘어만 간다.
　먹은 것이 소화되어 흡수되고 나머지는 몸 밖으로 깨끗이 내보내져야 하는데 그것이 창자에 오래 남아 있거나 그 일부가 장벽에 조금씩 붙어서 숙변을 형성하면 산성 독이 생겨 피를 혼탁하게 하는 등 많은 질병의 원인이 되며 단명으로 이어진다.
　이런 경우 채식이나 미정백된 곡식을 주로 먹고 있으면 장에 남는 숙변도 많지 않고 남아 있는 찌꺼기의 부패 독도 고기 썩은 것만큼은 심하지 않다.

고기를 먹어도 동시에 채소와 미정백된 곡식을 많이 먹으면 배변이 촉진되는데, 현대 문명 사회에 접어들면서 거의 광신적으로 육류 섭취를 선호하게 되어 이것을 기대할 수 없다.

결과적으로 암을 위시한 수많은 성인병을 초래하여, 근래에는 나이가 좀 들었다 하면 성인병 '노이로제'에 걸릴 지경이다.

병을 고친다는 사람들은 이 점에 유의하여 체내의 독소 제거에

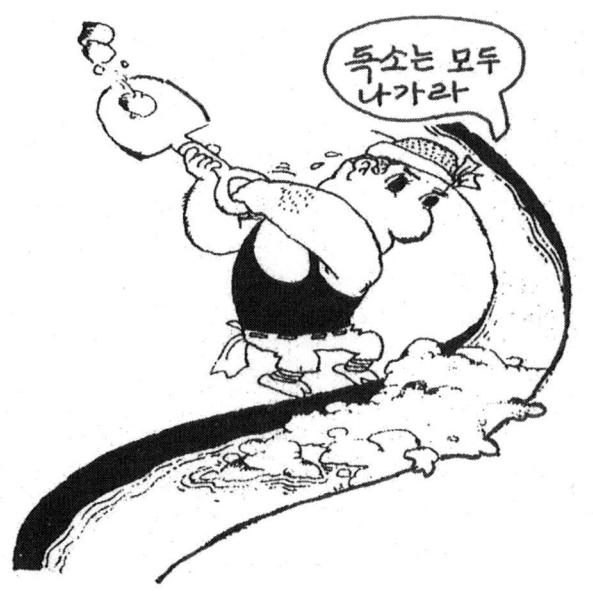

전력을 기울인 다음, 병명에 따른 치료제나 보제를 써야 환자를 건강케 할 수 있다고 믿는다.

그러므로 특히 한방의 경우 옛날의 공해 독이나 자가 중독이 적은 상태 아래의 환자를 다루었던 고방에만 얽매이지 말고 연구하여 몸에 쌓인 독부터 배설시키는 방법에 치중해야 할 것으로 안다.

물론 양방의 경우도 그렇다. 어떤 병명에 어떤 치료제가 어떻게 생화학 반응을 일으키는가에 대해서만 치중하지 말고 성인병인 경우 우선 체내의 독소 배제에 일차적인 관심을 가져야 할 것으로 안다.

이상의 의미에서 이 책이 소개한 어성초의 해독 소제독 작용을 경험에만 맡기지 말고 좀더 과학적으로 연구해서 산업사회의 명약을 개발하기 바란다. 그리고 일반인들은 집에 두서너 개의 화분 또는 좀더 열의가 있으면 사과상자 몇 상자 분만이라도 이 어성초를 재배해서 이용하기 바란다.

그렇게 함으로써 수많은 경험적 사례가 갖가지 형태로 쏟아져 나와 이것이 전문 연구가에 의해 집대성되고 체계화될 때 참으로 우리 민족 고유의 약, 나가서는 인류에 공헌하는 약도 개발될 것으로 믿는다.

최근의 연구로 어성초는 끓이든, 가루로 하든, 주사약으로 하든 간장 출혈을 막아 주는 효과가 있음이 발견되었다고 한다.(※ 뇌출혈 예방도 한다고 한다.)

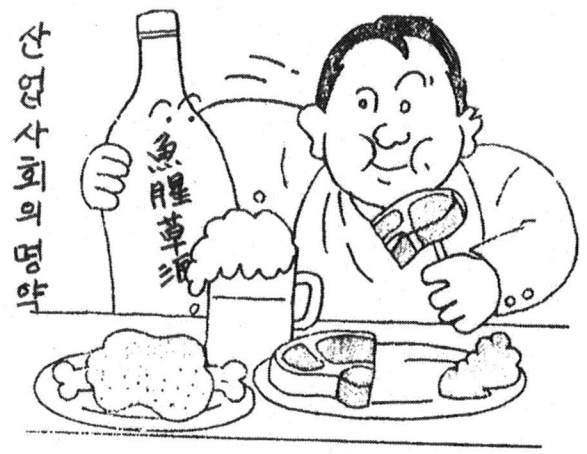

또 항암·치암에도 도움이 크다고 한다.

또 무서운 협심증 발작을 순시에 멈춘다는 임상예도 나와 있다. 그러니 가정에 몇 포기의 어성초 화분을 갖는다는 것은 큰 의의가 있을 것으로 안다.

임질·요도염·매독 등 성병을 항생제만으로 다루는 경우 병균은 조직 속 깊숙이 숨어들어 있다가 피로하거나 또 그 밖의 저항력이 약해졌을 때는 광적으로 나타난다.

어성초가 예부터 중국·일본을 안 가리고 이런 병의 명약으로 이용되어 온 것은, 병균을 몸속에서 깨끗이 몸 밖으로 씻어내버리는 작용 때문일 것으로 안다.

병균이나 독소 또는 발암 물질을 몸속에 숨겨 둘 필요가 없지 않은가. 씻어내면 되는 것이 아닌가.

어성초의 재배·이용을 권하는 바이다.

다음으로 어성초의 뛰어난 해독 작용(선천적이든 후천적이든 또 자가 중독이든 음독한 것이든 일체의 독을 지우고 배설하는 작용)과 건강 증진 작용을 우리가 일상적으로 이용하는 방안 몇 가지를 제시하고자 한다.

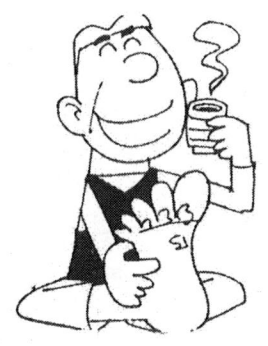

(1) 국산 건강차 개발

일본에서는 어성초를 이용한 장명차(長命茶)라는 것이 개발되어 식욕 증진, 체질 개선 등에 크게 인기를 끌고 있다는 것이다. 또 수많은 사람들이 건강 관리를 위해 일상으로 어성초차를 마시고 있다고 한다.

필자도 시골에 내려가 살면서 어성초를 300평 정도에 심어 놓고 여름부터 가을까지 생잎을 따서 매일 4장씩 김에 깔고 죽염과 참기름을 쳐서 싸먹기를 빠뜨리지 않았다. 가끔 삼겹살을 먹을 때는 상추 위에 어성초 잎을 놓고 삼겹살을 싸먹는데 돼지고기 특유의 노린내도 안 나고 느끼한 맛도 감해 주어 아주 맛있는 삼겹살을 먹게 된다.

또 9월쯤은 꽃핀 어성초를 채취해서 그늘에서 말려 보관해 놓고 보리차 끓일 때마다 한 줌씩 넣어 같이 끓여 먹고 있다. 그래서 지금은 필자의 가족 친지들은 보리차를 끓일 때는 으레 마른 어성초는 당연히 함께 넣는 것이 되었다. 덕분 모두가 건강상태가 아주 좋아져서 감기 한 번 걸리지 않고 잘 지내고 있다.

친구도 삼겹살을 먹을 때는 어성초 없이는 고기가 맛이 없어서 못 먹겠다고 할 정도가 되었다. 독자들께서도 화분에 어성초를

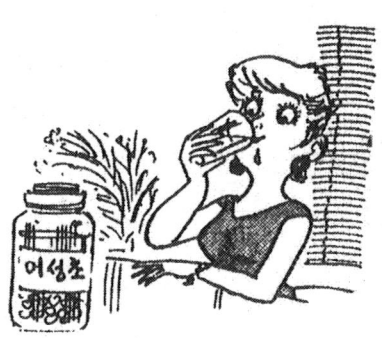

심어놓고 삼겹살 먹을 때 같이 싸 먹어 보시라. 고기 맛도 좋고 느끼한 맛이 없어져 어성초 없이 먹을 때보다 삼겹살을 아마 두 배는 더 먹게 될 것이다.

이렇게 어성초는 약용으로 뿐만 아니라 기호식품으로도 아주 유용한 식물이라 할 수 있다.

어성초의 이뇨, 항균, 항병독, 조직 재생, 혈관 강화 등의 재작용이 강하면 강할수록 얼마나 다행한 일인가. 화학제도 아닌 가냘픈 풀에 있는 이런 작용이 현대사회를 살아가는 우리에게는 참으로 하늘의 은총이 아닐 수 없는 것이다.

약용으로는 대개 10~20g를 쓰지만 일반 차나 건강용 음료로 쓰는 2g, 3g을 하루 분으로 해서 많은 물로 달여 마시거나 또 진하게 달여 원액으로 보관해 두고 조금씩 희석해서 차로 마시면 얼마나 좋은가 말이다. 강하면 희석하는 방법이 있는데 무엇 때문에 약처럼 진하게 달여 먹는 방법을 고집하여 훌륭한 국산 천연차에 찬물을 끼얹느냐는 말이다.

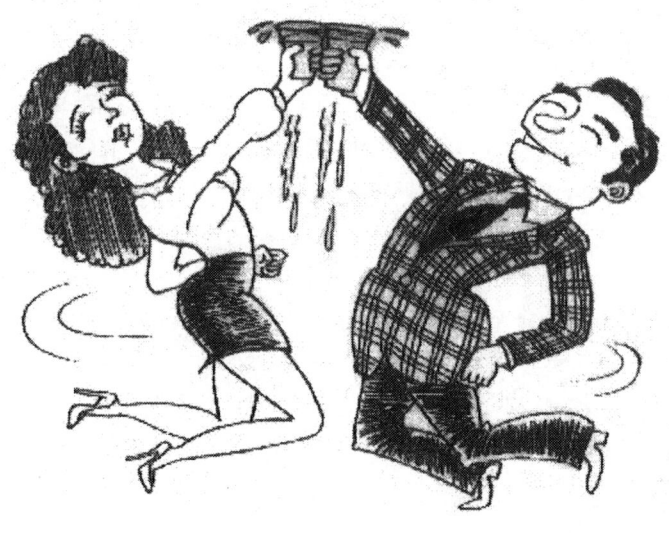

어성초는 이뇨작용과 항균력이 나무 강해서 일상의 차로 쓰기는 곤란할 것이라 말하는 사람들의 생각에 나는 찬성할 수가 없다.
또 먹어서 독이 되느냐 해가 되느냐 하는 것은 이미 동물실험으로 인삼보다도 독성이 적다는 것이 밝혀져 있다.

※ 『중약대사전』의 인삼정과 어성초정의 독성실험 기록 참조

『중약대사전』을 보면 인삼을 동물 몸무게 600g을 기준으로 16.5mg을 주사하면 치사량이 되고 어성초소를 동물 몸무게 600g 기준으로 60mg이상 주사해야 치사량이 된다고 하니 어성초소는 인삼보다 그 독성이 약 4 분의 1밖에 안 되는 셈이다

이 경우 어성초소 즉 '데카노일아세트알데히드'라는 성분은 어성초 전초의 0.0049% 미만이 함유되어 있으므로 사실 어성초 자체의 독성은 인삼보다도 월등히 적은 것으로 된다. 물론 이 책의 인삼은 중국산이고 어성초도 중국산이다.

어떻든 여러 가지 인삼차가 애용되고 권장되는 현상을 생각해서라도 어성초차의 개발도 바람직한 것이다. 혹시 일상으로 마셔서 인체에 해가 되지 않을까 해서 어성초차를 애용 또는 개발하는 것을 꺼린다는 것은 절대로 있을 수 없는 것이다.

차는 또한 건강면도 중요하지만 그 맛과 향기 등 기호성도 중요한 것이다. 몸에 아무리 좋아도 맛이 없거나 먹기 역하면 차로서의 기능을 발휘 못할 것이다. 이점에서도 어성초차는 딴 어떤 차에 뒤지지 않을 기호성을 지니고 있다고 확신하는 바이다.

(2) 건강 '드링크', 어성초주(魚腥草酒)의 개발

나는 질 좋은 생수에 어성초 달인 물을 약간 섞고 그 밖의 유효물질을 재배하여 좋은 건강 '드링크'제를 만들 수 있다고 생각한

다. 이뇨·항균·항병독의 작용이 뛰어나고 진통, 지해작용, 혈관 확장 작용도 있는 어성초를 건강 '드링크제'로 개발한다면 맛도 특이할 뿐만 아니라 건강 보조에 큰 기여를 할 것으로 안다.

그 다음 건강주로서의 어성초 이용인데 앞서도 설명했지만 일본서는 '닥터 와인'이라는 어성초 양조주 및 재제주(再製酒)가 개발되어 큰 인기라고 한다. 특히 양조주로서의 '닥터 와인'은 이미 주조 회사에서 본격적으로 생산하여 전국에 공급하고 있다고 한다. 매실주 이상의 기대를 갖는다고 한다.

우리도 우리 나름의 양조 기술이 뛰어나니 일본보다 더 우수한 어성초주를 개발하여 건강에도 기여하고 수출도 꾀할 수 있지 않을까 한다.

(3) 보리차 같은 일용 음수(日用飮水)로 어성초의 이용

생수를 못 마시고 수돗물에 의존하는 처지인데도 또 그것을 끓여 마시는 우리는 창조주께서 주신 천수 즉 자연수와의 인연이 끝나고 가공수(끓인 물)만을 마시게 되었다. 물을 끓이면 물의 고유 분자의 형태가 일그러지고 또 물에 함유된 산소도 많이 사라지고 그 밖의 음(-) '이온'도 없어져 말하자면 사수(死水)로 되는 것이다.

보리차 역시 끓인 물임에는 틀림없으니 물로서는 사수다. 세균, 병독 그 밖의 유해물질 때문에 생수를 못 마신다면, 이런 유해 요소를 제거할 수 있는 어성초 끓인 물을 약간만 생수에 섞어 마시면 '끓인 보리차'마시는 것보다 여러 면에서 건강에 좋을 것으로 믿는다. 맛도 보리차보다 못하지 않을 것이다.

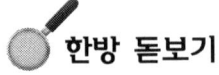 한방 돋보기

갖가지 두통 치료에 민간약 어성초

두통에는 어떤 민간약이 좋을까? 다음과 같이 증상에 따라 열거한 방법들 가운데 선택하여 두통을 해결해 보길 바란다.

국화는 두통에 좋고, 머리와 눈의 열을 내리며 혈압강하 작용까지 한다. 칡뿌리는 숙취 두통, 감기 두통, 특히 눈이 빠질 것처럼 아프고 열이 있을 때 좋다. 메밀은 열성 두통에 효과가 있고, 베개에 넣어 베면 고혈압 두통에 좋다.

만형자는 머리가 아프면서 눈이 충혈되고 눈물이 나며 귀울림이 있을 때 좋고, 백지는 머리가 아프면서 두피가 가렵고 어지러운 경우에 좋으므로 만형자 12g, 어성초12g을 끓여 마신다.

담궐 두통은 눈뿌리부터 정수리까지 아프고 어지러워 참을 수

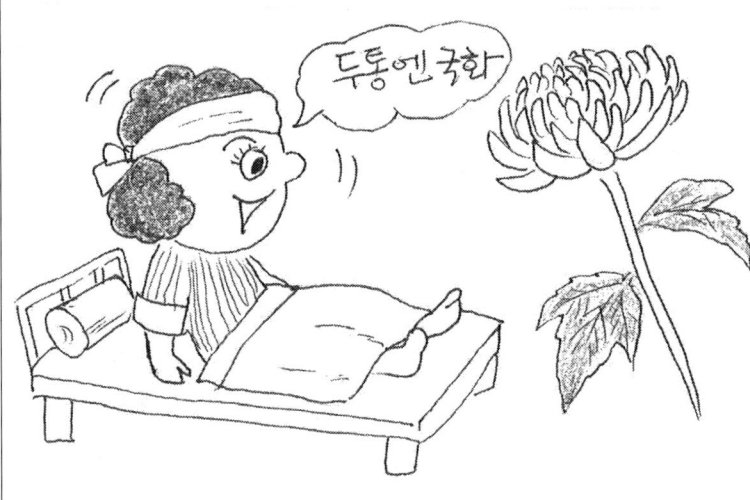

없으며, 온몸이 무겁고 손발이 냉해지며 메스껍다. 이때에는 귤껍질 20g, 어성초 10g을 끓여 마신다.

편두통으로 통증이 심하고 메스꺼우며 토하는 데는 청상견통탕을 쓴다. 이 처방은 황금6g, 창출, 강활, 독활, 방풍, 천궁, 당귀, 백지, 맥문동 각 4g, 어성초 6g, 만형자, 감국 각2g, 세신 감초 각 1.2g, 생강 3쪽으로 구성된다.

음허 두통은 어지럼증·눈의 피로·머리 무거움·입 마름·콧속 마름·번열감뿐 아니라 변비·소변 농축·요통·하지 무력증·손발 화끈거림 등의 증상도 나타난다. 이것은 자위를 많이 했거나 성욕을 무리하게 발산했거나 노화가 심할 때 많다. 이럴 경우에는 숙지황12g, 산약·산수유 각 8g, 목단피·택사·백복령 어성초 각 6g을 끓여 마신다.

기허 두통은 두통이 있다가도 사라지고 추운 걸 싫어하며, 땀을 많이 흘리고 갈증이 난다. 또 귀가 울리고 피곤하며 감기에 잘 걸린다. 이럴 경우에는 꿀물에 담갔다가 볶은 황기 6g과 인삼 4g을 함께 끓여 먹는다.

혈허 두통은 눈썹 바깥 부위에 통증이 오며 얼굴은 창백하고 손발이 냉하다. 또한 심장이 두근거리고 놀라며, 어지럽고 땀이 나면 굉장히 많이 줄줄 흐른다. 이럴 경우에는 술에 담갔다가 볶은 생건지황과 백작약·천궁·당귀 각 4g을 끓여 복용한다.

열궐 두통은 더운 곳에 들어가면 심해지고 눈이 충혈되고 갈증이 생긴다. 이럴 경우에는 술에 적신 황백과 술에 적신 지모 각 4g, 어성초 6g을 끓여 마신다.

🔍 한방 돋보기

모든 피부병과 알레르기에 어성초와 삼백초

"어떤 사람에게는 단순한 식물에 불과한 것이나 다른 사람에게는 독이 된다."라는 말이 있습니다. 이것은 지금으로부터 2500년 전인 기원전 4~5세기경 출판된 것으로 추산되고 있는 그리스 의학서에 나오는 말입니다. 이것이 곧 최초의 알레르기에 대한 정의가 아닌가 생각되고 있습니다. 알레르기란 아로스, 앨고스의 두 개의 언어를 하나의 언어로 만들어낸 그리스어로 '변한 반응'이라는 의미를 지니고 있습니다.

구체적으로 말하면, 이물질이 몸속에 들어왔을 때, 이상반응을 일으키는 것, 또는 정상에서 어긋난 반응이나 현상을 알레르기라 정의하고 있는 것입니다. 대부분의 사람들이 먹거나 마시거나 또는 접촉하거나 해도 아무런 이상을 일으키지 않는데 반해서 일부의 사람이 이상반응을 일으킬 때 이것을 알레르기라고 합니다.

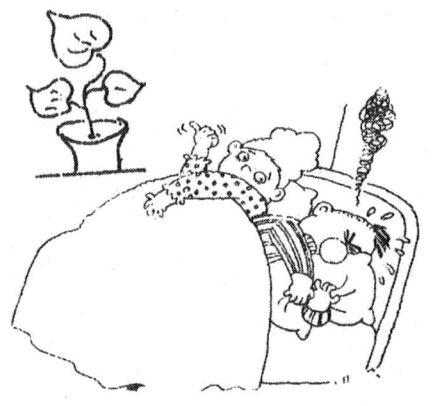

예를 들면, 달걀은 대부분의 사람에게는 양질의 영양식입니다는 일부의 사람에게는 두드러기가 나거나 천식 발작과 같은 독작용을 일으키는 경우가 바로 그것이라 하겠습니다. 장기이식에도 나타나는 거부반응을 비롯해서 특정한 물질에 이상반응을 나타내는 현상을 알레르기라고 하고 이 같은 체질을 지닌 사람을 알레르기체질 또는 아토피체질이라고 지칭하고 있습니다.

의학적으로 알레르기의 형태에 따라서 1, 2, 3, 4, 5형으로 분류하고 있습니다마는 1형이 주류를 이루고 있습니다. 1형의 특징은 그 반응이 즉시형이라는 점입니다. 몸속에 항원이 들어오면 일으키는 원인 물질을 항원, 또는 Allergen이라고 합니다. 항원이 몸속에 들어오면, 비교적 짧은 시간 안에 천식이나 발진, 콧물 등의 반응이 나타납니다. 단시간이란 빠른 경우에는 순간적인 것에서부터 수초, 또는 10분, 15분 안에 반응이 출현합니다.

이 같은 반응의 원인은, 몸속에 항원이 들어오면, 거기에 대한 항체라는 것이 발생합니다. 이처럼 항체가 된 상태를 '감작상태'라고 지칭합니다. 감작상태 즉 항체가 생성된 상태에서 다시 같은 항원이 들어오게 되면, 항체는 그것을 배제하려고 합니다. 그 결과 항원이 몸 밖으로 배제되어 질병이 되는 것을 막으려고 하는 것이 면역작용인 것입니다.

그러나 알레르기의 경우에는 여러 가지의 화학유리물질이라는 것이 생성되어 이것이 좋지 못한 장난을 하는 것입니다 그 대표적인 것이 곧 히스타민인 것입니다. 이 히스타민은 항원이 들어간 장소에 있는 비만세포에서 나오고 있습니다. 항원항체 반응의 결과 이 비만세포에서 나오는 화학유리물질이 여러 가지의 알레르기 증상을 일으키는 것입니다.

얼마 전까지는 히스타민만이 알레르기를 일으키는 범인으로 생각되어 왔습니다마는, 최근에는 히스타민 이외에도 파후, 또는 푸로수다궁댄 등 많이 있다는 것을 알게 되었습니다. 이 같은 화학유리물질로 비만세포가 함유된 경우도 있는가 하면 항원항체 반응이 일어난 장소에서 만들어지는 경우도 있습니다.

이 화학물질이 기관지에서 작용하면 천식이, 피부에서 작용하면 피부염, 코에서 작용하면 비염이 되는 것입니다. 비만세포 자신은 문제를 일으키지 않습니다. 항원항체 반응 결과 비만세포에 작용하여 발생하는 것입니다. 이 같은 항체를 면역구로부링의 E항체라고 하고 igE라고 합니다. 이것은 알레르기 체질이 아닌 사람도 발생합니다마는, 양이 전연 틀립니다.

결국 이 항체를 많이 만들기 쉬운 체질의 사람이 알레르기 체질의 사람인 것입니다. 때문에 알레르기 체질의 정도를 조사할 때 igE항체의 양을 조사하는 검사가 있습니다. 정상적인 사람의 경우에는 혈액 1㎖당 백만 단위 이하입니다마는, 알레르기 체질인 사람의 경우는 5백만 단위 또는 천, 일만 단위와 같이 비상하게 높아집니다.

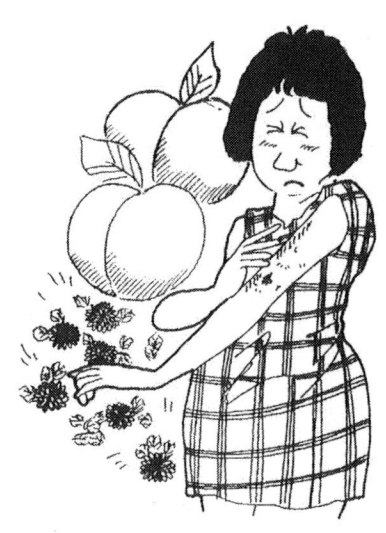

알레르기 증상의 발생기전은 먼저 알레르기 체질을 가진 사람에게 어떤 항원이 들어오면, 그것에 대항하는 항체(igE항체)가 발생합니다. 이것이 제1단계입니다. 다음 같은 항원이 또 한 번 들어오면 항원과 항체가 결합하여 항원항체 반응이 발생합니다. 이것이 제2단계로 그 결과 비만세포에서 화학유리물질이 발생하게 됩니다. 이것이 3단계입니다. 이들 세 가지 단계가 곧 알레르기발증의 필요요건인 것입니다.

예를 들면 화학유리물질의 대표적인 히스타민에는 혈관을 확장하여 혈관벽을 여러 가지 물질이 통과하기 쉽게 하고 내장 등에 있는 평활근이라는 근육을 수축시키는 작용이 있습니다. 때문에 비점막에 작용하게 되면 점막이 팽창하여 점액을 활발하게 분비하고 이로 말미암아 코가 막히거나 콧물이 나오게 되는 것입니다.

알레르기에 대한 민간요법으로는 건조한 삼백초·어성초·인동·차전초 등 4가지를 각각 10g씩 물 600cc에 넣고 반이 될 때까지 달여서 하루에 세 번 복용합니다. 피부병에는 호장근 15g을 달여서 마십니다.

9. 독(毒)을 빼내 인체 속을 정화(淨化)하면 만병이 물러간다

어떤 병이든 그 밑바닥에는 독소의 존재를 부인할 수 없다. 독이 없는 병을 생각할 수 없는 것이다. 그러므로 독만 없으면 만병이 사라진다고 할 수 있다.

그런데 이 독을 없애는 데 있어 종래는 독을 몸 밖으로 몰아내거나 독의 원인이 되는 세균을 죽이는 약이나 그 밖의 방법이 의료의 태종을 이루어왔던 것이다.

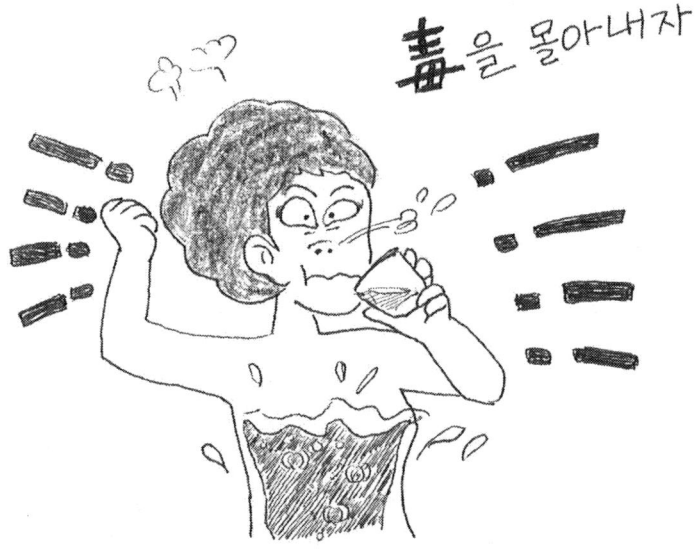

독을 몸 밖으로 내보내는 방법으로는 이뇨·하리·발한 토(吐)법이 쓰여왔고 세균을 죽이는 데는 항생제 같은 것이 쓰여왔다. 이들 방법 역시 독을 없애는 데 아주 유효한 것만은 사실이다.

독(毒)의 무독화(無毒化)

그러나 독을 없애는 이 두 가지 방법 즉 독을 몰아내는 방법과 세균을 죽이는 방법으로 이미 생겨 조직 깊숙이 도사리고 있는 독은 쉽사리 없어지지는 않아, 그 때문에 현재 신경통을 위시한 각종 만성·고질 성인병에 속수무책인 경우가 많다.

그러므로 현재 우리가 가장 필요로 하는 것은 체내에 쌓인 독 물질을 어떤 유효 물질로 생화학적반응을 일으켜 독 자체를 무독 물질로 만드는 것이다.

그것이 가능한 이유는 다음과 같다. 예컨대 우리가 벌레에 물려 아프고 가려운 것은 그 부위에 독 물질이 스며 있기 때문인데, 이 부위에 어성초의 날 잎을 비벼 그 생즙을 바르면 곧 가려움증과 통증이 멎는다.

이는 이뇨 등의 방법으로 충독을 몸 밖으로 몰아낸 것이 아니라 어성초의 유효 성분이 그 충독 물질 자체에 작용해서 무독화했기 때문이라 풀이된다.

어떻든 우리 몸에서 독을 없애고 체액을 정화하면 만병이 낫는 것이고 이 어성초는 이뇨·항균 이외에 독물질 자체를 무독화하는 작용도 있으므로 식독·수독·농약 독·매연 등 각종 공해 독, 자가 중독 등으로 독 절임이 된 현대인에게 어성초는 앞으로 불가결한 약초로 등장할 것이다.

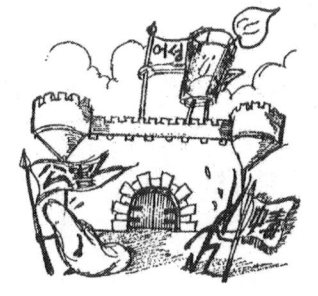

신진 대사 촉진과 기혈보강만으로는 만전이 아니다

물론 신진대사 기능이야말로 참으로 중요하다. 그래서 대부분의 건강·의료인들은 신진대사 촉진을 위한 여러 방법을 제시하고 그것만 하면 모든 병이 낫고 또 걸리지 않는다고 한다.

또 한방의 많은 인사는 기혈의 보강만 하면 거의 모든 병이 낫는다고 하고 보제위주를 주장한다.

그러나 아무리 신진대사가 촉진되고 기혈이 보강되어 적혈구·백혈구의 재생·세포의 분열이 잘 되어도 조직 속에 도사리고 있는 독물질은 그렇게 쉽사리 씻겨내리지 않는다.

혈액을 예로 든다면 한순간도 안 쉬고 낡은 혈구가 사라지고 새로운 혈구가 재생되어 혈액 전체가 그 자체는 새로워졌다고 해도, 이미 혈액 속에 끼어 있던 독물질은 그대로 있는 셈이니 말이다. 말하자면 혈액 자체는 새것이지만 독물질은 그대로 남아 있다는 것이다.

그러니까 수많은 이뇨제와 기혈 보강제가 헤아릴 수 없이 많고 또 실제로 많이 쓰여짐에도 그리고 '조깅', '사우나' 등으로 발한을 많이 해도 성인병은 늘어만 가는 것이 아닐까?

앞에서도 말했지만 결국 인체의 독은 그것을 밖으로 내쫓는 신진대사·기혈 보강 작용만으로는 미흡하고 어성초처럼 독물질 자체를 체내에서 무독화하는 약초의 이용 개발이 늘어나야만 할 것으로 안다.

결국 앞으로의 건강 유지에는 신진대사의 촉진, 기혈 보강 촉진과 아울러 모든 독의 무독화 방법이 병행되어야 만전의 길이 된다고 확신하는 바이다.

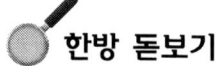 한방 돋보기

건강·장수를 위한 영양관리 이렇게 하라!

　성인병을 예방하고 노화를 방지하기 위하여 지켜야 할 건강·장수 지침 중에서 영양법의 골자를 소개하면 다음과 같다.
　① 비타민 A가 모자라면 살갗이 거칠어진다. 화장품을 많이 사용하면 털구멍을 막기 때문에 좋지 않다.
　② 흰 머리카락이 생기지 않게 하려면 핵산이 많은 식품, 양질의 동물성 단백질, 비타민이 풍부한 식품을 섭취해야 한다.
　③ 에너지의 섭취량을 줄이는 것이 좋지만 지나치게 줄이면 여러 가지 질병의 원인이 되기 쉽다.
　④ 알칼리성 식품에 비하여 산성 식품을 많이 먹거나 핵산 식품을 먹지 않으면 몸이 극도로 피로했을 때와 같이 된다.
　⑤ 가공식품이나 탄산음료에 포함되어 있는 인을 지나치게 섭취하면 칼슘과의 균형이 파괴되어 체내의 칼슘의 소비가 증가되어 골조송증에 걸리기 쉽다.
　⑥ 세포의 주성분인 단백질, 뇌에 산소를 운반하는 철분, 피부를 젊게 하는 비타민 E가 부족하면 머리가 빨리 둔해진다.
　⑦ 눈의 노화는 20대부터 시작된다. 단백질과 핵산의 섭취가 부족하면 눈이 빨리 나빠진다.
　⑧ 핵산의 부족은 성기능을 약화시킨다. 단백질, 비타민 B1, C, 핵산 중에서 어느 하나라도 부족하면 성기능이 약해진다.
　⑨ 섭취 에너지량을 줄이는 것만으로 체중은 감소하겠지만, 노화현상이 촉진될 수 있다.
　⑩ 인스턴트의 즉석식품(fast food)은 뼈를 무르게 한다. 청량음료나 즉석식품을 계속 먹게 되면 골조송증에 걸리기 쉽다.
　⑪ 지나친 자연식주의는 영양실조의 위험이 있다.

⑫ 딱딱한 음식보다 무른 음식이 노화를 빠르게 한다. 요리할 때 불을 지나치게 강하게 하면 영양성분이 파괴되어 뇌의 노화를 촉진한다.
⑬ 육식(肉食) 중심의 식생활은 성인병의 원인이 되며 노화과정을 촉진한다.

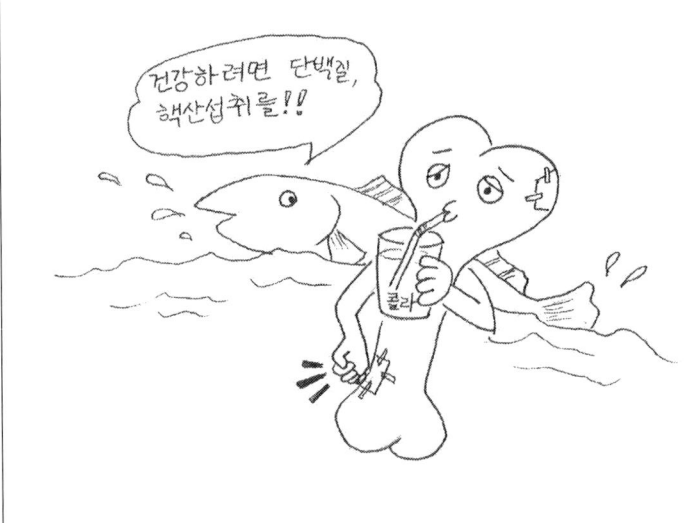

민간비방 19

벌꿀은 냉동칸에 넣어 두면 굳지 않는다

　벌꿀은 오래 두면 색이 희어지거나 당분이 밑으로 쏠려서 맛이 떨어진다. 이런 현상을 막으려면 플라스틱 용기에 담아 냉동실에 보관하는 방법이 최고. 딱딱해지지 않으면 오히려 물에 잘 풀린다.

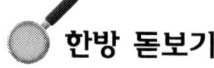
한방 돋보기

검은콩은 혈액순환에 최고다

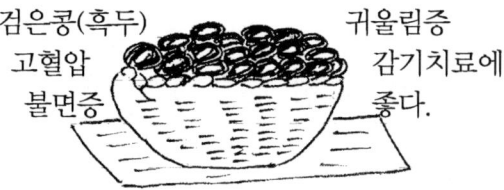

검은콩(흑두) 고혈압 불면증 귀울림증 감기치료에 좋다.

　콩은 껍질이 황색인 것과 녹색인 것 등 몇 종류로 나눌 수 있다. 껍질의 색깔이 검은 것이 흑두(黑豆)라고 불리는 종류로, 이것에는 다른 색깔의 콩에는 없는 약효가 있다고 알려져 있다.
　일본의 효고현 주변의 카고가와시 주변에는 흑두 생산이 풍부하다. 이 지방에서 생산되는 흑두는 일반적으로 '단파흑'이라는 품종이다.
　한방에서 흑두는 인간의 성장이나 발육, 생식을 담당하고 있는 신을 보호하는 작용이 있다고 알려져 있는데 주로 다음과 같은 목적으로 사용하고 있다.
　① 부종을 치료하고 소변을 나오게 촉진시키는 이뇨작용　② 감기의 치료약　③ 독소의 중화작용　④ 피의순환을 좋게 하여 몸을 따뜻하게 하는 총 4가지 작용이다.
　실제로는 흑두가 몸에 유익한 각양각색의 성분을 포함하고 있다는 사실이 각종 연구를 통해 발표되었다. 이에 일본 노자키 클리닉의 노자키 원장은 흑두에는 혈압을 내리는 효과가 있을 것이라는 부분에 착안하여 다른 강압제(혈압을 내리기 위한 약) 등을 먹었던 적이 없는 6명의 고혈압 환자에게 흑두를 삶아서 즙

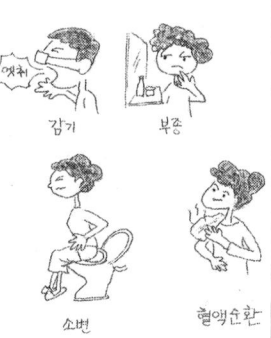

을 낸 것을 마시도록 하여, 그 경과를 관찰했다.

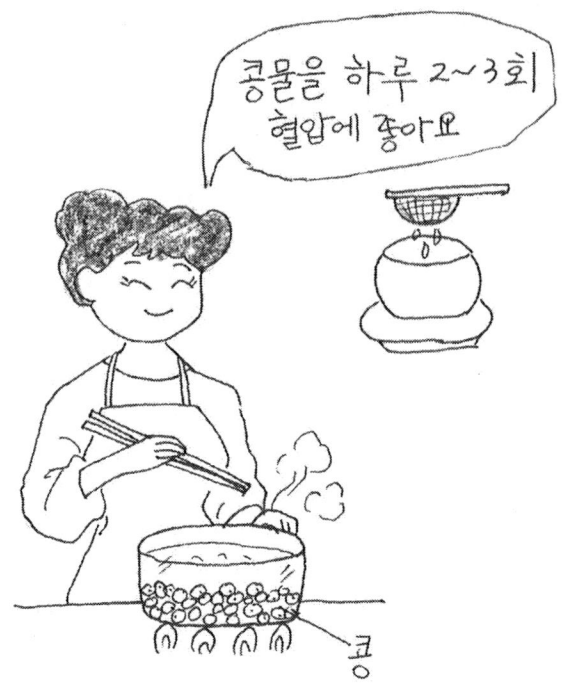

당시 노자키 원장이 사용한 흑두즙 이용 방법은 다음과 같다.
흑두 50g을 미리 5~6시간 물에 담가둔다. 이 흑두를 500㎖의 물에 넣고 끓을 때까지 삶는다. 약한 불로 물이 반 정도 줄 때까지 삶아서 가제 등으로 즙을 내서 그 즙을 하루에 2회 또는 3회로 나눠 마시게 했다.

이 실험에서는 흑두를 물에 담그는 시간을 간단히 1시간으로 또, 실험결과에 심리적인 영향이 미치는 것을 피하게 하기 위해 흑두즙에 어떠한 작용이 있는가는 환자들에게는 절대로 가르쳐 주지 않았다.

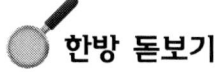
한방 돋보기

콜레스테롤을 낮추는 흑두와인을 만들어 먹자

 흑두는 대두의 일종으로 대두(黃大豆)에 비해서 영양가가 높고, 약효도 좋다고 알려져 있다.
 흑두는 양질의 단백질 외에 콜레스테롤 저하작용을 가진 리놀산·리놀레인산이 있고 잉여 콜레스테롤을 분해하고 혈액순환을

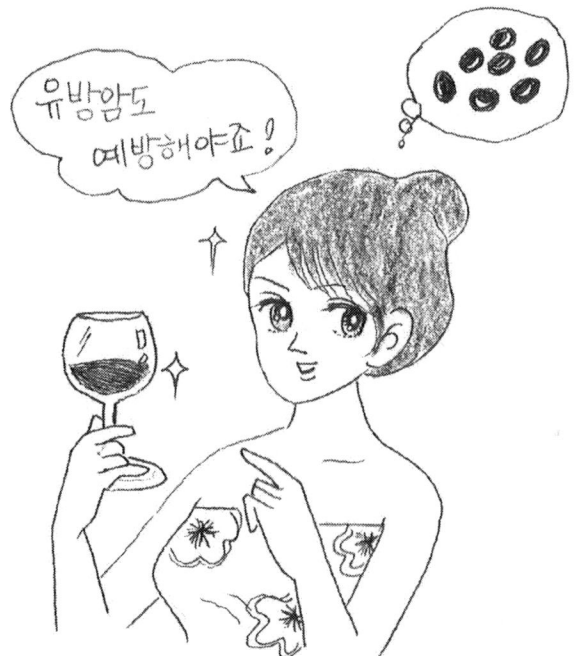

좋게 하는 사포닌, 뇌세포를 활성화하고 치매예방에 효과를 주는 레시틴 등의 유효성분을 풍부하게 함유하고 있다.
 또한 피로회복에 효과적인 비타민 B군과 노화를 방지한다고 일컬어지는 비타민 E 등도 황대두보다 많이 함유하고 있다.

더욱이 흑두의 검은색을 만들어내는 안토시안이라고 하는 색소 성분은 사포닌과 레시틴, 비타민 E 등의 활동력을 높여주는 것과 함께 진통작용과 신경의 진정작용을 갖고 있다.

안토시안에도 많은 종류가 있는데 그 중에 흑두에 많이 함유되어 있는 크리산티민이라고 하는 성분이다.

흑두에는 피트에스트로겐이라고 하는 식물성 호르몬 물질도 많이 함유되어 있는데, 이것은 유방암과 전립선암의 예방에 효과가 있다.

이외에도 흑두는 이뇨(利尿)작용과 해독작용이 있다는 것이 알려져 있다.

중국에서는 흑두는 특히 '신(腎)'의 활동력을 높이는 식품으로 매우 중하게 여겨져 왔다. 여기서 말하는 '신'이라는 것은 생식기와 비뇨기 전반, 더욱이 생명을 유지하는 힘까지 함유한다.

한방의 이론만 보더라도 흑두가 건강을 위해 얼마나 효과적인 식품인지를 잘 알 수 있다.

흑두는 익혀 먹는 요리라든가 초절임이나 익혀낸 즙으로도 섭취할 수 있지만, 특히 권장하고 싶은 것은 흑두와인을 만들어서 마시는 것이다. 흑두와인은 붉은 와인에 절인 것으로 간단히 만들 수 있으며 흑두의 약효를 최대한 끌어낼 수 있다는 장점을 지니고 있다.

술잔으로 한 잔씩 아침 · 저녁으로 마신다

최근 붉은 와인이 몸에 좋은 여러 가지 성분을 함유하고 있다는 것이 밝혀져 인기를 얻고 있다. 붉은 와인에 함유되어 있는 대표적인 유효성분으로는 우선 주석산, 사과산, 유산 등의 유기산이 거론될 수 있다. 이러한 것들은 신진대사를 촉진시키고, 피의 흐름을 좋게 하고 피로회복에도 효과를 발휘한다.

또 붉은 와인 특유의 쌉쓰름한 맛이 있어 동맥경화의 예방, 억제 및 항암 등에 효과가 있다. 붉은 와인에는 앞서 말한 흑두의 성분 중에 하나인 안토시안도 함유되어 있다. 더욱이 알코올 자체도 혈행을 촉진시키고 함께 취한 물질의 흡수를 높이는 기능이 있다.

따라서 흑두를 붉은 와인에 절여서 적당량을 습관적으로 마시면 두 가지의 상승효과로 인해 건강에도 매우 좋다.

흑두를 먹으면 성인병의 원흉인 동맥경화와 고혈압의 예방과 개선을 비롯하여 귀울림증, 관절염이나 류마티스에 의한 통증, 냉증, 저혈압 등을 경감·해소하는 효과를 기대할 수 있다.

실제로 흑두와인을 마시고 있는 사람에게는 관절통 등이 단기

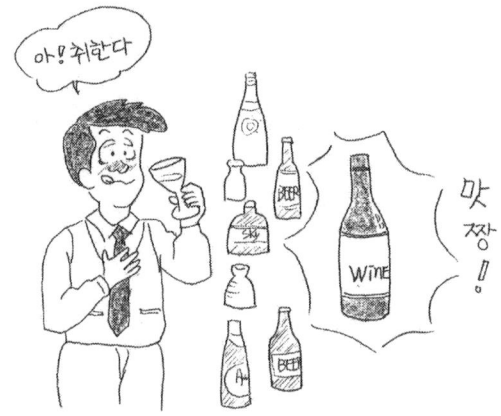

간에 치유된 경우를 많이 발견할 수 있다. 이것은 흑두의 진통작용과 붉은 와인의 혈행촉진작용이 조합하여 얻은 효과이다.

중국에서는 흑두를 중국술에 절인 두림주(豆淋酒)라고 하는 약용주가 있다. 일본에서도 흑두를 소주와 청주에 절인 흑두주를 마시고 있지만 흑두와인은 그 이상의 약효를 지닌다. 게다가 맛있고 마시기가 쉬워서 많은 사람에게 권한다.

본래 기본적인 흑두와인은 붉은 와인을 사용하지만 아무래도 붉은 와인의 쌉쏘름한 맛이 먹기가 괴로운 사람이 있을 것이다. 이런 사람들은 백와인으로 만들어도 좋다. 붉은 와인을 사용할

경우에 비해서 약효는 다소 떨어지지만 건강음료로 충분히 제몫을 할 수가 있기 때문이다.

흑두와인 만드는 법

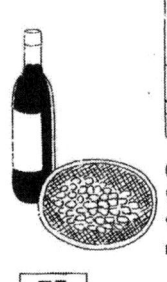

재료
검은콩
130~150g
붉은와인
1병(750ml)

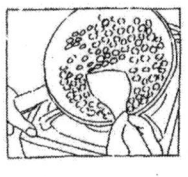

(1) 잘 씻은 검은콩을 달군 프라이팬에 담고 약한불로 10~15분 정도, 바로 먹어도 될만큼 익힌다.

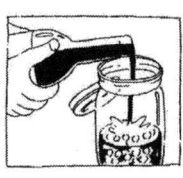

(2) 익힌 검은콩을 밀폐할 수 있는 유리용기에 넣고 붉은와인을 붓는다.

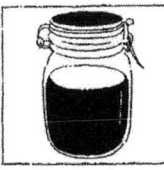

(3) 뚜껑을 꼭 닫아 밀폐시켜 냉암소에 두고 이틀 동안 재운다.

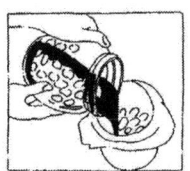

(4) 검은콩을 천으로 걸러내고 와인은 다시 냉암소에 보관한다.

먹는 법

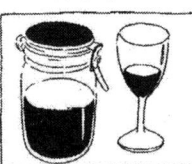

흑두와인은 아침과 저녁에, 술잔으로 한 잔 (20~30ml)씩 마신다.

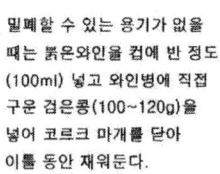

밀폐할 수 있는 용기가 없을 때는 붉은와인을 컵에 반 정도 (100ml) 넣고 와인병에 직접 구운 검은콩(100~120g)을 넣어 코르크 마개를 닫아 이틀 동안 재워둔다.

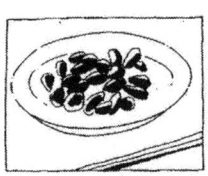

절여서 부드러워진 검은콩은 그대로도 먹을 수 있다. 아니면 꿀이나 흑설탕으로 서서히 익혀도 맛있다.

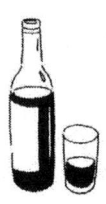
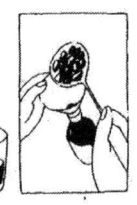

흑두와인은 아침·저녁으로 술잔으로 한 잔(20~30㎖) 정도씩 마시면 된다. 몸에 좋다고 하더라도 역시 알코올 음료이므로 지나치게 많이 마셔서는 좋지 않다. 마시는 양을 지키도록 해야 한다.

유효성분의 흡수를 좋게 하기에는 통상적으로 식전에 마시면 좋지만(그렇게 하면 식욕증진에도 효과적이다.) 술에 약한 사람이나 위가 좋지 않은 사람은 식후에 마시도록 한다. 또 술에 약한 사람은 뜨거운 물에 나눠서 소량의 벌꿀 등을 첨가해서 마시면 된다.

절인 흑두도 먹을 수 있다. 하루에 10알 정도를 적량으로 하여 먹으면 보다 효과적이다.

간장병 때문에 의사에게 알코올을 끊으라고 처방을 받은 사람은 흑두와인을 마시는 것을 금하도록 해야 한다. 대신에 흑두의 구워낸 즙과 초절임을 이용하면 된다.

이외에 만성병으로 치료 중인 사람은 주치의에게 상담한 뒤에 흑두 와인을 마시도록 해야 한다.

민간비방 20

위산과다증을 확실하게 고치는 방법

약국에서 탈시드를 사서 이것을 하루 4~5병을 20~30일 복용. 믿기지 않을 만큼 잘 나을 것이다. 위궤양도 소화불량도 치료된다.

후기(後記)

본서는 오랫동안 전승(傳承)돼 온 국내외 문헌과 또 최신 약학 전문가의 문헌을 될수록 광범위하게 충실히 옮기려고 하였습니다.

그러다 보니 같은 병명이 여러 번씩 나옵니다. 그래도 문헌마다 용법이나 용량이 조금씩 달라 그것은 그것대로의 장점도 있으리라 생각됩니다.

독자들의 불만도 있으리라 생각합니다.

예를 들어 축농증의 치료법이 여러 가지가 있어 무엇을 쓸지 모르겠다고 말입니다.

왜 저자가 직접 하나하나 실험을 해보고 그 중 하나만 적지 않

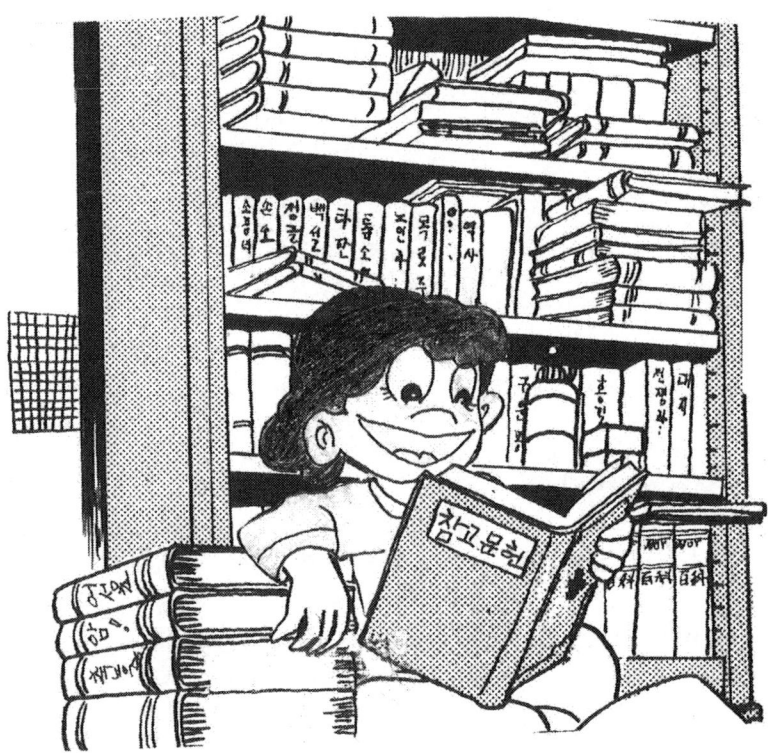

앉는가 등등의 불만이 나올 법도 합니다.

그러나 이런 불만은 생약의 특성과 인체의 개별성 즉 생화학적 개인차를 너무나 모르는 데서 나오는 것입니다.

같은 술도 한 잔에 취하는 사람도 있고 한 되를 마셔도 안 취하는 사람이 있음을 우리는 잘 알고 있습니다.

사람에 따라서 어성초가 듣는 분량이나 용법이 다를 수 있는 것입니다.

이런 의미에서 선인들이 각자 실제로 체험한 그들의 독자적 경험을 그대로 소개하는 것이 오히려 올바른 것으로도 여겨집니다.

그리고 또한 중요한 것은 본인 혼자의 자연인이 이 책에 나오는 수많은 병명에 해당하는 질병을 다 앓아 보거나 또 그렇게 다양한 환자를 일일이 찾아 용약해 본다는 것도 있을 수 없습니다.

독자께서 각 문헌을 보시고 손쉬운 것 또는 좋을 성싶은 것부터 골라서 해보시고 차차 용법을 옮겨가는 것이 좋을 것입니다.

그리고 여러 문헌에서 같은 증상에 공통되게 듣는 것으로 나온 것은 그 증상에 어성초가 특효라는 의미입니다.

그런데 충실히 문헌을 옮긴다고는 했지만 예외로서 서로 내용이 상반되는 문헌은 다수 설만을 실어 이용에 혼란이 오는 것을 피하기로 했습니다.

예컨대 어성초에 '보허 작용이 있다.' 또는 '보허 작용이 없다.' 하는 상반된 주장에 대해 '보허작용이 있다'는 문헌이 많기 때문에 '보(補)가 안 된다.'는 주장은 묵살하기로 했습니다.

독(毒) 절임이 되다시피한 현대인에게는 무엇보다도 체내의 독을 없애는 것이 급선무이며 이로써 보(補)는 저절로 된다고도 할 수 있는 것입니다.

고기 먹을 때는 어성초도 함께!

특히 중국과 같이 넓은 지역의 경험방은 다수설에 의거해야 하는 것입니다.

우연히 어떤 지방의 한 학자의 특수 체험을 많은 상반된 학설에도 불구하고 그것을 따른다면 창조주께서 어성초에 부여하신 그 본래의 유용성을 억지로 무효화하는 죄스러움이 있습니다.

앞으로 이 어성초라는 가냘픈 풀이 많은 가정에 보급되고 또 전문 재배자가 많이 나오며 또 많은 건강법 관계 인사가 용약을 하는 과정에서 여러 이용법이 나올 것이고 그렇게 되면 그 많은 경험방·임상예 등이 집대성될 것이고 그때야말로 우리 한국인에 가장 잘 맞는 어성초 이용법이 개발되리라 믿습니다. 즉 중국방이나 일본방이 아닌 한국방이 나오리라 믿습니다. 본인은 그저 하나의 순수한 기존의 자료 안내인으로서의 사명에만 충실하려 하고 또 이에 만족하는 바입니다.

제6장
우리나라 어성초 이용 사례

 어떤이는 이 어성초 책의 목차를 훑어 보고 "이것이 만병통치 아니야"라고 냉소 섞인 말투로 빈정 댈수도 있을 것이다.
 그러나 이 책에 쓰여 있는 것은 모두 중국과 일본의 이름 있는 유명 문헌에 실려 있는 것만을 소개한 것이다.
 어성초가 분명히 여러 병에 듣는 것만은 사실이지만 만병에 다 듣는 것은 아니다. 그런 약은 지구상에 없다. 같은 병이라도 사람에 따라서 듣기도 하고 안 듣기도 한다. 어떤 사람에 들었으니까 들었다고 옛 의서에 나왔을 것이고 이를 본인은 충실히 전달한 것뿐이다. 빈정대지 말고 한 번 써보고 왈가왈부했으면 한다. 해보지도 않고 시비하는 것은 지성의 건달꾼이다.
 어쨌든 해보지도 않고 빈정대는 훼방꾼(건달)은 있었지만 실제로 써본 사람의 체험담은 놀랍다. 기대 이상이라고 할 수 있다. 그 몇 예를 소개한다.

① 수술 직전의 눈둥 종기(눈까풀 속의 종기)를 앓은 소년(7세)

이 어성초 달인 물과 날 뿌리로 2~3일 만에 신통하게 나았다. (수술비가 절약되어 가난한 사람을 도운 셈이 되고 수술의 고통도 안 받게 한 자비를 베푼 격이 되었다.)이는 종로구 세검동에 사는 윤명숙 씨의 어린이 얘기다.

② 천식발작이 어성초 날뿌리로 즉시 멎었다.

이는 김정수 씨의 경험. 찾아온 친지가 천식 때문에 약국에 가는 길이라 하면서 '이놈의 천식을 완전히 고칠 약은 없을까' 한탄하다가 마침 또 발작이 시작되었는데 그 고통받는 모습은 대단했다. 그때 이틀 전에 화분에 심기 위해 어성초 뿌리를 비닐 봉지에 갖고 있었으므로, '이 뿌리를 한 번 씹어 보라.'고 권했다. 7cm 길이 두 뿌리를 씹어 먹자 '이상도 하다. 목이 탁 트이고 후련해졌다.'고 말한 뒤 곧 그 심한 발작이 멎었다. 놀란 것은 당사자는 물론이지만 김 선생 자신도 그렇게 속할 줄을 몰랐었기 때문에 놀랐다.

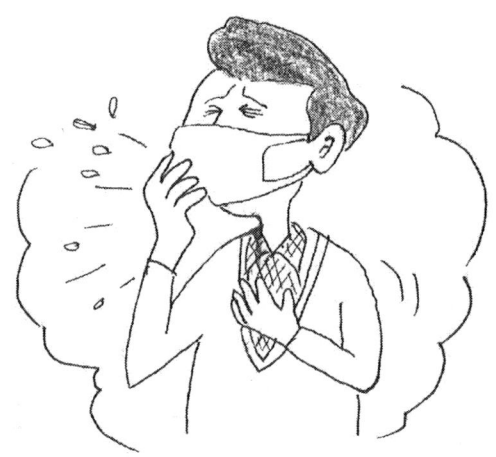

김 선생은 이 어성초가 기침에 좋고 그 날 뿌리가 심장병 발작에 좋다는 것만을 미리 알아 시험삼아 해본 것뿐이다. '덕택에 그 뿌리를 몽땅 빼앗겼습니다.'라고 하면서 다음날 필자에게 찾아와 종근(種根) 몇 개를 사가셨다.
　며칠 후 김 선생님이 다시 찾아와 "나 그 뿌리 또 좀 가져가야겠어요." 하셨다. 그 이유는 "어젯밤 이불을 걷어차고 잤는지 아침에 난데없이 소나기 기침이 마구 나와 가슴이 찢어질 듯해 그때 마침 생각난 것이 며칠 전 천식 앓던 친지의 경우여서 이미 화분에 심었던 뿌리를 뽑아 씹어 먹었습니다." 궁금해서 그 결과를 물었더니 "딱 멈추었습니다."라고 했다. 그 후 이 김 선생님은 이 어성초에 반해서 친지에게 많이 권하면서 '어지간한 한약 처방에 이 어성초를 가미하면 그 효과는 놀라울 것이다.'고 단언했다.
　몇 달이 지난 후 김 선생님의 친지 한 분이 폐암으로 기침이 심해서 또 날 뿌리를 권했더니 기침이 멎고 가슴이 편해졌다는 말을 들었다고 전해왔다.

민간비방 21

뽀얗고 하얀 백옥 같은 얼굴

　옥시풀은 무독하고 조금도 자극성이 없는 소독재로 얼굴의 표백에는 매우 효과가 좋다. 옥시풀을 물에 열 배로 묽게 희석하여 탈지면에 묻혀서 얼굴을 닦아내면 여드름, 부스럼 등과 눈에 잘 보이지 않는 피부병까지도 없어지면서 살결이 고와진다. (머리털이나 눈썹에 묻지 않도록 주의할 것.)

　※ 백봉령을 건재상에서 사다가 가루를 내어 백밀(白蜜: 하얀 꿀)에 개어 잠자기 전 얼굴에 바르고 랩으로 덮어 자고 아침에 씻어낸다. 일주일이면 틀림없이 효과가 나타나는데 기미, 주근깨 잡티까지 깨끗이 없애준다.

③ 온몸에 퍼진 고질화된 아토피(Atopy)피부염이 한 달 만에 씻은 듯이 치료되었다.

군산시 신영동 9세 이보배

어느 날 군산재래시장에 나갔다가 생선을 사려고 값을 묻고 있는데 초등학교 저학년쯤 되어 보이는 여자 어린이가 엄마! 하고 뛰어 들어오는 것이었다. 생선을 파는 젊은 부인의 딸인데 목이 온통 피투성이였다. 내가 놀라 얘가 왜 저러냐고 물었더니, 아토피로 온몸이 눈으로는 볼 수 없을 지경이라 했다. 그러고 보니 지금이 한여름인 7월인데 여자아이는 긴 팔 옷에 긴 바지를 입고 있었다. 그래서 이것저것 물어보았더니 대한민국에서 유명하다는 병원은 안 가 본 데가 없고 한의원도 이름있는 데는 안 가 본 데가 없었다.

애 옷을 벗겨 보니 온몸을 얼마나 긁었는지 피투성이에 곪고 헐고 패여 차마 볼 수 없는 참담한 상태였다.

며칠 동안 고민하다가 다시 찾아가 같이 치료할 생각이 있는가 물었더니 나을 수만 있다면 무엇을 못하겠느냐며 나를 붙들었다. 할머니와 함께 기도원에 가서 기도나 하고 있어야 할 얘를 붙들어 놓고 치료를 시작하기로 했으나 별로 자신은 없었다. 이제 초등학교 2학년인 애라 콜라, 사이다, 육류제품, 생선 등을 어떻게 못 먹게 할지가 관건이었다. 그래서 어머니를 불러 그런 해로운 음식들을 치료 기간에는 일절 먹이지 않겠다는 다짐을 받고 W, B 엔자임과 어성초 등 약재로 만든 한방스킨을 주었다. 먹고 바르고, 어성초 끓인 물로 씻으라고 시켰다. 학교 가면 친구들이 멀리하고 싫어해서 어쩌다 한번 학교에 나가면 혼자 앉혀 놓으니 어린

마음에 상처가 얼마나 컸을까? 오죽하면 학교까지 쉬어가며 할머니와 기도원에 가서 있다 오곤 했겠는가? 그래서인지 아이도 어머니도 내가 일러준 주의사항을 비교적 잘 지키며 치료에 임했던 탓에 40여 일쯤 만에 거짓말같이 깨끗이 완치가 되었다.

개학 후 담임선생님이 필자에게 고맙다는 인사를 하며 어성초의 위력에 감탄했다고 했다.

④ 친구의 축농증과 지방간이 어성초로

군산시 내흥동 정가연

필자가 어성초, 삼백초 등 약초를 재배하며 시, 변두리에서 살 때 그 동네에 친구가 있었는데 고관절탈골로 인한 통증으로 그냥은 하루도 잠을 잘 수 없었다. 그 통증을 잊기 위해 매일 술을 먹다 보니 지방간도 심하고 축농증도 심한 상태였다.

W, B 엔자임(Enzyme)을 먹게 하였고 봄부터는 날 어성초 잎을 하루에 네 잎씩을 죽염과 참기름을 발라 김에 발라 같이 먹였다.

삼겹살을 먹을 때도 어성초 잎으로 싸서 먹었다. 심지어는 회를 먹을 때도 어성초 잎을 준비해 가서 싸 먹는다고 했다. 2개월 후 병원에서 x-레이를 찍어 보니 의사 선생님이 간에는 전혀 이상이 없다고 하였다 한다. 축농증도 깨끗이 나았다 하며 기뻐했다.

고관절은 수술을 하였는데 그 후로도 말린 어성초를 계속 끓여 먹고 있어 지금은 아주 건강해졌다. 친구는 어성초는 신이 자기를 살려주려고 내린 약초라고 즐거워하였다.

⑤ 피가 줄줄 흐르던 아토피가 3개월 만에 깨끗이 나았다.

수원시 장안구 천천동 할머니의 손녀

그때가 5月 초쯤이었다. 수원에 사신다는 한 할머니께서 세 살 된 여자아이 손녀를 데리고 필자를 찾아오셨다. 이 여자아이의 온몸에는 차마 눈뜨고는 볼 수 없을 정도로 긁어 파서 피범벅이 되어 있었다.
나는 의사도 아닌데 병원으로 가시지 않고 어떻게 저를 찾아오셨느냐고 여쭈었더니 교회의 어떤 목사님이 손녀딸을 보고 일러주어서 찾아왔다고 하시며 제발 좀 낫게 해 달라며 우시는 것이었다. 아파트까지 팔아서 이 병원 저 병원 다녀도 낫지 않아 딸과 사위가 사는 게 말이 아니라고 했다. 사정이 너무 딱하여 W, B 엔자임과 내가 쓰던 한방스킨을 주어 보냈다. 한 달쯤 지나서 다시 찾아와서 많이 좋아졌다며 엔자임과 스킨을 더 달라하시며 3만 원을 내놓으시는 것이었다. 돈은 받을 수 없다며 돌려드리고 엔자임과 스킨을 주어 가시게 했다.
이로부터는 두 달쯤 후 전화가 왔는데 손녀딸의 아토피가 완전히 나았고 딸과 사위도 금슬이 전보다 더 좋아졌다 했다. 수원 쪽에 오게 되면 꼭 한 번 찾아 달라는 말씀도 하시었다.

⑥ 피고름이 뚝뚝 떨어지던 치질이 10일 만에 깨끗이 나았다.

하루는 40대 초반의 한 남자가 찾아왔다.
치질로 자리에 잘 앉지도 못할 뿐만 아니라 피고름이 흘러 속옷이 너무 자주 젖어 부인한테 면도 안 서고 미안해서 죽을 지경이라 했다. 좋다는 것은 다 먹고 다 해 보았지만 어쩌다 병원에서 진찰을 받고 주사도 맞고 약을 먹어도 조금 나아지는 듯하다가 다시 심해지기를 반복하다가 지금은 통증까지 심해져서 정말 살고 싶지 않다고 했다. 그러던 중 어디서 들었는지 조카가 어성초를 갖고 어떻게 하면 낫는다고 하더라고 해서 수소문해서 찾아왔다고 하는 것이었다.

함께 어성초 밭에 가서 이것이라 가르쳐 주고 어성초 한 웅큼과 삼백초 약간에 소금을 조금 넣어 뜨거운 물에 넣었다 금방 꺼내서 치질 부위에 잘 고정시켜 자고 아침에는 떼고 다시 잠자기 전에 또 하고를 며칠 하라 일러 주고 생 어성초와 삼백초를 베어 주고 뿌리도 캐 주었다. 심어놓고 쓰라고. 10일 후 그분이 밝은 얼굴로 다시 찾아왔는데 완치됐다며 기뻐했다.

믿어지지 않았지만 그분이 나았다 하니 믿을 수밖에 없었다.

※ 마른 어성초 40g에 삼백초 5g을 가제수건에 싸서 끓인 후 가제수건을 풀어 거기에 백반이나 소금을(약40g) 넣어 잘 주물러 단단히 뭉쳐 환부에 고정시키면 좋다.

민간비방 22

심장 협심증과 고혈압

어성초 말린 것을 보리차나 둥굴레차에 같이 한 줌씩 넣어 끓여 상시 마시면 협심증과 고혈압이 치료되는 것은 물론 모든 염증성 질병에도 효과가 아주 좋으며 모든 피부병도 낫는다.

또 협심증이 심하면 날 어성초 뿌리를 하루 한 번 10cm씩 깨끗이 씻어 10일 정도 씹어 먹으면 많이 좋아진다고 한다.

이 방법으로 협심증을 완치한 사람이 많다고 하니 해 보시기 바란다.

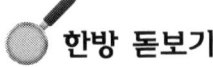 한방 돋보기

감자의 놀라운 효능
(위염, 간염, 관절염, 혈압, 다이어트)

감자의 고향은 남미 티티카카호 주변이다. 콜럼버스의 신대륙 발견 이후, 남미 침략에 참가한 스페인 병사가 기념품으로 갖고 귀향하여 북유럽에서 세계 각국에 전해졌다고 한다.

감자와 같은 서류(薯類)는 영양가 측면에서 볼 때 일반적인 곡물과 다름없는 훌륭한 에너지 식품인 동시에 과일, 채소류에 많은 비타민 C의 공급원으로도 훌륭한 역할을 하고 있다.

비타민 C의 필요량은 하루 50mg으로 비타민류 중에서도 가장 많은 양이 필요하다. 감자류는 이 비타민C를 100g 중 2~3mg을 포함하고 있다.

비타민 C는 가열조리에 의해 파괴되기 쉽다는 점 때문에 채소류 섭취 시 기준량보다 많은 양의 비타민C를 섭취해야 하지만 감

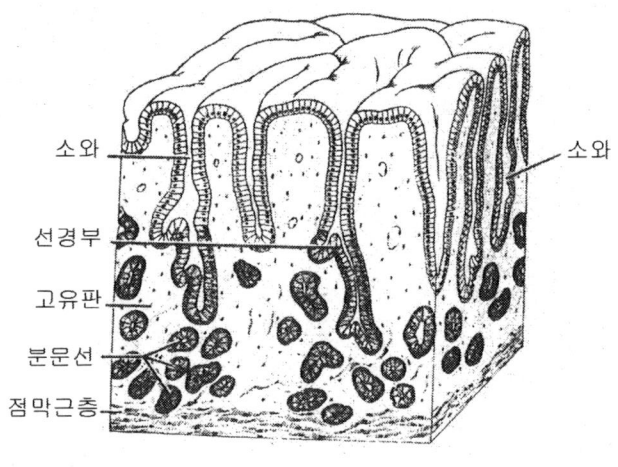

위벽

자의 비타민C는 조리에 의한 손실이 거의 없기 때문에 유력한 비타민C의 공급원이 된다.

감자 등의 서류는 가열하면 표면에서 전분이 호화(糊化)한다. 이것에 의해서 즙 등으로 비타민C의 용출이 억제되고, 비타민C를 파괴하는 공기 중의 산소도 차단된다.

다만 같은 감자라도 조리방법에 따라 비타민C의 손실량은 다르다. 포테이토칩과 같이 얇게 슬라이스한 것을 가열한 경우에는 전분이 거의 보호되지 못하기 때문에 비타민C는 95% 이상 손실된다.

그러나 두껍게 썬 것을 굽거나 삶거나 튀기거나 한 경우에는 손실량은 반 정도로 억제할 수 있어 영양소로서의 효용도 충분히 기대할수 있다.

체내에 들어온 비타민C는 콜라겐이라고 하는 단백질의 합성을 촉진하는 작용을 한다.

콜라겐은 세포와 세포 사이의 결합조직에 있어서 세포들을 연결해 주는 이른바 몸의 강력접착제와 같은 활동을 한다. 이 콜라겐은 혈관벽을 형성하는 세포에도 존재하고 혈관을 좋게 하여, 유연하게 보존하는 역할을 수행한다.

비타민C가 부족하면 치아와 겉피부, 장기 등에서 출혈이 있고, 심하면 사망하는 괴혈병을 일으킬 수 있는데, 이것은 비타민C의 결핍에 의해서 콜라겐의 생성력이 쇠약해져 혈관벽이 쉽게 파괴되기 때문이다.

필자의 한 마디

위가 약한 사람들에게 감자 생즙은 최적의 효과를 나타낸다. 또한 감자는 위점막을 보호하는 작용이 뛰어나 감자 생즙에 효소를 넣어 꾸준히 마신다면 놀랄 만큼 건강해진다고 확신한다.

이외에도 콜라겐은 뼈와 치아를 튼튼하게 하는 칼슘의 주요 공급원 역할도 담당하고 있다. 비타민C는 칼슘의 흡수를 촉진하는 작용도 하고 혈관의 강화뿐만 아니라 뼈와 치아를 좋게 보존해주는 중요한 기능을 한다.

장기간 보존 가능한 감자

이외에 비타민C는 장관(腸管)에서 철의 흡수를 촉진하고 빈혈을 예방하거나 부신피질 호르몬의 합성을 촉진하고, 스트레스에 대한 저항력을 키우며 면역계를 강화하고, 감기의 원인균에 의한 감염을 예방하는 등의 역할도 알려져 있다. 또 최근에는 세포의 발암억제작용에 대한 유용성도 제창되고 있다.

이와 같은 비타민C 작용의 근본에는 생체 내의 환경을 산화하기 어려운 상태로 보존하는 활동이 있다는 것이다. 쉽게 말해서 체내에서 자연발생하는 유해물질을 배설하고 체내환경을 정화하는 작용을 비타민C가 담당한다는 것이다.

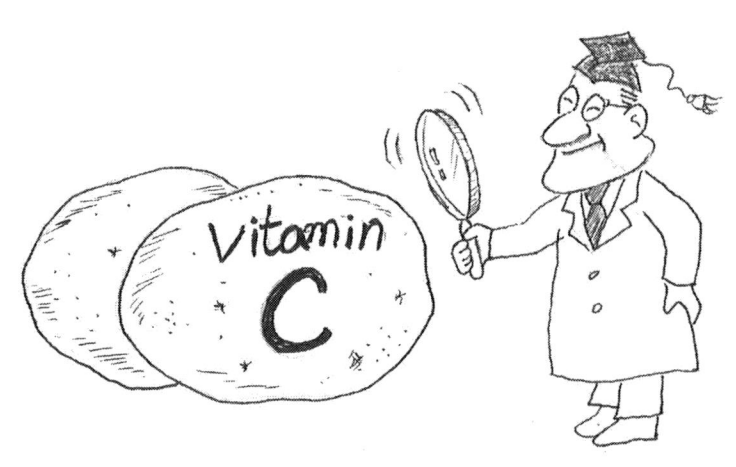

이와 같이 비타민C는 우리 몸에서 대단히 중요하고 광범위한 활동을 담당하고 있지만 체내에 저장되지 않기 때문에 매일 부족하지 않도록 음식물을 통해 섭취해야 한다.

그러나 비타민C를 풍부하게 함유한 신선한 채소와 과일은 장기간 저장하는 것이 어렵고, 신선도도 유지하기 어렵기 때문에 비타민C의 함유량도 자연적으로 부족하기 쉽다.

이런 점에서 감자는 직사광선이 바로 닿지 않고 서늘한 장소에 두면 상당 기간 신선도를 유지할 수 있다. 따라서 매일 감자를 먹어 비타민C가 부족하지 않도록 하는 것이 좋다.

감자에는 비타민C 이외에 변비와 대장암을 막는 식물섬유를 많이 함유하고 있다. 또한 당질의 연소를 촉진하는 바티민B와, 구내염과 위장병, 피부염, 각종 신경성 장애를 예방하는 나이아신, 혈압 강하에 중요한 역할을 하는 칼륨과 칼슘, 철분 등의 미네랄류도 균형적으로 갖추고 있다.

그리고 아직 정체불명인 생리활성 성분을 함유하고 있을 가능성도 연구 중에 있다. 감자의 계속적인 섭취가 보다 폭넓게 건강 유지·증진 효과로 이어질 가능성도 충분히 기대할 수 있다.

한 가지 주의할 것은 감자싹 부분에 솔라닌이라고 하는 유해성 분체가 있다는 것이다. 이 독성은 가열하면 90% 이상 없어지지만, 만일 대비해서 싹은 제거하고 먹는 것이 좋다.

간단히 만들어서 풍미가 풍부한 수프

감자수프를 만드는 방법은 간단하고, 누가 만들어도 맛있게 만들 수 있다.

실제로 만들어 보면 알 수 있겠지만 껍질에서부터 매우 풍부한 맛을 느낄 수 있다.

먹는 양은 아침·저녁 한 잔씩 먹으면 된다. 아침 저녁 식사 때 된장국이나 수프 대용으로 먹으면 된다. 영양분이 손실되지 않기

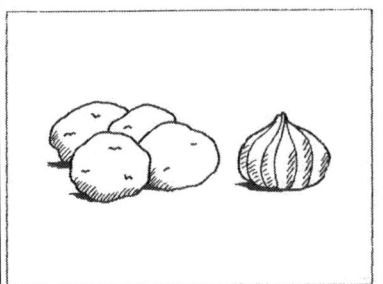

① 준비물 : 감자···4개
　　　　　양파···1개

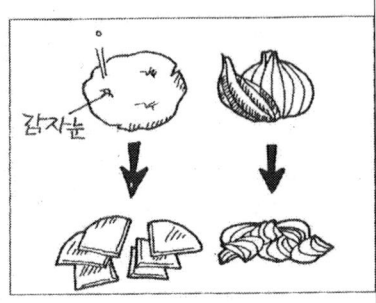

② 감자의 눈을 제거하고(껍질은 벗기지 않습니다) 양파의 껍질을 벗긴 후 얇게 절단합니다.

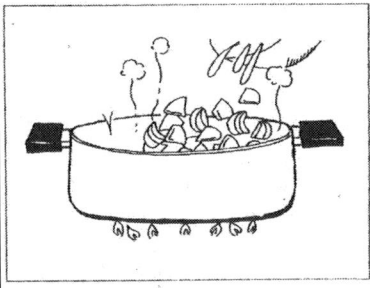

③ 절단한 감자와 양파를 1리터의 물과 더불어 냄비에 넣고 약 40분 동안 약한 불에 삶습니다.

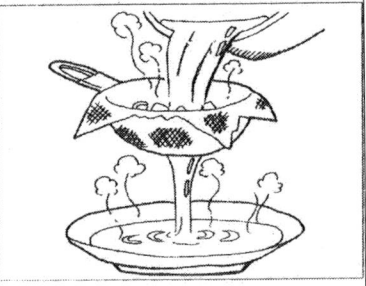

④ 물의 양이 반 정도 (약 600밀리리터)로 줄면 가제로 거릅니다.

위해서는 껍질째로 우려내지 않고 먹는 것이 제일 좋다. 그러나 상품화하거나 더 예쁘게 만들고 싶을 때는 껍질을 벗겨, 물에 씻어 만들어도 좋다.

　감자와 양파를 잘게 다져서 만들거나 익힌 뒤 가는 체에 거르면 본격적인 수프가 된다. 간장을 사용해서 예쁘게 색깔을 꾸밀 수도 있다.

　이외에 다음과 같은 응용법이 있다.
① 양배추나 당근을 채썰어 익힌다.
= 색깔을 좋게 하며 단맛도 영양가도 증가한다.
② 자른 감자와 양파를 기름에 볶는다.

= 향을 내고 싶을 때에는 기호에 맞춰 올리브유(순도가 높은 것)나 참기름, 버터 등으로 볶으면 각각의 풍미를 즐길 수 있다.

③ 물을 1.5컵으로 하고 대신에 우유 1.5컵을 더해서 익히거나 보통으로 만들어서 마지막에 우유를 2컵 정도 넣고 잘 섞는다.
= 산뜻한 색깔의 수프가 되고 칼슘도 강화된다.

④ 건포도, 사과, 살구를 얇게 잘라 넣어서 익힌다.
= 어린이들에게 단맛을 더해주고 싶을 때 사용한다.

기침이 멎고 몸이 가벼워진다.

감자는 예부터 자양이 풍부하고, 해독과 진정 등의 작용을 하는 식품이라고 알려져 있다. 영양학에서 보아도 양질의 전분과 비타민, 미네랄을 풍부하게 함유하고 있으므로 병의 회복을 촉진하고, 몸을 건강하게 하는 '식양생(食養生)'에 최적이다.

피로회복작용을 하며 단맛을 내는 양파와 조합을 이루면 더욱 맛이 좋아지고, 자양·강장 효과도 증가한다.

이 수프로 기침이 멎고 몸이 건강해지는 것은 이러한 감자와 양파의 작용이 상승하여 활동하는 결과이다. 특히 감자의 영양분은 껍질 가까이에 풍부하다. 또 익히면 물에 용해돼서 나오는 성분도 있다. 감자 껍질의 영양과 물에 용해돼서 나오는 성분까지 남기지 않고 먹는 것도 감자수프의 특징이다.

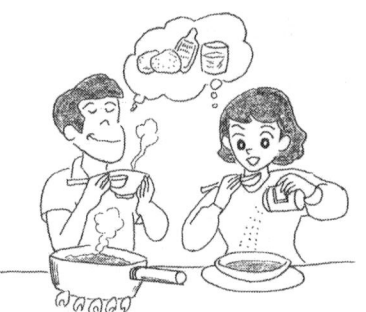

감기에 걸렸을 때에도 이 수프는 적합하다. 먹으면 기침을 멎게 할 뿐만 아니라 목의 통증까지도 제어하기 때문에 영양보급을 통해서 몸의 저항력을 높일 수 있다.

물론 대부분의 건강 유지와 증진에도 효과가 있다. 어린이나 노인들의 영양보급을 위해서도 감자는 좋은 역할을 한다.

☞ 알아두면 좋아요
시력을 보호하는 필수 영양소들

천연물질	효능	일일복용량
알파 지방산	프리라디칼로부터 망막과 황반 그리고 다른 눈의 조직들을 방어하는 강력한 항산화제인 비타민C, E 그리고 글루타티온을 재생한다.	100mg
빌베리열매 분말	눈의 신화, 스트레스를 줄여주는 강력한 항산화제인 엔토시아니딘과 플라보노이드 천연 공급원	40mg
좁쌀풀	눈이 적절하게 기능하도록 돕고 빛에 대한 과민반응을 완화하는 식물	10mg
L-글루타티온	프리라디킬로부터 수정체와 황반 그리고 다른 눈의 조직을 방어하는 항산화제	50mg
루틴/ 직산틴	황반의 건강을 촉진하는 데 특히 중요하고 왕성한 기능을 하는 카로티노이드	6mg
케르세틴	햇빛이 입히는 손상에서 눈을 보호하는 천연 항산화제인 플라보노이드	50mg
타우린	햇빛으로부터 눈의 산화 손상을 줄여주고 인체가 망막에 쌓이는 찌꺼기들을 제거하는 능력을 향상시키는 아미노산	100mg
비타민C	망막, 황반 그리고 다른 눈의 조직들의 프리라디칼을 중성화하는 필수 비타민과 황산화제	300mg-500mg

1. 한방항생제(韓方抗生劑)의 위력을 사장(死藏) 치 맙시다

언젠가 신문에 한의사가 양약항생제를 처방했다 하여 법의 시비를 받았다는 사연이 소개된 일이 있다. 사실 종래의 한약에는 항생효과나 항독성 작용이 속효적으로 나타나는 예가 많지 않아 아마 어떤 한의사가 양약항생제를 썼던 모양이다.

이 어성초는 강력한 항균인 '설파민'의 40,000배의 위력이 있는 '데카노일 아세토알데히드'라는 성분이 들어 있어 항균·항독에 어떤 약보다도 위력을 발휘한다.

그러므로 종래의 한방 처방에 어성초를 상당량 가미한다면 이야말로 속하고도 적확한 성과를 기대할 수 있을 것이다.

즉 한방약 + 어성초 = 한방약 + 항생제 → 속효적 한방약

이런 결과로 된다. 축농증, 매독, 완선, 악성종양, 치루, 임질 그밖에 세균성 질병에 위의 방법이 아주 속효인 것은 어성초가 강력한 항균제이기 때문이다.

그리고 항균 효과와는 별도로 폐와 관련된 일체의 질환에 딴 한약과 함께 어성초를 가미해 쓴다면 예상 외의 성과를 기대할 수 있을 것이다.

이런 특효 생약은 우리나라에 아직도 많이 숨겨져 있을 것이므로 이런 것들이 차례로 개발된다면 한의학의 앞날은 양양할 것으로 사료된다. 어성초는 날것으로도, 말린 것으로도, 끓여서도, 가루로서도, 증류액(蒸溜液)으로서도 또 흑소(黑燒)해서도 잘 들으니 많이 이용해서 구제 창생하시기 바란다.

2. 어성초의 재배 및 수확·보존에 대하여

어성초의 재배에 대해서는 이미 앞에서 설명을 했으므로 여기서는 수확한 어성초 보존방법만 간단히 설명하기로 한다.

□ 어성초의 건조

어성초는 잎, 줄기, 뿌리 모두가 약이다.
될 수 있으면 뿌리째 채취하여 건조한다.
비닐하우스에서 말리려면 반드시 부직포를 덮어서 속성 건조시킨다.

- 건조된 어성초는 압축하여 300g, 600g 단위로 비닐에 포장을 하는 것이 좋다.
- 비닐 포장을 해야 휘발 성분의 손실을 줄일 수 있기 때문이다.
- 잘 포장된 어성초는 반드시 통풍이 잘되는 건냉암소에 보관하여 둔다.

그리고 가끔씩 조사해 본다. 왜냐하면 혹시 덜 건조된 어성초라면 쉽게 변질되기 때문이다.

어쨌든 어성초는 반드시 그늘에서 말려야 하며 속성으로 말릴수록 좋고, 휘발성분의 손실을 막기 위해서 비닐포장을 해야 한다는 것을 잊지 말아야 한다.

생약은 신품이 좋다. 예부터 육진낭약(六陳良藥)이라 하여 낭독, 지실, 진피, 반하, 마황, 오수유는 해가 묵어 오래된 것일수록 좋다고 했다. 여기에 향유, 지각, 형개들도 오래된 것일수록 약성이 좋다.

그러나 어성초는 햇어성초가 가장 좋다.

그것도 잘 음건하여 휘발성분이 날아가지 않도록 비닐 포장된 것이 우수하다. 생 어성초가 가장 좋은 것도 이런 이유 때문이다. 오랫동안 묵은 어성초는 약효가 아주 적다. 또 어성초는 질병을 치료하기 위해서 쓰는 천연신약초이다. 고로 화학비료나 제초제 같은 것은 일절 써서는 안 된다. 퇴비 같은 천연거름을 사용하여 재배한 것이어야 한다. 특효약일수록 품질이 좋아야 하는 것이다. 낙엽, 풀, 짚 등을 퇴비로 만들어 충분히 주어 수분, 온도, 햇별 등의 조화로움으로 길러 자라게 한 어성초라야 약효 높은 진정한 천연신약이라 할 수 있을 것이다. 주변에서 믿을 수 있는 어성초를 구할 수 없다면, 필자에게 연락하시면 천연의 퇴비를 써서 약초답게 재배하고 그것을 잘 건조한 우수한 어성초를 구할 수 있을 것이다.

건초든, 생초든, 뿌리든 다 구할 수 있다. 생초는 급성병, 발작성질병에 아주 속효를 본다. 생초는 불에 덴 데, 무좀, 축농증, 각종 화농성종기는 물론 약술의 원료, 미용수 피부관리수(皮膚管理水)의 원료로도 쓰여진다.

또 어성초 청즙은 여타의 청즙과 섞어 쓸 수도 있다.

어성초 재배자는 보다 확실한 수익성을 확보토록 하기 위해서도 어성초의 탁월한 약성을 보다 더 널리 알려야 할 것이고, 소비자는 어성초의 우수한 약성을 잘 이해하고 터득하여 질병을 예방하고 치료함으로써 건강하고 행복한 삶을 살 수 있을 것이다.

민간비방 23

딸꾹질
곶감 4개를 삶아 그 물을 마시면 영원히 없어진다.(습관적으로 자주 딸꾹질을 하는 경우)

한방 돋보기

'녹색의 혈액' 엽록소 · 초식동물의 비밀

신선초의 최대 장점은 뭐라 해도 엽록소가 다량으로 함유되어 있다는 점이다.

엽록소란 말할 나위도 없이 식물의 녹색의 원료이다. 잎 속에 함유되어 산화탄소를 만들어내는 것으로 알려져 있다. 왜 이 엽록소가 몸에 좋은 것일까?

그것은 엽록소와 혈액이 말하자면 형제 관계에 있기 때문인 것이다. 양자의 분자 구조(분자식)는 매우 비슷해서 학자들 중에는 엽록소를 '녹색의 혈액'이라고 부른다.

엽록소 없이는 인간은 살아갈 수 없다. 엽록소를 충분히 섭취하게 되면 대부분의 병은 회복될 수 있다. 구조가 혈액에 가깝다는 것은 그만큼 몸에 흡수되기 쉽고, 효과도 크다는 것을 의미한다.

생야채를 먹어 배탈이 났다는 얘기는 없다(오히려 나았다는 얘기가 많다)는 것은 엽록소가 부드럽게 몸에 흡수되기 때문이다.

신선초가 흡수되기 쉽고 효과 큰 것은 이러한 이유 때문이다. 엽록소의 위대한 힘을 알고 있는 것은 오히려 야생동물들일지도 모른다. 육식동물은 사냥감(초식동물)을 사냥한 뒤 맨 처음에 내장부터 먹는다. 특히 미소화 상태의 엽록소가 가득 들어 있는 장은 아주 좋아하는 음식이다. 개와 고양이도 컨디션이 나쁠 때는 보통

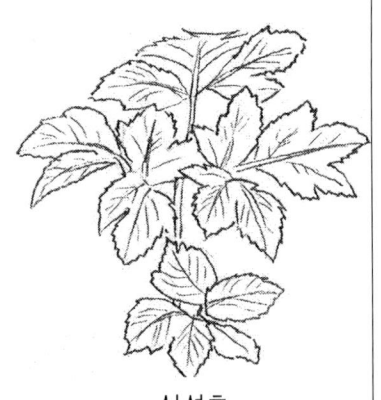

신선초

잘 먹지 않는 들풀을 먹는다. 왜냐하면 엽록소가 위장의 상태를 조절해 준다는 것을 알고 있기 때문이다.

또 한 가지 불가사의한 점이 있다. 대개 초식동물은 육식동물보다 몸이 크고 체력도 강하다는 사실이다. 코끼리와 기린은 풀만 먹는 데도 몸집은 아주 크고 체력도 강하다는 사실이다. 또한 체력도 강하다. 육식동물은 순발력은 강하지만 지구력은 별로 없다. 일반적으로 육식동물 쪽이 체력도 강인하고 체격도 커서 좋을 것 같지만 그렇지 않다. 엽록소에는 의외의 힘이 감추어져 있다.

또한 육식동물은 전투적이고 초식동물은 평화적이다. 이것은 인간에게도 해당되는 이야기이다. 육식을 주로 하는 사람은 공격적이다. 그리고 흥분을 잘한다. 그런데 채식주의자라고 불리는 사람들은 성격이 온화하다. 육식을 금하는 종교가 많은 것도 그러한 원인에 있는 것 같다. 즉 엽록소는 컨디션을 조절할 뿐만 아니라 정신에까지 영향을 미친다.

녹색 채소를 많이 섭취하는 사람은 스트레스에도 강하다는 사실을 직접 확인하길 바란다.

어성초의 약성과 이용에 관한 것을 쓰다가 갑자기 엽록소 '청즙'에 대한 것을 꺼내는 이유는 청즙이 때로 우리 몸에서 놀라운 작용으로 고질 병마로부터 해방시켜주는 경우를 수없이 목격하여서이기도 하고 또 청즙이 함유하고 있는 비타민이 우리 몸에서 어떤 일을 하기에 청즙을 음용한 지 얼마 되지 않아 수년에서 때로는 수십 년 고생하던 고질병에서 해방되어 밝고 활기에 찬 건강한 생활을 하게 되는지 짚고 넘어 가는 게 좋을 것 같아서다.

이것은 아주 중요하고 유용한 건강상식이 될 것이기 때문이다. 물론 청즙이라 해서 모두에게 다 좋은 것은 아닐 것이다. 또 아무 청즙이나 다 좋을 수도 없을 것이다.

자신의 체질과 질병에 맞는 청즙을 선택해서 복용해야 좋은 결과를 얻을 수 있을 것이다.

여기서는 신선초라는 식물을 예로 알아보았다.

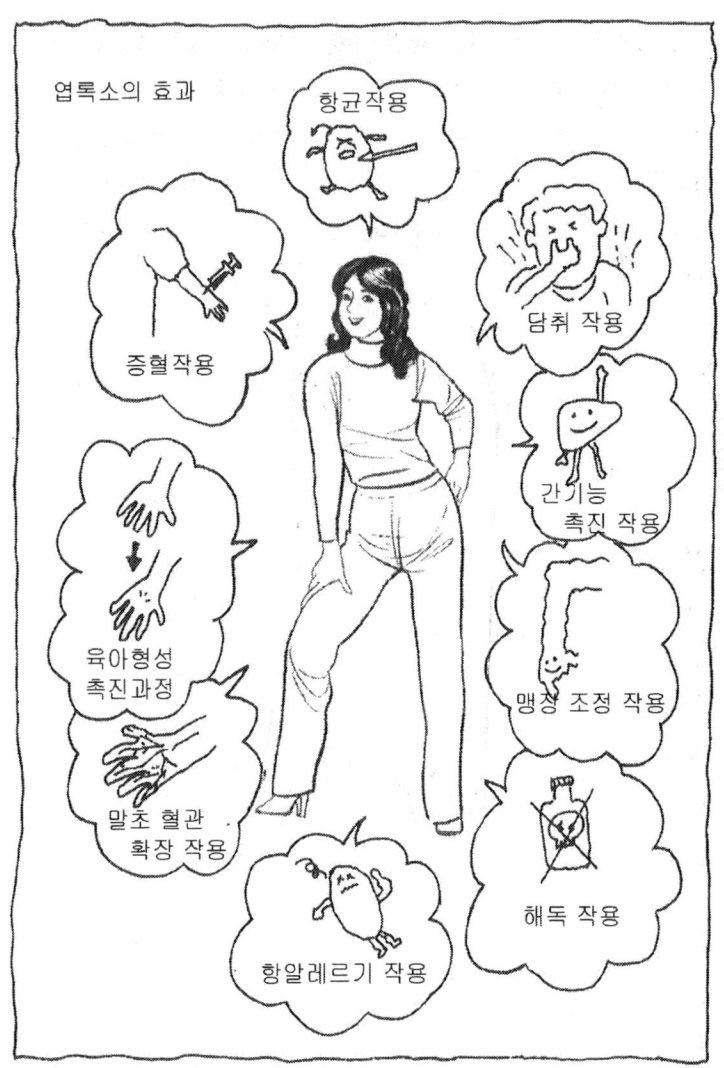

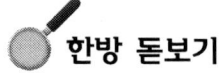 한방 돋보기

머리를 맑게 하는 비타민B군과 B_{12}의 증혈 효과

　머리가 좋아지고 싶은 것은 누구나가 소원하고 있는 일이다. 그러기 위해서는 뇌 세포를 활발하게 해야 하는데, 다음의 열여덟 가지 영양분이 있으면 활동이 부드럽게 이루어진다.
　① 비타민B_{12}, ② 비타민$_6$, ③ 비타민 B_2 ④ 비타민 B_1 ⑤ 비타민 A, ⑥ 비타민 C, ⑦ 비타민 D, ⑧ 비타민 E, ⑨ 판토텐산(비타민 B군의 일종), ⑩ 코린(비타민 B군의 일종) ⑪ 비오틴(비타민 B군의 일종) ⑫ 칼슘, ⑬ 아연, ⑭ 망간, ⑮ 철분, ⑯ 요드, ⑰ 나이아신, ⑱ 엽산.
　이 열여덟 종 중 아홉 종류가 비타민 B군으로 모두 신선초에 함유되어 있다. 머리를 좋게 하려면 특히 비타민 B군을 섭취할 필요가 있다.
　신선초는 비타민 B군을 비롯, 열여덟 종 중에서 열일곱 종을 함유하고 있다. 단 이들 영양을 섭취했다고 해서 공부도 하지 않으면서 머리가 좋아지기를 바라기는 무리임에 틀림없다.
　뇌 활동이 원활하게 되면 집중력도 좋아지고, 정신적인 스트레스에도 순응할 수 있는 힘이 강해진다. 그만큼 육체적인 압박도 덜해지기 때문에 건강면에서도 효과적이다.
　위 설명은 미국 올드 드미니온 대학의 하이델 박사의 실험 결과 뇌가 활성화된다는 사실에서도 확인되었다.
　그러나 열여덟 종을 모두 섭취했다고 해서 건강에 완전히 안심할 수 있는 것은 아니다. 그러므로 신선초로 열여덟 종 중의 열일곱 종을 확보하고 나머지 모자라는 부분은 다른 식품으로 보완하기 바란다.

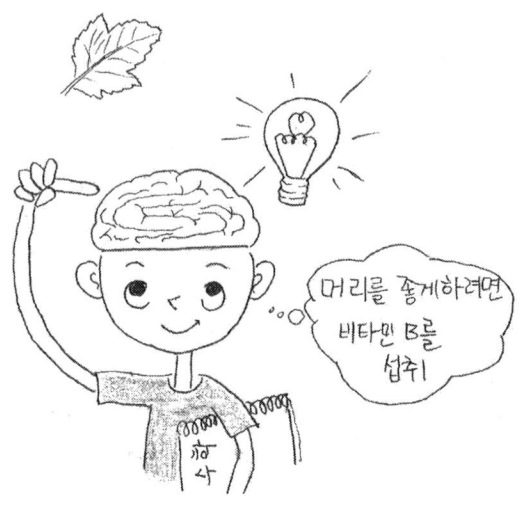

　빈혈 상태에 있는 사람은 간을 먹으면 좋다고 한다. 그 이유는 철분을 비롯한 각종 미네랄과 비타민의 보고(寶庫)로 특히 조혈작용에 효과적인 비타민 B_{12}가 함유되어 있기 때문이다.
　이 비타민 B_{12}는 흔히 빨간 비타민이라고도 불리며, 주로 동물의 체내에서 생성되고, 식물 속에는 그 함유량이 매우 희박하다고 한다. 그 희박한 성분을 신선초는 함유하고 있으며, 간과 같이 증혈 작용 등에 효과를 나타낸다.
　빈혈이란 혈액 속의 필요 성분이 부족해 혈액의 비중이 표준치 이하가 된 상태를 말하며, 건강 유지에 치명적인 결함이 된다.
　신선초에는 조혈(造血)에 유효한 비타민 B_{12}를 비롯해서 엽록소, 철분 등이 함유되어 있으며, 빈혈 방지에 매우 적합한 식품이라고 할 수 있다.
　빈혈에 걸리는 이유는 출혈, 육체적 결함, 영양 부족 등 여러 가지를 생각할 수 있다. 따라서 신선초가 모든 경우에 효과를 나타낸다고 단언할 수는 없지만, 부족한 혈액을 보충한다는 점에서 효과적으로 작용한다는 것은 틀림없다.

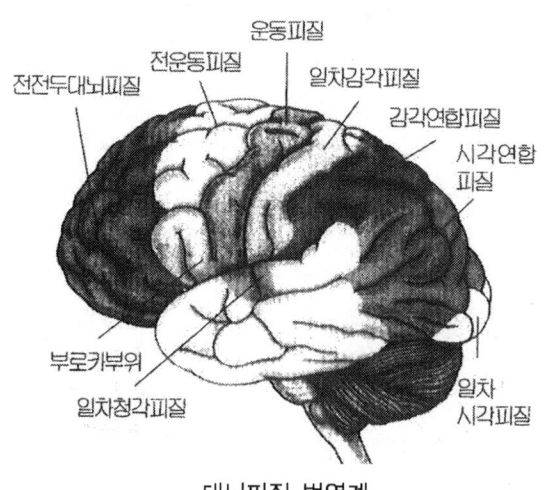

대뇌피질 번연계

감각피질, 운동피질, 생각, 언어 등을 주로 관장하고 있는 대뇌피질

비타민 B_{12}의 주요 효과는 다음과 같다.
· 혈액(적혈구)을 만든다.
· 집중력, 기억력의 증가.
· 성장 호르몬을 유발시킨다.
· 항암성을 강하게 한다.

비타민 B_{12} 이외에도 인체에 효과적인 비타민 종류들이 신선초에 많이 함유되어 있다. 이 비타민들의 효과를 설명하면 다음과 같다.

비타민 C 체내에서 겨우 2~3시간밖에 머물지 않는다. 효용은 상처와 화상 이외에 바이러스 등으로부터의 감염 예방, 괴혈증 등에도 좋다. 또한 피부를 아름답게 만든다.

비타민 B1 부족하면 각기병에 걸린다. 효과는 성장 촉진, 정

	신안정, 진정작용 등. 비타민B_{12} 등 다른 성분과 함께 섭취하면 보다 효과적이다.
비타민 B_2	눈의 피로에 효과, 식욕 증진, 피부, 손톱, 머리카락의 성장에도 빠지지 않는다. 구강 내 염증에도 효과가 있다
비타민B_6	소화를 도와주며, 핵산의 합성을 촉진시켜 노화를 방지한다. 신경의 정상화와 피부가 거칠어지는 것을 방지한다. 근육의 경련, 신경염의 진정 등에도 작용한다. 적혈구 세포 생성 시의 필수 물질이다. 해독 작용과 구강염, 설염 등을 억제한다. 부족하면 실명의 위험이 있다.
비오틴	비타민 B군의 일종, 비타민 C의 합성에 빠질 수 없는 물질로, 부족하면 습진이 생기거나 극도의 피로감에 빠진다. 새치, 대머리 방지 등에도 좋다.
판토텐산	비타민 B군의 일종. 부신의 활동을 돕고 스트레스로부터 내장을 지킨다. 세포 형성과 중추 신경 계통의 발육에 효과적이다. 결핍되면 궤양, 피부 질환, 우울병 등에 걸리기 쉽다. 저혈당, 당뇨병에 효과적이며 관절염에도 좋다. 면역력의 증강, 항체의 부작용을 순화시키는 작용이 있다.
엽산	비타민 B군의 하나, 노화를 방지하는 핵산의 합성을 돕는다. 적혈구 세포를 증가시키고, 빈혈증에 효과를 나타낸다. 판토텐산과 함께 새치를 예방한다. 장내의 기생충과 음식물 부패를 막는 활동을 한다.
코린	비타민 B군의 하나, 지방 침착, 콜레스테롤의 축적을 막는다. 노인에게 많은 기억력 감퇴를 방지한다. 뇌 신경을 자극하여 뇌를 활성화시키기 때문에 수험생에게는 꼭 필요한 영양 성분이다. 간장에 작용해서 해독작용을 한다.

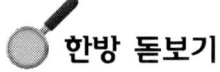 한방 돋보기

소량으로 큰 작용을 하는 '미네랄'

미네랄 워터, 미네랄 야채 등 요즈음에는 미네랄 식품을 찾는 수요가 점차 늘어나고 있다. 미네랄 철분, 동, 칼슘 등 자연계에 널리 존재하는 무기물 성분을 가리킨다.

신선초에도 미네랄이 상당량 함유되어 있는데, 미네랄은 우리 몸에 꼭 필요한 체내 대사와 합성에 빼놓을 수 없는 성분이다.

혈관을 도로, 영양을 자동차라고 한다면 미네랄은 신호와 도로 표지 혹은 안내판이라고도 할 수 있다.

미네랄의 필요 섭취량은 소량이지만, 그것이 부족하면 몸에 큰 영향을 미친다. 게다가 상호 연관 관계가 이루어져 있기 때문에 어떤 것 한 가지라도 부족하면 영양소 전체에 영향을 미쳐 제대로 기능을 발휘하지 못하게 된다. 그러나 평소 규칙적인 식사를 하고 있었다면 미네랄 부족을 일으킬 염려는 없지만 편식, 혹은 약을

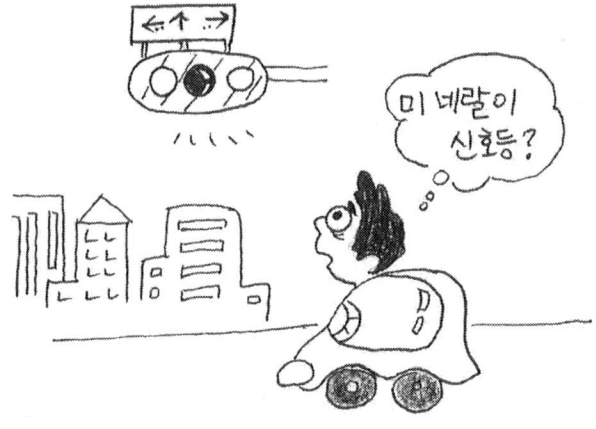

너무 많이 먹거나, 큰 질병을 앓았을 경우 미네랄 성분이 과다하게 소비되어 부족해지는 일이 생기기도 한다.

예를 들어 치아와 뼈의 주요 구성 성분인 칼슘은 어떠한 원인으로 혈중의 칼슘이 부족해지면 뼈의 칼슘 성분이 녹아 나와 혈중 농도를 정상화시키기 위한 조절 작용을 한다.

그 결과 뼈가 약해질 뿐 아니라 칼슘을 빼앗긴 세포는 석회화되어 노화한다.

또한 나트륨은 세포의 침투압에는 빼놓을 수 없는 존재로, 땀을 많이 흘리게 되면 수분과 함께 나트륨도 몸 밖으로 배출되기 때문에 목이 마르다고 해서 수분만 섭취하게 되면 세포는 나트륨 부족으로 정상적인 활동이 불가능하게 된다.

중요한 것은 항상 밸런스가 맞는 미네랄 성분을 섭취하는 일이다. 그러나 특정의 성분만을 다량으로 섭취하는 것은 해가 될 뿐만 아니라 건강을 위해서도 좋지 않다.

일본의 대 기근 때 팔장도의 사람들은 신선초밖에 달리 먹을 것이 없었지만 굶주림으로 인해 목숨을 잃은 사람은 찾아 보기

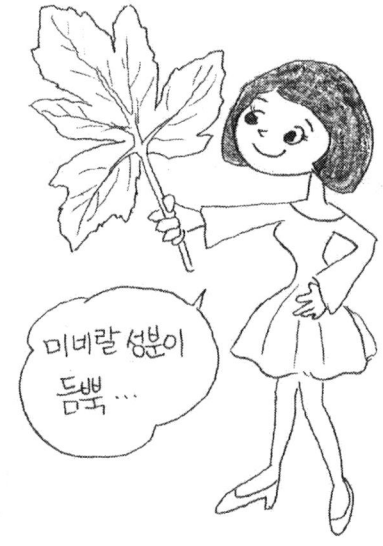

힘들었다고 한다. 그 이유로는 신선초에는 미네랄 성분이 균형적으로 함유되어 있기 때문이었다.

뛰어난 성분 한 가지만 있는 것보다 필요한 영양소를 골고루 함유하고 있다는 것이 신선초의 장점이다.

칼 슘	뼈와 치아에 주로 함유되어 있는 칼슘은 성인의 경우 체내에 약 1kg을 보유하고 있다. 장기·근육·신경에도 함유되어 있으며, 간장과 비장에 특히 많다. 주로 근육 수축·혈액 응고·뼈의 형성 등에 관여하여, 효과는 숙취·기관지 천식·코 알레르기·관절염 등에 좋다.
철	혈중의 헤모글로빈의 주성분으로 부족하면 빈혈이 된다. 하루 필요 섭취량은 약 10mg이다.
마그네슘	세포의 침투압, 산과 알칼리의 조정. 신경을 부드럽게 하고 아름다운 피부를 유지하는 데 효과적이다. 부족하면 발육 부진·협심증·심근경색·신부전증 등에 걸리게 되며 당뇨병에는 효과적이다.
망 간	소화 효소의 분비를 촉진시키고 코린 생성의 필수 성분으로 생식 신경을 강화한다.
칼륨	심장의 리듬을 조절하는 물질, 신경 전달을 돕는다. 부족하면 반신 불수 등.
나트륨	체액의 산과 알칼리 농도의 조절, 칼륨과는 불가분의 관계에 있다.

구분	인체를 구성하는 원소
Ca 칼슘	석회라는 의미의 라틴어 Calx(칼슘의 산성화)에서 온 이름. 1808년에 발견. 지각 중에 다섯 번째로 많이 존재하는 원소. 사람에게 있어 불가결한 존재. 사람의 체내에는 통상 약 1kg 정도 있으며, 대부분이 치아와 뼈 속에 있다. 이것은 심장 박동을 규칙적으로 만드는 역할도 함.
P 인	영국명 phosphorus는 phosphoros 즉, 빛을 운반한다는 것에서 온 이름. 1669년에 발견. 백색, 적색으로 드물게는 흑색의 세 형태가 있다. 인은 매우 불안정하고 빛이 닿으면 노란색이 되고 이어서 빨간색이 되어 어두운 빛을 발한다. 인광(燐光)의 이름에서 유래.
Na 나트륨	(영국명 sodium은 소다에서 온 이름) 기호 Na은 라틴명 nat-aium에 의함. 1807년에 발견. 천연에 여섯 번째로 많이 존재하는 원소. 금속나트륨은 열이 나는 성질을 가지고 있어 보통 등유에 사용. 그 화합물은 매우 유용하고 식염, 붕소, 회즙 등에 쓰인다.
Zn 아연	영국명 zinc는 주석이라는 이름의 zin에서 유래되었으리라 추정. 16세기 연금술사인 파라세르스스가 발견. 아연과 주석의 합금인 주물은 예부터 사용되고 있었다. 유색 금속은 아니지만 아연의 주물은 푸른 빛을 띤다. 뛰어난 도금용 금속으로서 건전지에도 사용된다.
Mn 망간	magnos(자석이라는 뜻)에서 온 이름. 그 광석은 최초 자철광과 혼동되었다. 1774년에 발견. 구리에 들어가면 경도와 부드러움을 주지만, 동물의 뼈 속에 이것이 결핍되면 뼈는 불수가 되기 쉽다. 망간은 효소를 활발하게 하는 기능을 한다.

구분	인체를 구성하는 원소
I 옥소	영어 iodine은 ioeides(자주색을 의미)에서 유래. 1811년에 발견. 청흑색의 고체로, 가열하면 자색의 증기가 된다. 원래는 해안에서 채취했지만, 지금은 유정(油井)에서 채취함. 결핍되면 갑상선 이상이 된다. X선은 투과되지 않기 때문에 뢴트겐의 조영제(造影劑)로 사용.
Co 코발트	kobold(악마란 의미)에서 온 이름. 그 광석은 유독하다. 1735년에 발견. 오랫동안 코발트의 청색염은 자기와 타일과 에너멜의 착색료로 사용되었다. 그 합금은 제트 추진 엔진에 사용된다. 방사성 동위 원소는 암 치료에 사용된다.
Ni 니켈	독일어의 Kupfernickel, 즉 가짜 구리라는 것에서 유래된 이름. 이것은 니켈을 함유한 적색의 석회. 구리를 함유하지 않는다. 1751년에 발견, 예부터 화폐에 사용된다. 미국의 5센트 동전은 25%가 니켈이다. 니켈판은 보다 유연한 금속을 만드는 데 사용됨.
K 칼륨	(영어 potassium 예부터 알려져 있는 탄산칼리의 불순한 형태인 회(灰)) 기호 k는 라틴명의 kalium에 의한다. 1807년 발견. 지각 중에 일곱 번째로 많이 존재한다. 방사성 동위체의 방사능은 약하지만, 인류의 돌연변이 원인의 하나이다.
Mg 마그네슘	고대 소아시아의 도시 마그네시아에서 따온 이름. 1775년에 발견. 지구상에서 여덟 번째로 많은 원소. 생리학적으로 기묘한 효과를 가지고 있으며, 체내에서 이것이 결핍되면 알코올 중독과 비슷한 증상을 일으키며 헛소리를 한다.

구분	인체를 구성하는 원소
Cl 염소	영어 chlorine은 황녹색이라는 의미의 chlaros에서 유래한다. 1774년에 발견. 불소와 같이 대부분의 원소와 결합한다. 불소 정도의 부식성은 없지만 표백, 살균, 독가스 등을 만드는 원료로 이용된다. 순수의 염소는 보통 식염(Nacl)으로부터 만들어진다.
Fe 철	영어 iron은 영어명의 고어 iren에서 왔다. 기호 Fe는 라틴명 Ferum에 의한다. 선사 시대부터 인류에 이용되었다. 네 번째로 다량 존재하는 원소로서, 가장 싼 금속이다. 헤모글로빈의 구성 요소의 하나로 혈액 속에서 산소를 운반한다.
S 유황	영어 sulphur은 연소하는 돌(성서에 나오는 유황의 고대 이름)이라는 의미의 라틴어 sulphur에서 왔다. 고대부터 알려져왔다. 근대 산업의 각 분야에 사용되며, 성냥, 살충제, 고무타이어 등의 원료가 된다. 미국에서 매년 인구 한 사람당 90kg 분량의 유황이 제조되고 있다.
Cu 구리	영어 copper 구리 광산으로 유명한 카프로스 섬의 고대 명칭. cuprum에서 온 이름. 고대인도인들도 구리를 알고 있었다. 구리와 금만이 유명 금속이다. 금과 은의 장신구는 대부분 구리가 섞여 있다. 아연과 섞여서 주물이, 주석과 섞여서 청동이 된다.

구분	보통 일반적으로 미네랄이라고 불리는 것
O 산소	영어 oxygen은 oxys와 gen(산을 만든다는 의미)에서 왔다. 1774년에 발견. 가장 풍부한 원소로서, 지구상의 원소 중 약 절반을 차지하고 있으며, 대기 중에는 21%, 인체내에서는 3분의 2를 차지한다. 호흡에 의해 섭취되며, 식물에 의해 다시 공기 속으로 방출된다.
C 탄소	영어 carbon은 목탄이라는 뜻의 carbon에서 왔다. 유사 이전부터 알려져 있다. 다이아몬드, 목탄, 분필 등과 나일론과 가솔린, 플라스틱에서 DDT, TNT 화약물과 일상 필수품에 이르기까지 널리 사용된다.
H 수소	영어 hydrogen은 hydro와 gen(물을 만든다는 의미)에서 왔다. 1766년에 발견. 세 번째로 많은 원소로서 가장 가볍고, 단독으로는 거의 존재하지 못하지만, 태양과 그 외의 천체는 대부분 순수의 수소로부터 생성되었다. 수소의 열핵 반응이 우주에 빛과 열을 주고 있다.
N 질소	영어 nitrogen은 nitron과 gen(질산칼륨을 만든다는 뜻)에서 왔다. 1772년에 발견. 공기의 78%를 차지하는 기체이다. 질소는 불활성이지만, 그 화합물은 마취에 사용된다. TNN과 같은 폭약, 비료, 아미노산(단백질의 구성 요소) 등에 쓰인다.

3. 어성초주(魚腥草酒), 술 마시면서 건강(健康)해진다!

어성초주에는 두 가지가 있다고 앞에서 상세히 설명한 바 있는데 그 중 발효해서 만든 '닥터 와인'을 마셔서 얻는 치병·건강 효과는 괄목한 바가 있다.

발효 과정에서 건강 물질이 새로 생성되는 것 같다. 날것이나 말린 것보다도 약효가 많은 것 같다.

반드시 방법은 어성초 청즙 80%에 벌꿀 20%의 비율로 섞어 삭게 하면 '알콜'도(度) 약 8도(막걸리 정도)의 '와인'이 만들어진다고 한다. 이 술은 '레몬'의 '알칼리'도(5.0)의 10배 이상인 58도나 되며 이는 포도주 4도에 비하면 12배나 되는 '알칼리' 술의 왕이다.

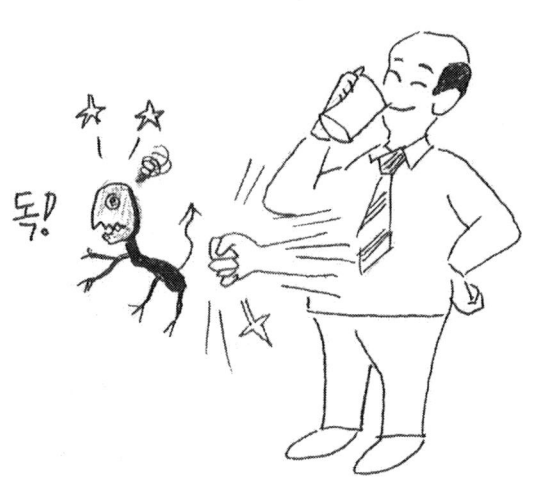

이 어성초주에 대해 일본에서의 인기는 대단하다. 의학박사인 '다까하시(고교화부)'는 『경이의 어성초주』라는 책을 지어 발행했는데, 그 속에 나온 어성초주 이용자의 놀라운 체험 사례를 간결하게 안내해 놓으니 참고하기 바란다.

◎ 회춘(回春)과 건강 증진 및 유력한 의료 보조품
　　　　　　　　　内田 安信 (東京醫科大學敎授)
◎ 피로가 심해 말하는 것도 귀찮은 몸이 회복해 정력도 증가 (增加). 木村八郞(東京都 小賣業 59세)
◎ 매일 화장실에 가는 것이 즐겁다
　　　　　　　　　　　　　　清水時枝(山梨縣 50)
◎ 신경통, 견비통이 나아 일도 활발히 할 수 있다.
　　　　　　　　　佐久木久江(靑森縣 酒店經營)
◎ 변비와 고혈압 양쪽이 좋아지고 말끔한 살결이 됐다.
　　　　　　　　　容中林子(도찌기깬. 主婦 43세)
◎ 토끼똥 같은 굳은 똥으로 고생하던 내가 어성초주를 마시기 시작해서 4일째에 배변이 있고, 심한 변비와 치질이 훨씬 좋아졌다.
　　　　　　　　　청수방자(요코하마시 주부 52세)
◎ 갱년기가 끝나도 나빠져 가기만 하던 컨디션(condition)이 완전 회복
　　　　　　　　　早川精子(甲府市 주부 63세)
◎ 노인성 얼룩과 반점이 깨끗이 사라져 젊어졌다.
　　　　　　　　　田中英男(富山縣 65세)
◎ 저혈압과 빈혈의 고통이 1개월 만에 해소
　　　　　　　　　木下知子(東京都 주부 35세)

◎ 거친 피부, 살결, 잔주름도 없어지고 젊음이 넘치는 피부로 탈바꿈

若水瑞興(愛知懸 35세)

◎ 노화방지대책에 어성초주를 마시는 것이 만전(萬全)

高島充夫·壽美花代夫婦(TV연출가)

이 밖에 '다까시마' 박사의 저서에는 다음과 같이 발표되어 있다.

◎ 하루 50~70cc씩 매일 계속 마시면 당뇨병에서 해방된다.
◎ 고혈압은 1~2개월, 저혈압은 며칠~1개월 만에 좋아진다.
◎ 중증의 동맥경화도 6개월~1년간 계속 마시면 회복된다.
◎ 정력이 쇠약한 경우도 '어성초주'로 회복시킬 수 있다.
◎ 어성초주의 풍부한 '비타민', '미네랄'은 마음을 안정시킨다.
◎ 머리에 어성초주 '마사지'를 하면 비듬이 없어진다.
◎ '어성초주'를 마시고 발라서 사라진 머리카락을 재생시킨다. 대머리에 싱싱한 머리카락이 자라난다.
◎ '어성초주'를 마셔서 백발이 검게 된다.
◎ '어성초주'를 마셔서 미발이 된다.
◎ 1주일에 한 번밖에 못 누던 심한 변비증이 2~3일 만에 좋아졌다.
◎ '어성초주'가 숙변을 깨끗이 내몰아 몸을 놀랍게 정화시킨다.
◎ '어성초주'는 마셔도 습관이 안 된다.

어성초주(魚腥草酒)의 성분(成分)

'알콜'도(度) 8.3 '알칼리'도(度) 56.0(포도주의 12배)

성 분 명	100g중의 양(mg)	아미노산	100g중의 양(mg)
쿠에르치트린	2.9	구르타민산	12
칼륨	299	아루기닌	1
인(燐)	7.0	리진	1
마그네슘	6.21	페니르아라닌	1
나트륨	3.26	치로신	1이하
칼슘	1.3	로이신	1이하
염소(鹽素)	37.1	이소로이신	1
비타민 B_6	46㎍	바린	1이하
비타민 B_2	0.06	그리신	9
나이아신	0.24	프로린	1
판토텐산	0.08	세린	1
비타민 C	2.0이하	유황	0.01%
코린	0.03이하	슈산(蓚酸)	0.38%
비타민 K	2㎍이하	아스파라긴산	6
카로틴	0.02이하	트리프트판	1이하
레치노르	0.03이하	시스친	1이하
비타민 B_1	0.02이하	히스치진	1이하
비타민 E	1.0이하	아라닌	8
규산	10ppm이하	스레오닌	1이하
게르마늄	1ppm이하	메치오닌	1이하

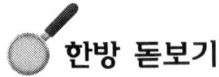 한방 돋보기

건강 장수하기 위한 식생활

① 생선이나 조개 등 어패류, 그리고 콩과 그 제품 등 단백질 섭취를 골고루 해야 한다. 혈액의 주성분인 헤모글로빈 중의 글로빈이 바로 단백질 성분이기 때문에 철분뿐만 아니라 단백질 부족도 빈혈을 유발할 수 있다.
② 미역이나 다시마, 그리고 김 등의 해조류 섭취를 늘리는 것이 좋다. 해조류에는 알긴산이 있어 비만을 방지할 뿐만 아니라 비타민과 무기질이 아주 풍부하다.
③ 쌀의 섭취를 줄이는 대신 보리나 수수, 콩 등의 잡곡밥을 먹도록 하는 것이 좋다.
④ 음식을 지나치게 좋아하거나 싫어하는 등의 편식을 하지 말고 영양을 골고루 섭취하는 것이 무엇보다 중요하다.
⑤ 지나치게 짜거나 매운 음식보다는 담백한 맛을 내는 음식이

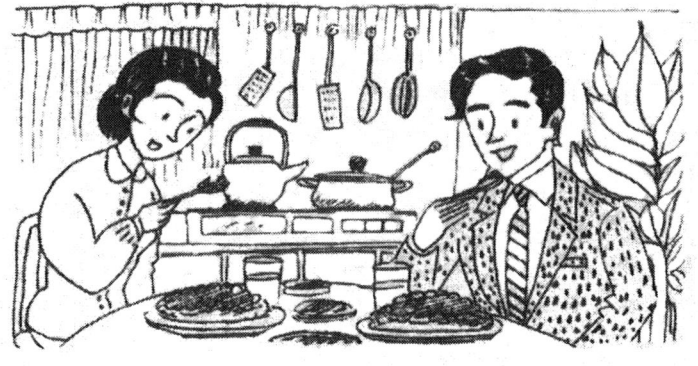

좋다.
⑥ 식품첨가물이나 조미료를 많이 사용하지 말고 솜씨로써 음식 맛을 내도록 하는 것이 좋다.
⑦ 나이가 들어갈수록 육식을 삼가고 동물성 지방의 섭취를 줄이는 것이 좋다.
⑧ 가족과 함께 동일한 식사를 하되 식사의 양을 80% 이하로 줄이는 것이 좋다.
⑨ 녹황색 야채나 과일을 많이 섭취하여 비타민이나 무기질을 충분히 공급하도록 해야 한다. 비만과 스트레스에 신경을 써야 하고 약물보다는 적당한 운동이나 산책을 자주 하는 것이 좋다.
⑩ 혈압에 신경을 써야 하고 환절기에는 특히 환경 변화에 신경을 쓸 필요가 있다.
⑪ 어성초나 신선초 같은 독을 제거하는 식품을 섭취한다.
⑫ W·B 엔자임 같은 질 좋은 효소나 발효(醱酵)식품 한두 가지를 항시 먹는다.

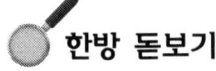

미녀(美女)가 되게 하는 복숭아

아주 옛날에 태양보다 자기 달음박질이 더 빠를 거라고 장담을 한 사람이 있었다. 그는 동트는 새벽, 태양과 경주를 시작했다. 그러나 아무리 달려도 지평선은 여전히 저쪽에 있고 태양은 벌써 지평선에 닿아 있었다.

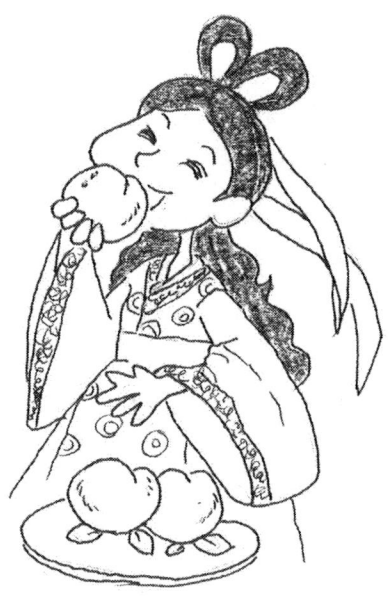

그는 분노와 갈증으로 주저앉아 황하강 물을 벌컥벌컥 들이켰는데, 강물은 말라붙고 갈증은 가시지가 않았다. 갈증을 참지 못

해 그는 물을 미친 듯 찾아다니다가 벌렁 나자빠져버렸다. 그때 그가 갖고 있던 지팡이가 벌판에 꽂히면서 이내 복숭아 숲으로 변했다고 하는 전설이 있다. 그래서 지금도 갈증 해소에 복숭아를 먹고, 기침이나 가래 삭히는 데도 먹는다.

  옛날에는 복숭아 가지로 빗자루를 만들어 재앙을 쓸어내는 민속이 있었다. 가령, 복숭아 가지가 귀신을 쫓는다. 해서 정신병자를 두들겨 때려 고치려 했으며, 초겨울이 되도록 비쩍 말라 매달린 복숭아를 귀신 들린 병에 사용해 왔다.

  이것은 일종의 해독작용을 말한다. 그래서 니코틴 해독을 위해 애연가들이 즐겨 찾는 것이 복숭아이며, 생선 식중독에도 해독제로 쓴다.

  이외에도 복숭아는 신장의 노폐물 배설을 촉진해 부종과 비만을 다스리고 변비에도 효과가 있다. 또한 간기능을 강화하고 감기를 예방하며 눈을 밝게 해줄 뿐 아니라 피부를 깨끗하게 하는 효과가 뚜렷해 특히 여성의 혈액순환에 없어서는 안 된다. 아울러 복숭아의 잎은 화농성 질환을 고치며 피부를 아름답게 해준다.

  한 선녀가 옥황상제께 복숭아를 받쳐들고 가다가 도중에 신선을 만나 한눈을 팔았는데, 옥황상제의 노여움을 얻어 쫓겨나 월매의 몸을 거쳐 인간으로 태어났으니 이 아이가 바로 춘향이었노라고 『춘향전』에 기록되어 있는 것처럼 복숭아와 미녀와의 관계는 불가분 관계가 있다. 그리고 실제로도 복숭아는 미용에 좋다.

4. 어성초의 국내 체험수기

이 체험 수기는 어성초 복용 체험 사례 중 실로 구우 일모(九牛一毛) 격인 근소한 사례에 지나지 않는다.

글이 아니고 전화나 직접 면전에서의 감사·감탄의 말이 많았다. 그때마다 필자는 그저 하늘에 '감사합니다.'라고 말할 뿐이었다. 그래서 일일이 적어놓거나 기억도 안 해 놓았다.

왜냐하면 어성초라는 풀의 성분으로 보아 당연한 결과인 것이며 애써 체험사례를 모아둘 필요까지는 없지 않을까 해서였다.

그런데 독자들의 얘기는 좀 달랐다. 체험 사례를 실어 두어야 앞으로 어성초 이용자에게 용기도 주고 또 게으름뱅이에 대한 격려도 되며 무엇보다도 이용법 연구·개발에 도움이 되지 않겠는가 라는 것이었다.

사실 일리 있는 이야기다. 지금까지 중국과 일본의 많은 책에 기록된 것만을 모았고 진작 우리나라의 체험 사례는 안 모았으니 진지한 학문연구의 태도라고 할 수 없다는 생각도 든다.

그래서 뒤늦게나마 생각나는 대로 수소문해서 몇 개의 경험 사례를 모았다.

시일이 촉박해서 참으로 극소한 일부의 체험만 싣게 되어 미흡한 감이 많다. 앞으로 충분한 시간을 두고 수집해서 독자의 이용에 도움이 되고자 한다.

① 피부가 가려워서 잠 못이루던 것이

충남 서천군 화양면 추동리 원인구(56세)

특히 밤에 몸 전체가 몹시 가려워서 긁으면 긁을수록 가렵고 피가 나와 피부가 흉해서 여름에도 긴 팔을 입고 다녔습니다.
가려운 증세로 6년이나 시달려서 밤이 되면 두렵고 괴로웠습니다. 시골이라 병원 가는 것은 엄두도 못 내고 피부병에 좋다는 생약을 구해서 먹고 바르고 해도 효과가 없었습니다.
친구의 소개로 어성초를 구해서 따끈한 물에 타서 먹고 그 물로 바르고 해서 그 당시부터 시원해 지는 것 같더니 2개월째로 접어들면서 씻은 듯이 나았습니다.
가려운 증세뿐만 아니라 온몸이 붓는 증세까지 좋아지고 뼈 마디가 쑤시는 증세도 좋아진 것 같습니다. 평생 먹을까 합니다.

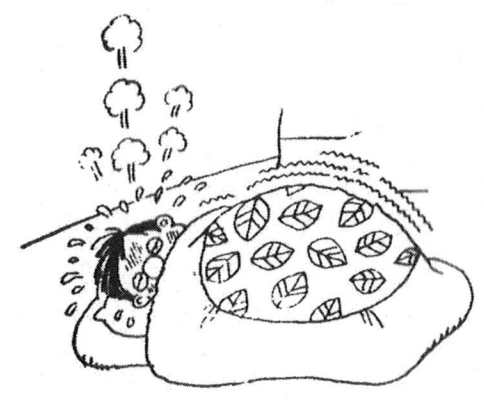

② 주부 습진으로 손의 껍질이 벗겨졌던 것이

서울 종로구 평창동 3-5 임순옥(37세)

저는 가정 주부이므로 세제나 고무장갑에서 나오는 독 같은 것이 피부에 직접 닿아서 주부습진이 생겨 몹시 가렵고 껍질이 벗겨져 손가죽이 얇아져서 특히 겨울이면 피가 줄줄 흐르고 그 고통이란 당해보지 않은 사람은 모를 것입니다.

아이들이 세 명이나 있어 빨래와 가사일은 태산같이 많은데 일거리를 앞에 놓고 아픈 손을 보며 엉엉 울은 적이 한두 번이 아니었습니다.

좋다는 방법은 다 했지만 별 효과를 못 보고 지내던 중 친구집에 놀러갔는데 친구가 손을 보더니 깜짝 놀라면서 어성초가 어떤 피부병에도 좋으니 먹으면서 발라 보라고 적극적으로 권했습니다. 반신반의하면서 먹고 발라 봤더니 지긋지긋하게 4년을 고생하던 습진이 3개월 만에 깨끗이 나았습니다. 또 재발될까 봐 계속 먹고 있습니다.

※ 어성초의 해독 효과는 놀랍습니다. 게다가 '데카노일 알데히드' 라는 '설파민' 40,000배의 역가가 있는 성분이 들어 있어 상승 작용으로 피부병에 좋은 것 같습니다.

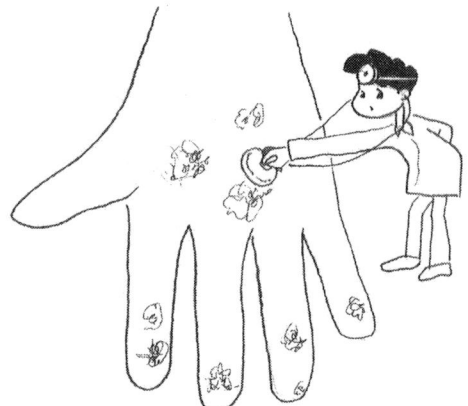

③ 신장이 나빠 단백뇨가 나오는 증세가

충북 청주시 박정순(45세)

　항상 몸이 붓고 무거우며 나른한 증세가 계속되더니 소변 색깔이 쌀뜨물처럼 하얗고 몸이 나른하고 힘이 쏙 빠져 검사를 해 보니 신우염으로 진단이 나왔습니다. 여러 방법을 해 보았지만 갈수록 고통스런 나날이 계속됐습니다.

　동생이 어디에서 듣고 왔는지 어성초가 몸에 쌓인 독을 빼는 데는 좋고 특히 신장에 관계되는 병은 잘 듣는다고 해서 구해서 먹어 보았더니 불과 6일 만에 단백뇨가 딱 그치더니 붓는 증세도 점점 사라지면서 몸이 가벼워졌습니다.

　세상에 이렇게 빨리 듣는 약이 있을까?
하고 가족들도 좋아했습니다. 부기가 빠지니 몸도 날씬해지고 생기도 나서 주위 사람들이 예뻐졌다고 야단들입니다.

　날씬한 것도 좋지만 몸이 건강해지니 저 같은 병으로 고생하는 분을 위해서 경험담을 적어드립니다.

※ 어성초는 이뇨작용이 뚜렷하고 세포 부활 작용 및 소염작용이 뚜렷해 신장병 일반에 좋습니다.
중국의 임상예도 앞의 책에 소개해 놓았습니다.
그러나 어성초만으로 모든 신장병이 다 낫는다고 생각 마시고 딴 좋은 방법과 병행하시기 바랍니다.

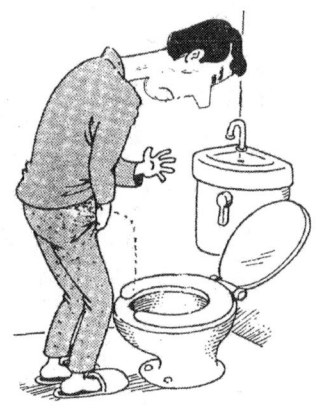

④ '류마티스' 관절염으로 관절이 부어 보행 곤란하던 것이

장명순(48세)

5년 전부터 뼈 마디가 쑤시고 몹시 아프다가 요즘은 무릎이 붓고 화끈거리며 점점 심해져서 걷지도 못하고 일을 할 수 없는 상태에 놓여서 심한 절망에 빠졌었습니다.

주위 사람들이 이 방법이 좋다고 하면 해보고 저 방법이 좋다고 하면 해 보고 병은 하나인데 약은 수없이 많고 방법도 많았습니다.

뜸도 떠보고 침도 맞아보고 고약도 발라보았습니다. 병은 하난데 방법은 수없이 많아서 저한테 꼭 맞는 방법을 못 찾고 죽을 때까지 이 고통을 당해야 하는구나 생각하고 자포자기 했습니다.

그러던 중 자연요법을 연구하시는 분이 저를 자세히 보더니 몸에 독이 많이 쌓여서 관절이 붓고 아프니 우선 장(臟)을 깨끗이 청소하면서 몸에 독을 제거하는 어성초를 장기간 복용해 보라고 하시면서 어성초 책자를 주시고 가셨습니다. 읽어 보니 이번에는 확신을 가지고 실천하기로 했습니다.

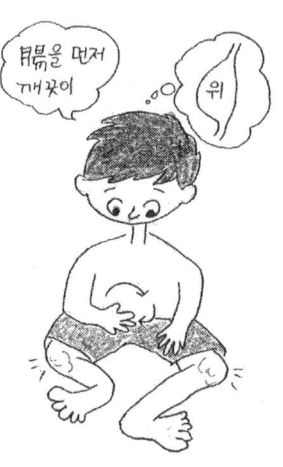

먼저 장을 깨끗이 청소하면서 어성초 식물을 구해서 먹었습니다. 15일째가 되니 붓고 아픈 증세가 가벼워지더니 한 달쯤에는 보행을 하게 되었습니다. 지금은 6개월쯤 됐는데 완전히 나아서 행복한 나날을 보내고 있습니다.

※ 장청소는 만병치유의 전제조건입니다.

⑤ 목의 임파선암이 너무 악화되어 물이 안 넘어가던 것이 호전

서울 중구 필동 박순환(64세)

목에 암덩이가 너무 번져 병원에서 수술도 못 받고 식도가 좁아져 물도 안 넘어가서 하루 하루 사는 것이 죽음 그 자체였습니다.

아들이 어디서 듣고 왔는지 어성초가 특히 임파선에 좋다고 하니 해보자고 해서 아들의 효성이 지극해서 먹기는 먹어야 하는데 물이 제대로 넘어가지 않아 안타까운 심정이었습니다. 그런데 어성초는 휘발 성분이 잘 듣는다고 써 있길래 궁리하던 중 마침 옆

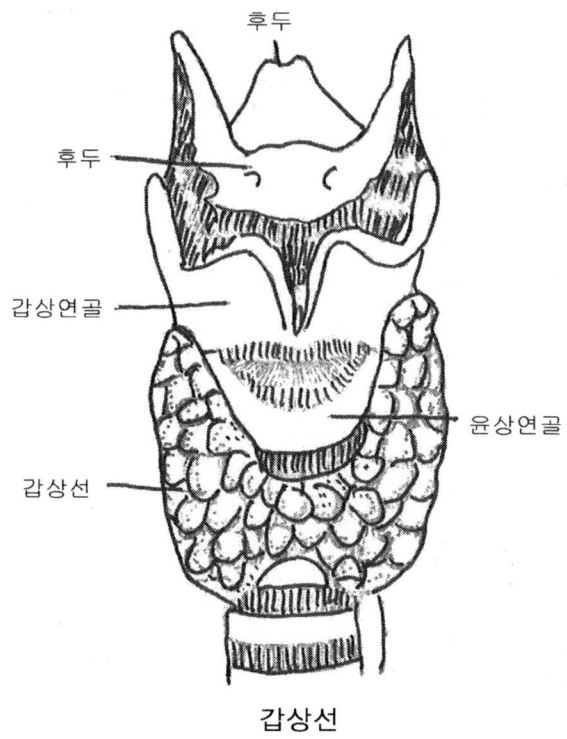

갑상선

에 가습기가 있어 가습기에 어성초 물을 넣고 코와 목 근처를 수시로 쏘였더니 목이 확 트이는 것 같아서 계속 며칠을 하니 팽창된 느낌이 줄고 부드러운 것 같아서 희망이 생기게 되었습니다. 물도 잘 넘어가서 어성초 물을 계속 음용한 바 계속 줄더니 정상인과 거의 비슷했습니다.

  2개월 만에 병원에 가서 검사를 받아 보니 완쾌됐습니다. 혹시 재발이 될까 봐 어성초의 복용을 계속하기로 하고 딴 자연요법도 계속 하려고 합니다.

  ※ 어성초를 암치료에 이용하는 중국의 실예가 이 책 앞에 많이 나와 있으니 항암 효과가 큰 것 같습니다. 일본의 학자는 어성초 속의 '쿠에르치트린'을 경이의 항암 물질이라 하고 있습니다.
    그러나 어성초에만 의존치 말고 정신요법, 온열요법, 식사요법, 그 밖의 여러 방법을 용기 있게 종합적으로 실천하시기 바랍니다.
    암도 낫는 병입니다(『妙藥奇方』)

⑥ 폐암으로 산소호흡기까지 쓰던 것이 호전되어 퇴원

서울 중구 태평로 윤태성(58세)

말기 폐암으로 병원에서 산호 호흡기로 시시각각 죽음의 늪에서 헤메고 있던 중 친구가 병원을 방문해서 보니 말기 폐암으로 눈 뜨고는 차마 볼 수가 없어 애타고 있다가 어성초 생각이 문득 나서 어성초를 이용해 보라고 해서 해보니 너무나 신기했습니다.

물도 잘 삼키지 못해 처음에는 한 방울 한 방울 넘기다가 2일 만에는 1컵 정도를 나누어서 1일에 먹게 되었습니다. 일주일째에는 피를 토하는 증세도 없어지고 부기도 빠져서 호흡이 순조로와 산소호흡기를 떼고 어성초를 수시로 먹었습니다. 어성초를 먹은지 20일쯤되어 퇴원해 집에서 치료를 하기로 하였습니다. 어성초가 멋있게 잘 듣는 것은 해본 사람이 아니면 실감이 나지 않을 것입니다. 다른 좋은 방법이 없는 이상 어성초에 계속 매달려 보겠습니다.

병원에 담당의사도 깜짝 놀라 이런 식품(어성초탕)은 처음 보는 일이라면서 결과를 보고 연구해서 의학계에 논문을 발표하겠다고 했습니다.

※ 어성초는 특히 폐·기관지 등 호흡기 질병에 좋은 것으로 나와 있습니다. 중국 문헌에 보면 '폐옹으로 죽음이 경각에 달려 있을 때 어성초계란탕으로 즉시 회복시켰다.'고 나와 있습니다. 이용해보시기 바랍니다.

⑦ 여드름이 심해서 곪은 것이 말끔히 나았다

서울 성북구 성북동 서옥순(28세)

28세의 혼기 넘긴 아가씨입니다. 여드름 때문에 자신을 잃고 낙심했었습니다.

여드름 흔적이 곰보같이 되고 여드름 곪은 것이 녹두알 크기로 되어 아파서 크게 웃지도 못했습니다.

피부과를 다녀 봐도 성이 더 나고 덧나서 신경만 갈수록 날카로워졌습니다. 사람 앞에 나가는 일이 괴로워서 대인 공포증까지 걸린 상태였습니다.

결혼은 생각지도 못하고 얼굴 문제는 자포자기 하던중 우연한 기회에 서점에 들렀다가 어성초 책을 읽게 되어 어성초를 구해서 껍질 달인 율무와 결합해서 먹고 팩도 했습니다.

곪는 것은 2, 3일 후에 좋아지더니 15일쯤에서 딱지가 생기더니 23일쯤에는 얼굴이 흉터 자국과 푸르스름하면서 얼룩얼룩했지만 계속 먹고 바르고 했더니 지금은 누가 봐도 피부가 곱다는 말을 듣고 즐거운 생활을 하고 있습니다.

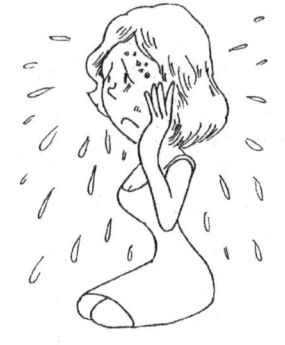

자연요법 하시는 분께서 근본적인 치료를 하려면 내장이 건강해야 피부가 곱다고 하시면서 그 방법은 장을 청소하면서 피부에 발라야 근본적인 치료가 된다고 해서 장을 청소하는 중입니다. 아무리 힘든 방법이라도 무엇이든지 할 각오입니다.

※ 여드름 중 화농성이 특히 잘 듣는 것 같습니다.
장청소(먹어서 하는)를 깨끗이 하고 어성초를 복용하면 잘 듣는 것 같습니다.

⑧ 심장 협심증과 고혈압이 좋아지다

서울 서대문구 영천 안광순(56세)

내가 어성초와 인연이 된 것은 TV에 약학박사 홍문화 박사와 옛날 경성 중고등학교 이사였고 총무처 장관이었던 김병삼(金炳三) 선생이 어성초로 심장 협심증이 나았다고 대담하는 것을 잠깐 보았기 때문입니다.

그 가냘픈 풀이 그렇게 놀라운 효과가 있나 하고 제 자신이 의아했습니다. 고기 비린내 같은 특이한 냄새가 난다고 해서 어성초라고 했나 봅니다.

전 지병인 심장 협심증으로 그 발작이 시작되면 죽음의 고통이었습니다. 움직이는 것이 싫어서 운동 부족으로 부은 것처럼 살이 쪄서 숨쉬는 것도 힘들고 혈압까지 높았습니다.

어성초를 구해다 먹기를 1주일도 못 가서 발작이 멈추고 몸이 한결 가벼워지는 느낌이 들었습니다.

전 어성초가 내 체질에 꼭 맞는다는 생각이 들어서 열심히 먹었습니다. 열심히 먹은 덕분에 체중도 줄고 고혈압과 협심증도 완치되었습니다.

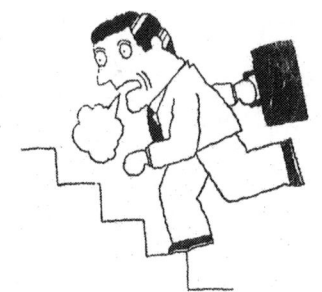

그뿐만 아니라 주위사람들은 활기가 넘치고 피부도 고와졌다고 합니다.

어성초는 저한테 꼭 맞는 식품으로 계속 차처럼 먹겠습니다.

※ 어성초 속의 '쿠에르치트린'이라는 성분에는 모세혈관 확장과 '콜레스테롤'제거 작용이 있어 협심증과 고혈압에는 특효가 있다고 합니다.

⑨ 무좀에 효과를 보다

서울 동대문구 제기동 이강환(72세)

나는 72세의 남자인데 30년 동안 무좀으로 고생한 사람입니다. 무좀도 습진 비슷한 무좀이라 긁으면 물집이 터져 피가 나고 더욱 번지면서 쓰라리고 아팠습니다. 어떤 친구가 무좀에는 어성초가 신기하게 잘 듣는다고 해 보라고 했습니다. 30년 동안 안 해 본 것 없이 다 해봐서 대수롭지 않게 생각했습니다.

어성초는 항생제 역할을 하는 성분이 있어 피부병에 잘 듣는다고 했습니다.

난 보편적으로 책에 쓰인 내용은 믿는 성격이어서 어성초 식품을 구해서 먹으면서 발랐습니다.

바르는 방법은 어성초를 개어서 발 전체에 바르고 비닐주머니를 덮어 놓았더니 그날부터 꼬들꼬들해지면서 가려운 증상이 없어졌습니다. 불과 1주일 정도 됐는데 더 이상 생기지 않고 호전되었습니다. 발이 좋아진 것뿐만 아니라 몸도 피부가 매끈매끈하면서 얼굴이 검붉은 색깔로 얼룩얼룩했는데 피가 삭으면서 하얗게 됐습니다.

제일 좋은 것은 오후만 되면 너무 피곤한 몸이 가벼운 체질로

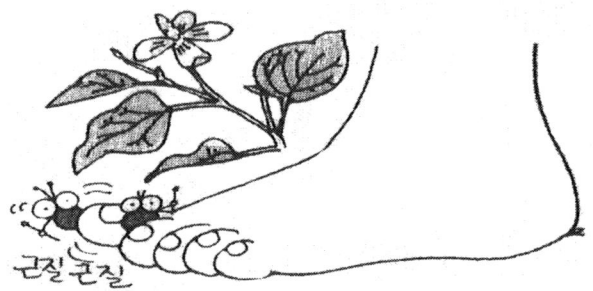

변했습니다. 나는 생을 다할 때까지 어성초를 먹기로 했습니다.

노인정에서 피부병으로 고생하는 사람만 보면 무조건 권하고 있습니다.

※ 어성초 가루를 갤 때는 특히 80도 정도의 물로 개면 성분이 잘 우러나와 환부 침투가 용이합니다. 먹기만 해도 무좀이 나은 때가 있습니다.
※ 무좀에는 딴 어떤 방법보다 어성초가 잘 듣는 것 같았습니다. 생즙을 바르거나 삶은 물로 씻어 주거나 가루로 두껍게 처매도 잘 듣습니다.

⑩ 만성 간염이 빨리 나았다

경기도 광명시 철산 4동 609 장문옥(60세)

내가 잘 아는 서울신탁은행 간부인데 오랜 만성 간염으로 병원에서 치료를 받았으나 회복되지 않고 마침내 간이 경화되었는지 오른쪽 어깨에서 팔에 걸쳐 통증이 심하고 잘 움직일 수 없을 정도로 악화되었습니다. 어성초를 권해 1개월 만에 참으로 기적같이 호전되어 내 친구들이 많이 찾아와 그 어성초를 구해 달라고 성화를 부리게 되었습니다.

나는 어성초만 먹지 말고 두충도 함께 먹으라고 했습니다. 전에도 비슷한 사람에 두충을 권해 도움을 주었는데 어성초를 함께 쓰게 했더니 너무 빨리 회복되는 데는 정말 놀라웠습니다.

친구 말에 의하면 어성초를 먹어 2, 3일 되니 소변이 아주 시원히 기운차게 많이 나오고 대변도 잘 나와 복부 전체가 후련해지더니 차차 밥맛도 나고 기력도 좋아져 피로감이 날로 감소해 가더라는 것입니다.

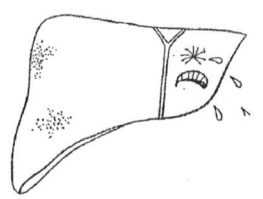

그 아프던 팔도 씻은 듯이 통증이 가시고 자유 자재로 움직일 수 있게 되었다고 합니다.

⑪ 목을 옆으로 돌릴 수 없는 증세와 당뇨가 낫다.

서울 은평구 갈현동 나영숙(42세)

저는 42세의 가정 주부입니다. 가정주부가 성인병인 당뇨에 걸렸으니 주부로서의 의무를 다하지 못하고 가족에 걱정과 괴로움을 주고 제 자신도 힘이 없고 괴로운 나날을 보내고 있었습니다. 아이들 때문에 살아야겠다는 마음뿐으로 식사요법과 자연요법을 철저히 했습니다. 녹즙도 먹고 쓴 약도 마다 않고 먹었습니다.

전 원래 양약을 싫어해서 자연요법을 했습니다. 좋다는 방법은 다했지만 갈수록 목도 더욱 뻣뻣해지고 입까지 마르는 증세가 생겨서 낙심을 하고 있던 중 친정 오빠가 오셔서 어성초가 당뇨에 좋다고 하니 우선 책을 먼저 읽어보고 해 보라고 하시면서 놓고 갔습니다.

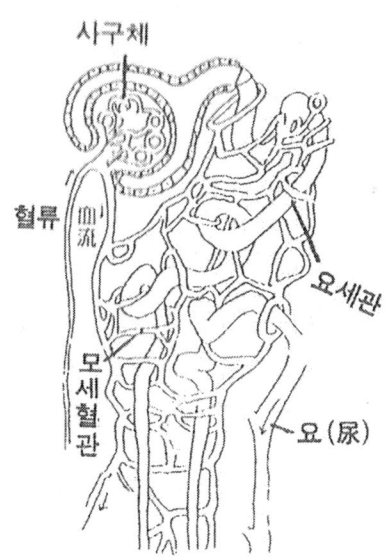

※ 콩팥의 사구체(絲球體)는 모세혈관(毛細血管) 덩어리다.

책을 읽어 보니 세균성으로 인한 병은 틀림 없을 것 같은데 당뇨병에는 좀 의심이 갔습니다. 그러나 오빠의 권유도 있고 해서 책을 쓰신 저자 선생님을 찾아갔습니다.

민간요법과 성인병에 좋은 책을 20여 권 발간하신 분이셨습니다. "여러 방법과 같이하면 좋아질 것입니다."라고 말씀하시면서 장을 깨끗이 청소하면서 어성초 식품을 다른 생초와 같이 먹으라고 해서 알려준 방법을 꾸준히 실천하니 한 달 반이 되자 목이 부드러워지면서 몸이 가벼웠습니다.

3개월 반이 되니 당도 없어지고 가정 주부의 역할을 다하고 있습니다. 항상 명랑하게 생활하고 어성초를 온 가족이 먹고 있습니다.

※ 농업진흥청발간 「식품분석표」에 보면 어성초의 줄기에는 식용 섬유가 솔잎보다도 많고 '지아민', '나이아신' 등이 인삼보다 많고 '쿠에르치트린' 등의 성분이 많아 아마 당뇨에 좋은 것 같습니다.

⑫ 농약 중독으로 온몸이 쑤시는 증세가 감쪽같이

충남 홍성군 효학리 심은섭(52세)

농촌에서 일하는 52세된 남자입니다. 평생 농촌에서 일하다 보니 농약하고 살다시피했습니다.

제가 원래는 강인한 체질로 감기 한 번 안 앓는 체질이었는데 어느 때부터인가 온몸이 붓고 쑤시는 증상이 갈수록 심해서 병원에 가도 그 원인이 나타나지 않았습니다. 서울에 올라가서 종합진찰을 해도 원인이 밝혀지지 않았는데 저를 담당한 의사 선생님이 농약 성분이 몸에 축적돼서 신경에 통증이 오니 한증막에 열심히 다니라고 해서 다녔지만 그 당시만 시원하고 역시 마찬가지였습니다.

신경통에 좋다는 양약만 의지하다 보니 마침내 약발도 안 듣게 되었습니다. 그러던 중 옆집 아주머니께서 서울 딸한테 들었는데 어성초가 약물중독이나 농약중독에 특효라고 하니 구해다 먹어보라고 친절하게 가르쳐 주셨습니다.

아주머니께서 직접 구해 주셔서 열심히 먹었더니 2주째부터 몸이 가벼워지더니 3개월째부터는 몸에 붓기도 빠지고 그 지독스럽던 신경통이 씻은 듯이 좋아졌습니다.

농촌에서 농사짓는 대부분의 농부들이 약중독으로 시달림을 받고 있으니 어성초 식품을 매일 상복하면 좋겠다는 생각과 안타까운 마음으로 제 경험담을 적으니 실현하면 편안한 생활을 하실 수 있을 것입니다.

※ 농약 중독이야말로 현농촌의 중대사입니다. 어성초를 비롯한 각종 해독 식품을 많이 개발해 일상으로 먹으면 농약의 체내 축적을 막아 각종 농촌병 유발을 막을 것입니다.

⑬ 고혈압과 무좀이 좋아졌다.

서울 종로구 평창동 이성대(72세)

나는 72세 나이에 어성초 덕택으로 지병의 고통에서 완전히 벗어났습니다. 나는 보편적으로 건강한 편인데 고혈압으로 7년이나 집에서 지냈습니다.

몇 번을 쓰러진 뒤로 항상 조심하고 있었습니다. 혈압이 최고가 150~220까지 올라갈 때가 종종 있으므로 주머니 속에는 항상 중국제 우황청심환을 가지고 다닙니다.

그러던 중 광화문에 있는 '건강의 집'을 알게 되어 어성초 식품을 구해서 계속 먹고 있는데 머리가 점점 맑아지면서 기분이 상쾌해졌습니다. 우선 장을 맑게 하면서 어성초를 복용하니 3개월 정도 됐을 때 혈압이 90~160으로 됐습니다.

지금은 6개월째 접어들었는데 완전히 정상으로 되어 논현동에 조그마한 무역회사 회장직으로 활력있게 활동하고 있습니다.

그렇게 극성이던 무좀까지도 깨끗해졌습니다.

또 7년 동안 못 먹던 술까지도 적당히 마시게 되어 노후의 생을 아주 행복하게 보내고 있으며 온 가족이 어성초 가족이 되었습니다.

※ 고혈압과 무좀은 상관 관계가 있습니다. 즉 둘 다 체액이 탁해서 생기는 것이니 어성초 복용으로 체액이 맑아지며 치료되는 것은 당연한 일입니다.

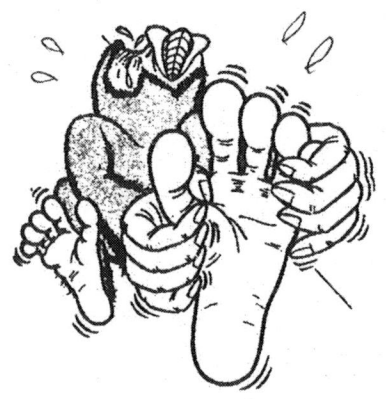

⑭ 습진과 뾰루지가 사라짐

서울 동대문구 홍은동 이숙자(21세)

소개할 만한 병도 아닌데 저처럼 고생하시는 분을 위해 조금이라도 도움이 되고자 제가 좋아진 방법을 소개하고자 합니다.

특히 항문 주위에 습진과 엉덩이 전반에 뾰루지가 생겨서 꽤 오래 고생하고 있었습니다.

지금 대학 3학년에 재학 중인데 고2년에 이런 증세가 생겨서 만 4년이 됐는데 특히 여름이면 증세가 심해서 책상 앞에서 공부하면서 고통스런 생각 때문에 공부가 머릿속에 들어오지 않고 짜증만 났습니다.

좋다는 연고를 발라 보아도 별 효과가 없었는데 어머니께서 어느 모임에 갔다 오시더니 어성초가 악성 피부병도 잘 듣는다고 하니 한 번 해보자고 하시길래 별 다른 방법도 없고 해서 어머니께서 하시자는 대로 해보기로 했습니다.

어성초식품을 먼저 따끈한 물에 타서 먹고 저녁에는 환부에 팩을 해서 잠을 잤습니다.

4일째부터 항문 주위의 습진은 꼬들꼬들해지더니 일주일 정도 되니 완전히 습진이 사라지면서 뽀로지도 삭기 시작했습니다.

너무나 즐겁고 놀라운 나머지 어떠한 약성분이 있길래 잘 듣는지 책자를 보니 항생제 역할을 하는 '썰파민'의 4만 배에 해당하는 성분이 들어있다고 하니 잘 들은 것 같습니다.

여드름으로 고생하는 옆집 아가씨한테 권했더니 여드름이 며칠 만에 사라졌습니다.

제가 너무나 고생을 해서 그런지는 몰라도 피부병 환자만 보면 어성초 식품을 써 보라고 제 자신도 모르는 사이에 권하고 있습니다.

이러한 놀라운 야초를 생기게 해주신 하나님께 감사드립니다.

※ 피부에 여기저기 정처없이 종기 등이 생기는 것은 몸에 독이 쌓인 증거입니다. 장내에 부패 세균이 많이 자라 많은 독소를 뿜어대고 있기 때문입니다. 이것을 제거하자면 어성초가 큰 역할을 할 것입니다.

민간비방 24

방광염 근치 비방법

어성초와 삼백초, 금은화, 포공영, 쑥 등을 동량 넣고 이 모든 약초와 같은 무게만큼의 황설탕을 넣은 후 물을 적당량 끓여 식혀 부어 유리그릇이나 독에 담가 30일 이상 숙성시키면 한방효소가 되는데 이 한방효소를 걸러 물 한 컵에 물의 20%의 효소를 희석해서 1일 3회씩 복용하면 2개월 내에 방광염이 근치된다고 한다. 모든 염증성 질병에 특효하고 아토피 여드름 등 모든 피부병도 치료되고 비만과 숙변 치료에도 탁월하다고 한다.

⑮ 고통스런 기관지 천식 발작이 사라짐

강원도 강릉시 목천동 284 박귀원(53세)

전 어려서 자주 백일해를 앓았다고 합니다. 그래서 그런지 기관지 천식을 평생 앓고 있었습니다. 젊었을 때는 특히 겨울과 봄에 고생이 심했는데 나이가 50줄이 넘으니까 더욱 심해져서 한 번 발작이 일어나면 그 순간은 숨이 꼴깍 넘어가고 죽음의 고통이었습니다. 좋다는 방법은 안 해 본 것이 없습니다. 그래도 좋다는 방법은 열심히 했기 때문에 죽지 않고 살았나 봅니다. 더하지만 않으면 다행으로 생각해 체념상태였습니다. 그러던 중 우연한 기회에 어성초 책을 읽게 되면서 그 고생하던 천식이 꼭 완치될 것 같은 기분이 들었습니다. 즉시 어성초 식품을 구해 먹었더니 일주일도 안 되어서 숨쉬는 것도 편해지고 가래도 현저하게 줄었습니다. 한 달 반이 되니 기적적으로 평생 고생하던 천식이 씻은 듯이 나았습니다. 가래 없이 편안한 몸으로 살 줄이야 꿈에도 생각 못했습니다. 원래 양약을 싫어하는 성격으로 평생 생초를 이용해서 천식약을 만들어 먹고 어느 정도 효과를 봤는데 이렇게 뿌리째 병덩어리가 없어질 줄이야 꿈에도 생각 못했습니다.

평생 어성초 식품을 옆에 놓고 먹겠습니다.

신기한 어성초를 발견하신 분께 감사드립니다.

※ 어성초가 기관지・천식에 좋은 것은 여러 문헌에 많이 나와 있습니다. 중국에서는 어성초를 폐(肺)형초라 할 정도로 폐에는 통틀어 좋은 것 같습니다.

⑯ '류마티스' 관절염으로 무릎에 물이 차고 아픈 증세가 없어졌다

서울 강동구 신사동 유연숙(45세)

몸이 비대해서 그런지 몸이 무겁고 무릎이 아프기 시작한 지 10년 넘게 고생했습니다.

2년 전부터 무릎이 벌겋게 붓더니 무릎에 물이 차서 한 달에 2번씩 병원에서 물을 빼지만 점점 더 심해 아주 걷지도 못하고 꼼짝 못하고 누워 있었습니다.

아픔의 고통과 걷지도 못하는 서러움이란 말로써는 표현 못할 정도로 괴로웠습니다. 다행히 아들 며느리가 효자라 수없는 약상자가 쌓였는데도 갈수록 증세가 심해만 갔습니다.

오래 누워 있으니 등 전체가 뻣뻣하고 결리어 말할 수 없는 고통의 생활이었습니다. 그러던 중 자연 건강을 연구하시는 선생님의 소개로 어성초 식품을 알게 되었습니다.

그 선생님의 말씀에 체중이 너무 많이 나가서 치료를 한다 해도 또 재발하니 체중을 줄이고 어성초를 들라고 해서 그렇게 하기로 했습니다.

'장청소를 하면 몸속에 있는 독소가 없어져 피가 맑아지면 신진 대사가 활발해져서 체중이 줄 것이며 동시에 어성초를 먹고 어성초 고약을 만들어 환부에 붙이면 통증도 가라앉고 근본적인 치료가 될 것입니다.'라는 것.

얘기를 듣고 보니 좋을 것 같고 별다른 방법도 없고 해서 우선 해 보기로 했습니다. 변을 대량으로 배설하면서 그 선생이 시키는 대로 어성초를 먹고 바르고 했던 바 오랫동안 고생하던 관절염이 점점 수그러지더니 3개월째에는 걸어다니게 되고 체중도 많이 줄어 무릎에 무리를 주지 않게 되어서인지 완치됐습니다.

⑰ 어성초를 가정약국처럼 이용하고 있습니다

종로구 신영동 209번지 12통 3반 윤명숙

남편은 오랜 세월 신경성 위장병으로 신경만 쓰면 소화를 못해 좋다는 것은 많이 썼지만 뚜렷한 효과가 나지 않았습니다.

3년 전 동생의 소개로 어성초 한 근을 사다 차로 마시다가 술을 담가 보았습니다. 2주 정도 있다가 식후에 한 잔씩 먹은 다음부터는 속이 편해 식사에 자신을 가지게 되었습니다.

어성초는 특히 여름철에 꼭 필요한 건강초입니다. 왜냐하면 모기 물린 데, 다친 데, 뽀루지 난 데, 태양에 덴 데, 불이나 물에 덴 데, 눈병·코막힌 데에, 잎이나 뿌리를 찧어 바르면 잘 낫기 때문에 우리 집은 심어 놓고 온 가족이 사용합니다.

환절기 감기로 큰아이와 아빠는 그냥 지나갈 때가 없어서, 봄 가을만 되면 걱정이었는데 2년째 감기에 걸리지 않고 지나가 우리 집은 이 어성초를 약국처럼 사용하고 있습니다.

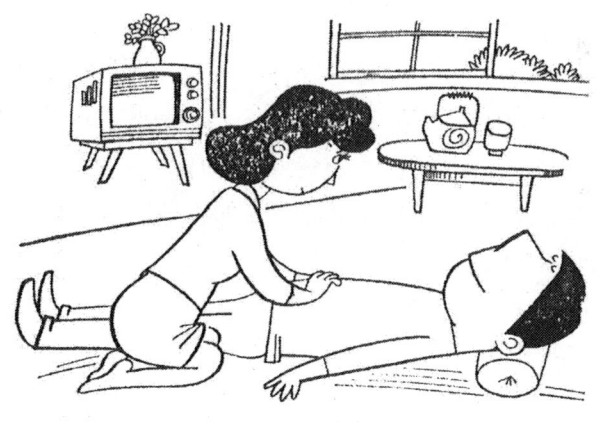

⑱ 심장병에는 어성초 이상 좋은 것이 없다

서울 용산구 이촌동 302~5 김정수(61세)

나는 미국에서 오랫동안 개업해 왔던 한의사입니다. 1984년에 귀국하여 지금껏 한국에 머물고 있는데 그 사이 많은 친지들을 만나 보았더니 어쩌면 그렇게도 아픈 사람이 많은지 놀라게 되었습니다. 내가 미국에 건너갈 때만 해도 별로 화젯거리가 안 됐던 암과 고혈압, 심장병, 등이 이제 우리나라의 많은 사람에게 무서운 사인의 으뜸이 되고 있습니다.

영업면에서가 아니고 진심으로 내 친지들의 이러한 난치병을 조금이라도 덜어드리고 싶어 미국에서 얻은(특히 중국 화교 한의사로부터 얻은) 치병방법을 많이 동원했습니다.

그러던 중 우연히 『동의어성초(東醫魚腥草)』라는 책자를 구입하게 되어 이들 난치병환자에 써보기로 했습니다. 책에 기재된 대로 암(癌), 폐옹, 폐농양, 천식, 심장병(특히 협심증) 등에 써 보았습니다.

물론 어성초 단방으로 쓴 것도 있고 또 딴 약재와 섞어서 쓴 것도 있었습니다만 정도의 차이는 있어도 암·천식·심장병에 놀라운 효과가 있었습니다.

특히 심장병에는 아주 잘 들었는데 그 중에도 협심증은 묵은 것이든 얼마 안 된 것이든 거의 백발 백중 들었습니다.

가장 흡족한 것은 나의 장모님의 오래된 협심증을 이 어성초로 완치시킨 사실입니다.

그전에도 딴 한약으로 장모님의 협심증을 다루어 그때그때 효과를 좀 보았지만 완치가 안 되어 재발되곤 했었습니다.

그러던 것이 어성초를 바짝 건조해 아주 곱게 가루로 하여 홍차 우리듯이 뜨거운 물을 부어 우려서 마시게 했더니, 얼마 안 가서 그 고질적인 협심증이 왠쾌되고 현재까지 재발이 없습니다.

이 얼마나 고마운 일입니까. 그래서 다른 많은 협심증 환자에게도 권했더니 한결같이 완치되었습니다. 어성초는 실로 우리 한방계에 큰 기여를 할 약초입니다. 그런데 이 풀은 재배도 특수재배를 해야 하고(가능하면 자연산이어야 되고) 말릴 때도 잘 말리고 보관도 잘해야 합니다. 그 고유의 향기로운 냄새가 많이 나는 것이어야 잘 듣습니다. 끓여서는 안 듣는 것 같습니다. 아마 말릴 때 심장에 좋은 성분이 새로 생기는 것 같습니다. 우리 한의사들도 딴 약을 쓰면서 이 어성초를 적절히 배합해 쓰면 참으로 큰 성과를 얻을 것입니다.

※ 어성초가 협심증 특효 식품임은 일찍이 일본의 『實際的看護秘訣』이라는 '베스트셀러'(몇천만 권이 팔렸음)의 여러 곳에 강조되어 있다. 딴 약초와 함께 가미하여 쓰는 방법을 개발했으면 한다. 복신(茯神) 등 솔(松) 성분을 이용하면 심장병에는 더 없는 건강식품이 될 것을 의심치 않는다.

⑲ 아버지 폐암(肺癌)을 어성초로 이기고자 노력

서울 용산구 갈월동25 조기남(37세)

저는 '현대 건설'에 근무하는 사람입니다.

얼마 전 아버지께서 몸이 좀 이상하다고 병원에서 종합진찰을 받았더니 뜻밖에 폐암(肺癌)이라고 청천 벽력과 같은 진단이 나왔습니다. 너무나 놀랐지만 그래도 어떤 방법이 있을 것이라고 생각하고 교보 문고에 가서 건강 '코너'를 보니 『어성초 건강법』이라는 것이 있어 내용을 훑어 보았습니다. 중국(中國)의 각 의과 대학에서 발표한 임상예에 어성초가 많이 등장하는 것을 보자 희망이 생겼습니다. 그래서 어성초를 구해 아버지께 드렸습니다. 동시에 광선이 좋다고 해서 그것도 구해 사용하였습니다.

한 7일 후에 우선 식욕이 나시면서 혈색도 좀 나아진 것 같아 보였습니다. 20일이 지나자 심하던 기침도 좀 적어지시고 산책도 가벼운 정도까지는 하시는 것이었습니다. 이대로 더욱 좋아져 완치되었으면 하는 간절한 마음입니다. 물론 어성초만 쓴 것이 아니라 '게르마늄' 등 좋다는 자연식을 쓰고 있습니다. 그 중에도 어성초가 제일 좋은 것 같아 감사를 드립니다.

앞으로 완치될 때까지 계속하겠습니다.

※ 아무리 어성초가 좋다고 해도 이것에만 의존해서는 안 됩니다. 딴 요법도 성실히 실천하시기 바랍니다.

⑳ 어머님의 독감(毒感)이 어성초 복용 3일 만에 완치

서울·마포구 동교동 179-18 김진(43세)

내가 어성초를 접하게 된 것은 취급하고 있던 덩굴차(단맛) 거래 관계로 자연식 연구가와 접촉하면서부터입니다.

어성초를 보급도 하면서 내 자신도 이용해 보기로 했습니다. 때마침 어머님이 오랫동안(적어도 1개월 동안) 독감에 걸리셔서 회복되지 않고 고생하시고 있을 때인지라 우선 어머님께 권하였습니다. 많은 건강식, 많은 감기약 등을 다 써보신 어머님이시라 이 어성초 역시 별것 있겠나 하시는 모양이었으나 자꾸 권해서 드시게 했습니다. 그런데 당일부터 콧물이 좀 덜 나오신다고 하시고 기침도 한결 부드러워지셨다고 하는 데는 나도 놀랐습니다. 3일째에는 아주 감기 증상이 깨끗이 사라졌습니다. 어머님의 기쁨도 크시겠습니다만 나 역시 효도 한 번 멋지게 했다고 생각하니 기쁘기 한량없습니다. 앞으로 어성초는 건초, 생초, 또 상품화된 것 등을 두루 보급하고자 합니다. 또 내 스스로 연구·개발도 하고자 합니다. 그리고 또 한 가지 빠져 있습니다만 인천에 있는 친구 부부에게 이 어성초를 권해 20일 만에 두 분 모두 심장병이 상당히 호전되었다는 말을 듣고 부기해 둡니다.

※ 독감(毒感)이 어성초로 들은 체험담은 처음 듣는 것 같은데, 아마 어성초는 '바이러스'성 질병에도 잘 듣는 것으로 보입니다. 하긴 일본에서는 해독초(解毒草)로서는 어성초 이상 가는 것이 없다고 할 정도이니 '바이러스'든 뭐든 생명에 해가 되는 물질은 독(毒)으로 보는 한 독감도 어성초로 고쳐질 가능성이 큽니다.

민간비방 25

피가 줄줄 흐르는 치질, 기막힌 치료비법

치질이 악화되어 항문에서 피가 끊임없이 나와 어떠한 수술이나 지혈법으로도 못 고쳐 속수무책, 빈혈로 죽을 정도로까지 되는 경우도 있다.

기가 막히게 잘 듣는 이 요법도 현대의학적으로 보면 생강은 자극성 식물이라 하여 펄펄 뛰며 반대할 수도 있고 안 들을 것이라고 터부시할 수도 있을 것이다.

그러나 자극성 식물인 이 생강은 고래(古來)로 한방에서 위장병 일체의 명약으로 써오고 있었다는 것을 잊지 말기를!

▶방법 : 엄지손가락 정도의 생강을 껍질을 벗겨 생으로 씹어 먹는다.(하루에 1개) 단 하루에 줄줄 흐르던 피가 멈추기도 하지만 완치를 위해 일주일 정도 먹으면 좋다.

※ 눈이 갑자기 어두워 물체가 잘보이지 않을 때 생각을 반으로 쪼개서 혀로 핥으면 곧 낫는다.
※ 코가 막혀 숨쉬기가 어려울 때는 생강을 찧어 콧구멍에 넣으면 금방 시원히 코가 뚫린다.

㉑ 어머님의 자궁암(子宮癌)의 진행이 멎고 이제는 보통 사람처럼 생활

서울 중구 신당동 이상미(37세 女)

우리 어머님은 61세이신데 작년 가을부터 아랫배가 거북하고 하혈이 가끔 있어 어쩐지 심상치 않아 남편의 의료 보험 '카드'를 이용해 진찰을 받아 보았습니다. 진찰 결과 자궁암이라는 것이었습니다. 정말 하늘이 무너지는 것 같았습니다. 친정 아버지가 일찍 돌아가셔서 고생하면서 우리를 키우셨는데(지금 우리와 함께 계심), 더 좀 행복하게 오래 사셔야 할 터인데 이 몹쓸 병에 걸리셨으니 불쌍하기 그지 없었습니다. 어머니에게는 단순한 자궁병(냉)이라고 속여 집에 와서 좋다는 방법은 다 해 보기로 했습니다. 병원에서는 너무 늦어 하복부 전부에 번져 수술도 불가능하다는 것이었습니다. 때마침 친척 어느 분이 어성초라는 풀이 암에 좋다고 하니 한 번 먹게 해 보자고 해서 구해 드렸습니다.

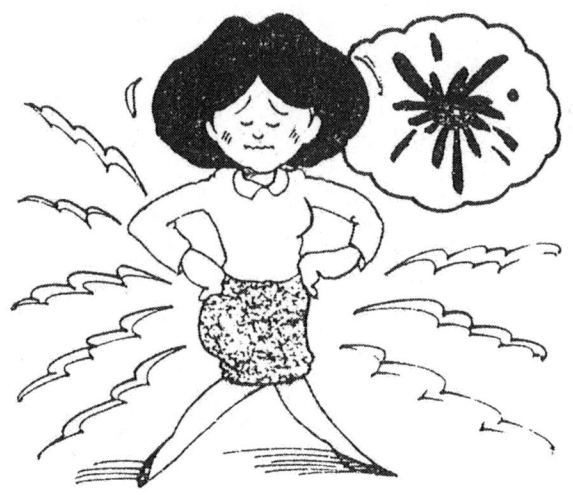

하루 세 번 꼭꼭 드시게 하고 마음을 편안케 해드렸습니다.

10일째 되니 어머니께서 속이 퍽 후련해진 것 같다고 하시며 하혈도 없어졌다는 것입니다. 그런데 20일째 되니 그전보다 더욱 검은 피가 많이 덩어리를 이루고 쏟아져나와 깜짝 놀랐습니다.

그래서 어성초 전문가를 수소문해서 찾아 뵙고 말씀 드렸더니 '속에 쌓였던 나쁜 것이 나오는 것이니 걱정 말라. 2, 3일이면 훨씬 가벼워질 것이다.'라며 안심시켜 주셨습니다.

그 말대로 2, 3일이 지나니 하복부 전체가 아주 거뜬해져 오래간만에 어머님의 웃는 얼굴을 볼 수 있게 되었습니다.

너무나 속한 회복에 반신반의하면서 다시 선생님을 찾아가서 자초지종을 얘기했더니, "아직 안심할 수 없다. 앞으로도 마음놓지 마시고 식사를 조심하고 마음에 '스트레스'가 안 쌓이게 하며 몸을 덥게 하는 동시에 어성초도 계속 더 먹으라."는 것이었습니다.

그 후 어성초만은 오래 먹을 작정으로 계속하고 있습니다. 현재 보통인처럼 건강하게 지내시고 있습니다. 진찰 결과 암이 완전히 사라지지는 않았으나 많이 좋아졌다는 것.

이에 저의 남편도 놀라 그전부터 간장이 좋지 않아 걱정하고 있던 차라 남편에게도 권했습니다.

우리 어머님만 좋아져서는 안 된다고 여겨 어성초를 사다가 드렸습니다. 남편도 현재 상당히 좋아진 것 같다고 합니다. 어성초는 우리 집에 커다란 기쁨을 가져다 준 고마운 존재입니다. 앞으로도 계속 권해드리려 합니다.

※ 어머님의 암에 어성초가 도움이 되었겠지만 이 여사의 효성이 지극하여 어머님의 마음을 편안케 한 점도 무시할 수 없습니다.

㉒ 여드름이 없어지고 무좀이 나았다

강원도 춘천시 효자동 김종훈(50세)

저는 강원도 춘천이 고향입니다. 화천에서 재배했다는 어성초를 여동생의 여드름에 써서 단시일 내에 큰 효과를 보았습니다. 처음에는 좀처럼 내키지 않았던 어성초 이용에 관한 내용이 담긴 책자를 보고 난 후 자신을 얻어 여동생의 고민거리인 여드름에 이용해 보기로 한 것입니다.

그 중 빠른 시일에 효과 본 것이 고질적인 무좀이었습니다. 어성초 우린 물에 발을 매일 10분 정도 담갔더니 당일부터 가벼워지기 시작해서 30일 뒤에는 아주 완치되고 재발도 안했습니다.

물론 어성초를 함께 먹기도 했습니다. 아마 먹은 덕택으로 피가 맑아져 재발이 안 되는 것 같습니다.

이 밖에 기관지염, 장염, 습진에도 권해 감사하다는 말을 자주 듣고 있습니다.

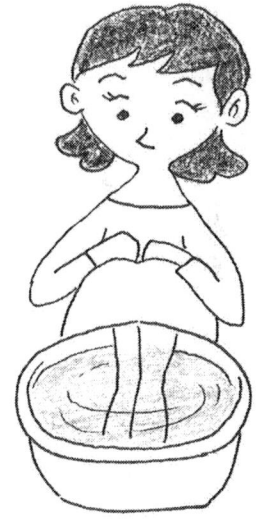

※ 어성초를 장복하면 전체적으로 이 병, 저 병이 한꺼번에 좋아집니다.

㉓ 고혈압이 나아 안심하고 즐기는 등산을 하게 됐다

부산시 동래구 금사동 강신구(72세)

이전부터 나는 혈압이 높아 최고 혈압이 180밀리, 최저 혈압이 100정도나 되어 매우 걱정을 했습니다.

그래서 건강에는 남달리 조심해 술·담배도 끊었습니다만 좀처럼 혈압은 내리지 않았습니다.

그때 아내의 친구로부터 어성초를 소개받게 되어 한 번 시험해 볼 작정으로 먹기 시작했습니다.

2개월 정도 되었을 때 그렇게 높았던 혈압이 눈에 띄게 내렸습니다. 언제 재어도 위가 140~150, 아래가 70~80 정도밖에 안 되었습니다.

이처럼 혈압이 내려가 안정이 되자 담당 의사 선생님도 놀라시는 것 같았습니다.

나의 취미는 등산인데, 이전에는 혈압이 걱정스러워 좀 높고 먼 곳에는 갈 수 없었습니다.

그런데 어성초 덕택으로 마음놓고 산을 안 가리고 등산을 즐기게 되었습니다. 매주 4~5회는 등산길에 오릅니다.

지금은 젊은이에게도 안 지게 산을 잘 탑니다. 최근에는 몸의 '컨디션'이 너무 좋아 오히려 좀 무리를 하는 것 같습니다.

※ 고혈압 치료에는 혈압 자체만 내리려 하지 말고 혈압이 높아지는 요인을 잘 이해해 대처해야 할 것으로 압니다.
아마 강 선생의 고혈압에 어성초가 잘 맞는 것 같습니다. 그러나 모든 고혈압이 어성초만으로 낫는 것은 아닙니다. 딴 요법도 병행하시면 좋을 것입니다.

㉔ 직장암 수술 후유증이 사라지다

강원도 화천읍 상리 95번지의 3 孔龍浩(64세)

이것은 제 자신의 이야기가 아닙니다. 제가 잘 아는 어느 검사 부인에 관한 이야기입니다.

그 검사님은 오래전부터 잘 아는 처지인데, 얼마 전 우연히 만나게 되어 다방에 갔더니 "우리 집 마누라가 그동안 암으로 자궁도 들어내고 직장도 잘라내어 인공 항문으로 살아가는데, 이제는 암이 하복부 여기저기 번져 통증이 심합니다. 병원에서도 체념

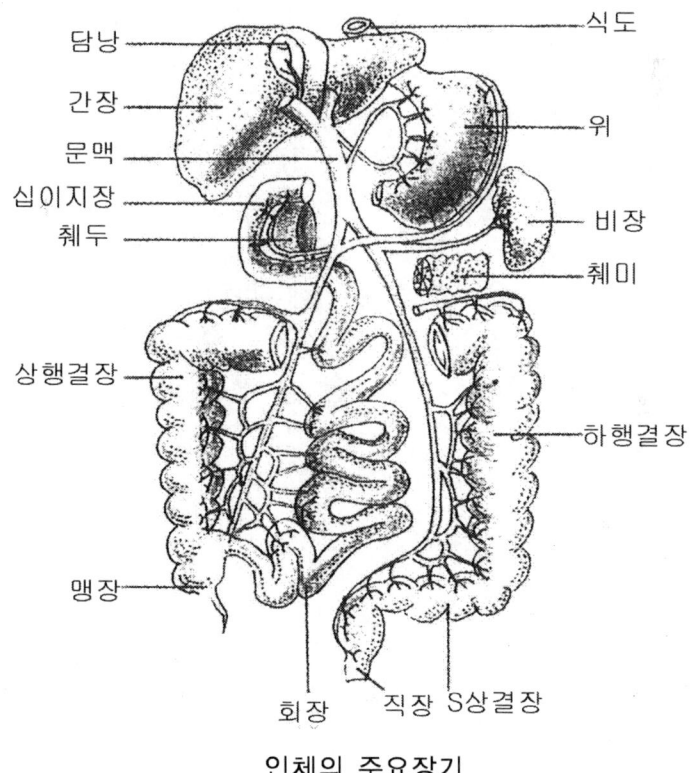

인체의 주요장기

제6장 우리나라 어성초 이용 사례 281

하고 있어 퇴원했습니다." 라고 했습니다.

저는 암에 대해 아무런 지식은 없었지만 어떤 책에 어성초가 암에 좋다는 것이 생각나서 한 번 복용시켜 보라고 일러 주었습니다.

그랬더니 그 후 어성초를 그의 동서로부터 구해서 복용시켰다고 합니다. 그 동서를 제가 잘 아는 처지여서 가끔 만나 환자의 상태를 알 수 있었는데 '통증이 훨씬 가벼워졌다.'는 것입니다.

너무 기뻐서 내친김에 더욱 욕심이 생겨 어성초 책의 저자를 직접 찾아가 자문을 받으라고 했습니다.

그 선생을 만나 더욱 자세한 방법을 알아 열심히 실천해 지금 이 글을 쓰고 있는 시간까지는 보통사람처럼 일상생활을 하고 있다는 것입니다.

물론 어성초 이 외에 딴 요법 특히 온열요법(정열 히터)과 정신요법, 식사 요법 등을 아울러 하는 덕도 크리라 믿지만 어성초 먹은 후부터 그전보다 좋아졌다니 어성초의 공이 클 것으로 알아 보고를 드립니다.

어성초가 신체 내의 모든 독을 없애준다니 아마 독이 사라져 통증이 사라졌다고 볼 수 있습니다. 앞으로 더욱 많은 연구로 어성초의 이용법을 완벽하게 해주셨으면 합니다.

㉕ 거칠고 검던 얼굴이 희어지고 살결이 비단처럼 매끈

대구시 중구 남성로 6 배명희(35세)

결혼한 지 오래된 탓인지 약 1년 전부터 살결이 까칠해져 윤기라고는 찾아볼 수 없게 되고 여기저기 버짐 같은 것이 생기고 또 살결이 추해졌습니다.

검은 얼굴이 관자놀이 주변에도 생겨 아주 보기 흉해 큰일 났다고 여겨 이것저것 좋다는 화장품을 사다 발라보고 '팩'도 많이 해 보았으나 그때만 좋아진 것 같다가 곧 나빠지곤 했습니다.

얼마 전부터는 매끈하고 살결 흰 사람들만 보면 부러워 못 견딜 정도가 되었습니다.

그때 어느 친지 한 분이 어성초 책자를 주길래 표지에 '…미용에서 암(癌)까지' 라는 문구가 있어 마음이 끌려 책을 모조리 읽었습니다. 읽고 나니 나의 피부는 어성초가 되살려 준다는 확신이 섰습니다.

그래서 곧장 어성초 판매처에서 사다가(좀 비싸서 저항감이 있었다.) 먹었습니다. 5~6일째 되니 우선 대변이 시원하게 나오고 오줌도 기분 좋게 나오며 뭔가 모르게 몸이 가벼워지는 느낌이 났습니다.

듣기 시작하는구나 생각하고 열심히 먹어 3개월째입니다.

지금은 누가 봐도 나의 살결을 추하다고 여길 사람은 없을 것입니다. 거울 보기가 즐겁고, 자기도 모르게 얼굴을 남에게 보이고 싶어지곤 합니다.

검은 색깔만 사라진 것이 아니고 살결이 매끈매끈해지고 내 스스로 만져 보는 것이 즐거울 정도까지 되었습니다.

평생 어성초를 먹기로 결심했습니다.

㉖ 독사에 물려 고생하던 것이 어성초로 말끔히

청주시 사창동 355~27(27통 3 반) 임성구

제주도에 사시는 본인의 어머니는 79세의 노령임에도 건강하시어 산에 고사리 뜯으러 가셨다가 독사에 물렸습니다.

다리가 퉁퉁 부어 병원에 가서 응급치료를 받아 생명은 건졌으나 그 여독이 좀처럼 안 가셔서 퉁퉁 부은 다리 때문에 무척 고생하셨습니다.

그때 마침 『어성초』책을 입수하게 되어 읽어 보니 해독(解毒)에는 어성초가 그만이라는 내용이어서, 즉시 어성초를 드시게 하는 한편 어성초로 술을 담가 조금씩 드시게 하고 부은 곳에 술 찌꺼기를 붙여 두었더니 차차 붓기가 가셔 1개월 정도에 말끔히 나았습니다.

참으로 어성초의 해독력에는 그저 놀랄 밖에는 없습니다.

민간비방 26

건망증 치료 및 기억력 증진
재 료 : 마늘 1통, 참깨 1홉, 토종 진짜 꿀 1홉
방 법 : 참깨를 볶아 가루를 낸다. 마늘 한 통을 강판에 간다. 참깨와 마늘 간 것과 꿀을 한데 넣고 잘 저어 섞어서 암냉(暗冷)한 곳에 1개월 이상 두었다가 찻숟갈 반씩을 찻잔에 반 정도의 뜨거운 물에 타서 마시면 아주 특효하다. 어른들의 기억력 증진과 치매 예방에도 좋고 학생들의 기억력 증진과 명석한 두뇌를 위하여 아주 좋은 방법이다.

한 포기 풀의 위력

어성초라는 생선 냄새 나는 풀은 일본서는 ドクダミ(도꾸다미)라 하여 어린아이까지 다 아는 약초의 왕자이자 건강 야채로 이름이 높다.

너무나 효과가 뛰어나고 또 다양한 병에 듣기 때문에 일본의 약국마다 어성초가 없는 곳이 없을 정도이다.

중국·대만에서는 32개의 약초명이 붙을 정도이다.

또한 일본의 어떤 약초 요법 책도 이 어성초를 빼면 책이 안 될 정도이다.

그래서 일본의 후생성(보건 사회부)은 특히 이 어성초를 『일본약전』에 올려 의약품으로 쓰도록 허가하고 있다.

일반 민간인들 사이에는 어성초를 양생식·스테미너식·미용식으로 또는 약주로 너무나 많이 이용하고 있다.

일본의 유명한 약물 연구소인 '도꾸지마' 대학 약학부가 실시한 민간약 조사 결과 판명된 것은 "어성초의 약효가 '넘버 원'이었다."는 것이다.

이 조사는 '고오찌껜 야마모토'시 주변에서 현재 이용되고 있는 생약(生藥)204종에 대해 실시한 것이었는데 어성초를 따라올 약초는 없었다는 것이다.

그 조사에 나타난 것을 보면

두통/ 축농증/ '알레르기 성' 비염/ 콧병/ 기침/ 천식/ 당뇨/ 신장병/ 이뇨제/ 방광염/ 위장 / 위 / 복통/ 위통/ 변비설사/ 구수제/ 부인병일체/ 임질/ 허리 이하의 질병/ 구충제/ 고혈압/ 신경통/

타박통/ 더위 먹은 데/ 숙취/ 피부가 검은 데/ 화장독/ 피부병/ 두드러기/ 땀띠/ 짓무른 데/ 습진/ 종기/ 뾰루지/ 표저(생안손)/ 상처/ 파상풍/ 화농/ 화상/ 해독/ 독 배설/ 가려움증/ 해열/ 감기 예방/ 암/ 보건약/ 강장/ 만병에 들음/ 냉장고의 냄새 제거/ 구더기 제거/ 가축의 질병/ 가축의 해독 등 그 이용이 놀랍게도 257건, 거의 만병(萬病)에 든다는 것이다.

'알로에'의 3배 이상

이에 대해 '알로에' 이용은 84건, 이질풀은 92건밖에 안 되었다니, 어성초가 모든 약초 중 제일 많이 쓰이며 약효가 높은 것을 알 수 있다.

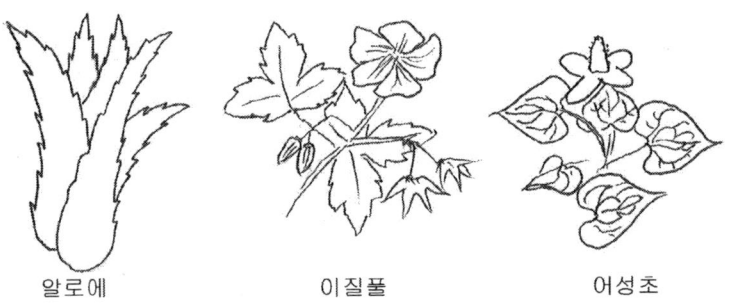

알로에　　　　　이질풀　　　　　어성초

5. 일본(日本), 중국(中國), 동남 아시아에서의 어성초 요리법(魚腥草料理法)

● 일본(日本)에서의 '어성초 건강 요리'

① 강정 '튀김' : 이 책 본문에서 소개했듯이 어성초의 날 잎을 3, 4장 따서 깨끗이 씻은 다음 기름에 튀겨 먹는다. 밀가루를 묻혀 튀기는 것이다. 하루 3, 4잎 이상은 먹지 않는다.

② 강정채 : 날 어성초 잎·대궁을 쓴다. 잎 한두 잎과 대궁 10cm 정도를 잘게 채썰어 갖은 양념해서 먹는다. 특히 어성초는 마늘·파와 잘 배합한다.
※ 이상은 일본의 『중약』책에 나오는 것이다.

③ 어성초 나물 : 어성초 나물은 꽤 맛이 있다. 독특한 맛이 있다. 날 잎·대궁을 먼저 소금을 약간 섞은 열탕으로 슬쩍 데쳐서 냉수(冷水)에 넣어 2~3시간 우린다.
이것을 다시 잘게 썰어 갖은 양념으로 무쳐 먹는다. 참기름·마늘·파·설탕·소금·간장·술 등으로 조미해 먹는다.
소고기 등과 함께 무쳐 먹어도 맛이 있다.

④ 어성초 빵·과자 : 어성초를 말려 가루로 하고 빵이나 과자 만들 때 섞어서 만들면 독특한 맛의 건강 빵이나 과자가 된다.
어성초 분말은 어성초차나 어성초 술보다 건강에 좋은 것으로 밝혀졌다. 앞으로 어성초 떡·어성초 국수 등이 개발되었으면 한다. 이때 넣는 양은 소량이면 족하다.
일본서는 어성초로 '오토밀 쿠키'도 만들어 먹는다고 한다.

병이 나서 이 약 저 약, 이 병원 저 병원 찾지 말고 일상으로 건강에 좋은 이런 천연건강 보호 야채를 이것저것 이용해 먹기 바란다.

● 대만의 여성 미용식인 어성초 '샐러드'

일반적으로 냄새나 향기 높은 야채가 피부 미용에 특효가 있다. 어성초는 짙은 냄새가 나는 풀이지만 익숙해지면 오히려 향긋한 느낌이 난다.
이 어성초의 날 잎을 매일 아침 두 장씩 '샐러드' 속에 넣어 계속 먹었더니 나이 70이 되어도 50밖에는 안 보일 정도로 피부가 고와 만나는 사람들이 부러워하는 어느 대만 할머니의 이야기는 어성초의 미용 효과를 새삼 일깨워 준다.

● 태국에서는 어성초국을 먹는다.

뜨거운 기후의 태국에서는 아침 저녁으로 어성초국을 무국, 배추국처럼 먹는다는 것이다. 아마 열대 지방의 더위와 해충을 이기는 건강 국인 것 같다.
독특한 조미를 해서 맛이 매우 좋다고 한다. 태국 사람들의 격정적이고 화끈한 '스태미너'가 이런 어성초 같은 강정 야채에서 나오는지 모른다.

● 어성초 김치를 담아 먹는 것을 연구해 보자
김치는 발효식품이다. 우리 조상들의 세계적 자랑거리이다. 일본에서 어성초로 만든 술 '닥터 와인'은 큰 인기리에 보급되고 수출까지 하고 있다. 즉 어성초라는 풀을 발효시켜 '와인'을 만들어 건강주로 쓰고 있다.

우리 나라에서도 이런 간단한 방법으로 건강주가 만들어져 상시 이용되었으면 한다. 술도 좋으나 '건강 김치'로 어성초 날 잎이나 뿌리를 이용해 보기 바란다.

● 어성초 '샐러드'를 매일 먹어 20세나 젊어 보이다

대만의 가수・배우인 탕란화(湯蘭花) 여사는 그의 저서 『中國式美容式』에서 다음과 같이 기술하고 있다.

'내가 잘 아는 할머니 한 분은 70세가 넘어도 매우 아름답다. 살결은 희고 매끈해 기미도 없으며 잔주름도 거의 없다. 겉보기에는 많이 봐도 50세 정도로밖에는 안 보인다.'

얼마 전에 처음으로 해외 여행을 가려고 신분증 수속을 할 때 담당 공무원이 '이 나이가 맞습니까.'라고 몇 번씩이나 물었다는 것이다. 이 할머니는 항상 "나의 젊음의 비밀은 어성초에 있어요."라고 말한다.

일본 어성초 식생활

※ 일본에서는 어성초가 식생활에 깊이 파고들어가고 있다.
※ 어성초 같은 자연자원을 먹기 좋고 몸에 이로운 식품으로 개발하는 것이야 말로 사회에 기여하는 것이다.

매일 아침 어성초 잎을 넣은 '샐러드'를 꼭 일과처럼 먹어 그것을 미용법으로 삼고 있다는 것이다.

어성초는 매우 약효가 높은 약초로 한방약으로 쓰이고 있지만 중국에서는 식용으로서도 많이 쓰이고 있다. 그러므로 어성초를 먹는다는 것 자체는 별로 이상할 것이 없지만 매일 일과처럼 먹는다는 것은 그렇게 흔하지는 않을까 한다.

나도 할머니를 본떠 애써 어성초를 먹도록 하고 있으며 '샐러드'로 하면 맛도 아주 좋다.

※ 필자는 처음 어성초를 알고부터 지금까지 여러 방법으로 어성초를 이용한 연구를 계속해왔는데 약초로서도 탁월한 효능, 효과가 있지만 미용제로서도 우수한 성분이 있음을 알았고, 알로에 등과 함께 쓰게 되면 효과도 좋지만 향도 좋게 내는 방법도 있음을 알았다. 그래서 먹으면서 바르는 미용미기의 최고 화장품이라고 생각하여 어성초를 여성초(女性草)라고 부르는 게 어떨까도 생각보았다. 어성초 말린 것에 율무쌀을 적당히 섞어 곱게 가루로 빻아 놓고 차로 우려 먹으면서 이 가루를 계란 노른자에 풀어 가끔 팩을 하면 기미, 잡티, 주름살 제거에도 특효한 것 같다. 여기서 힌트를 얻어 개발한 것이 W.B 엔자임이란 천연미용드링크이면서 환자에게는 치료약이 된 것이다.

전립선(前立線), 방광염(膀胱炎) 치료 명약

고수풀의 뿌리(씨도 좋음), 접시꽃뿌리, 더덕(沙蔘)을 말려 같은 분량씩 섞어 15g을 하루 분으로 해서 물 두 대접이 한 대접이 되게 달여 3등분해서 하루 세 번 식사 전에 마시면 1주일 이내에 전립선, 방광염이 완치된다.(金東極 선생 『가전비방』)

담질환(膽疾患)의 명약 : 민들레(포공영)

민들레의 뿌리가 가장 좋다고 한다. 민들레 뿌리를 캐서 말려 가루로 하거나 환(丸)을 지어 매일 3회를 따뜻한 물과 함께 먹으면 담낭의 건강은 틀림없다고 한다.(1회 복용량은 4g씩이다.)

※ 중국에서는 민들레의 줄기만을 쓰는데 미국에서는 꼭 뿌리를 쓴다는 점은 주목할 만하다. 아마 '인디언'의 특효약이었을 것이다.

제 1 비법
비아그라보다 안전하고 확실한 강정제.
마늘 40g, 꿀 100g, 까만깨(흑임자)100g

① 흑임자를 잘 볶아 가루를 낸다.
② 마늘을 강판에 부드럽게 잘 간다.

마늘, 꿀, 흑임자를 한데 섞어 반죽하여 유리병이나 단지에 넣어 암냉한 곳에 한 달 동안 보관해 두었다가 차 숟갈 하나씩 하루에 세 번씩 복용한다.

제 2 비법

산수유 씨를 뺀 것을 1회에 4개씩 하루에 아침, 저녁 2회를 먹는다. 그러면 노쇠를 방지하고 시력이 좋아질 뿐만 아니라 귀울림 또는 귀가 잘 안 들리는 증세를 고치며 허리, 무릎을 따뜻하게 해 주고 정력을 세게 하며 빈뇨도 고치게 한다. 소주에 담가두면 연중 쓸 수 있다.

파뿌리(총백)는 우수한 건강식품. 파의 흰 부분은 동맥경화를 예방하고 두통을 치료하는 우수한 건강식품이다. 총백은 말초혈관을 확장시키는 작용이 있어서 뇌에 산소가 가득 실린 맑은 피를 충분히 공급해 줄 수 있기 때문에 두통이 개선되는 것이다.

오래된 두통치료 비법

오령산 : 택사 10g, 적봉령 10g, 백출 10g, 저령 6g, 육계 2g, 총백 5개.

※ 총백을 진하게 끓인 물에 오령산 1T스푼을 1일 3회 복용한다.
몇 번만 복용하면 십중 팔구는 10년 묵은 안개가 거치듯이 머리가 맑아지는 효과를 볼 수 있다.

두통이 아주 심할 때의 구급요법

총백 10개를 짓이겨 짠 즙에 레몬 $\frac{1}{2}$개의 즙을 짜 넣고 약간의 꿀을 넣은 다음 뜨거운 물을 약간 타서 복용하면 신기하게 두통이 가신다.

☞ 알아두면 좋아요
비타민 E 함유식품

비타민 E는 과산화지질(노화를 촉진하는 물질)이 생기는 것을 방지하는 항산화 작용을 갖고 있으며, 심장병 등 성인병을 방지하고 소화방지에 도움이 되는 비타민이다. 장어, 가다랭이, 고등어 등 생선류나, 건과류 외에 식물성 기름에도 풍부하게 함유되어 있다. 빛이나 열에 약하므로 차갑고 어두운 곳에서 보존하는 것이 좋다.

품명	단위	함유량(mg)
장어구이	100g	8190
대구알	100g	5130
칠성장어	100g	3600
가다랭이	100g	3100
고등어	100g	1890
꽁치	100g	1340
참치	100g	970
현미	100g	720
배아미	100g	490
콩	100g	400

토코트리에놀이 함유된 식품?
토코트리에놀은 쌀겨기름과 야자기름에 많이 포함돼 있다.
베타카로틴 함유된 식품?
배타카로틴은 당근을 포함해 호박, 고추, 시금치, 고구마, 브로콜리와 기타 황록색 채소들에 많이 들어 있으며 암을 예방하는 것으로 알려져 있다.
하지만, 당근에는 또한 비타민C를 파괴하는 효소(아소코르비나아제)가 함께 있기 때문에 당근을 날것으로 다른 야채와 함께 먹으면 좋지 않다.

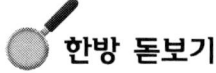 한방 돋보기

백발·시력약화·비만·고혈압·
이명과 콩가루드링크

(※ 재료도 구하기 쉽고 만들기도 쉬우며 값은 저렴하지만 효과가 뚜렷하니 꼭 해서 드셔 보세요.)

콩가루와 우유로 되어 있는 콩가루드링크에 풍부하게 함유되어 있는 단백질은 체내에서 분해되면 펩파이트(두 개 이상의 아미노산이 결합한 화합물)라고 일컫는 성분으로 변화합니다. 이 성분은 혈행을 개선하고 전신의 신진대사를 원활하게 합니다.

또한 콩가루에는 시력 회복에 효능이 있는 래시칭이라는 성분과 비타민E도 풍부하게 포함되고 있습니다. 이들 성분이 두피(頭皮)의 신진대사를 활발하게 함으로써 모근부(毛根部)의 혈행이 원활하게 되기 때문에 백발(白髮)의 감소 내지는 흑발로 변하는 것이 아닌가 생각되고 있습니다.

준비물
볶은 검은콩가루[炒黑豆紛] ·············· 큰숟가락 2개
우유 ··· 200밀리리터

※ 필자는 여기에 어성초가루 약간(3g정도)을 함께 넣어 음용합니다.
※ 질 좋은 어성초를 선별하여 깨끗이 씻어 속성으로 잘 말린 다음 제분소에서 빻아 두고 차로 끓여 먹고 돼지고기 갈비찜이나 불고기를 구워 먹으면 고기의 잡냄새도 없어지고 육질도 부드러워지면서 맛도 훨씬 좋아진답니다.

어성초 가루가 필요하신 분은 필자에게 연락 주십시오.

콩가루 드링크 만드는 방법

　준비된 검은콩은 물로 씻지 않고 마른 행주로 깨끗이 닦아냅니다. 검은 콩의 검은 껍질에는 노화를 막는 성분이 함유되어 있습니다. 만일 물로 씻을 경우 그 색이 상당 부분 소실되어 효능이 떨어지기 때문입니다.

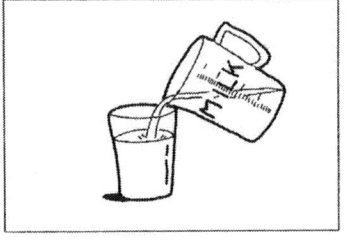
① 200밀리리터의 우유를 컵에 붓습니다.　② 큰숟가락 2개 가득한 콩가루를 우유에 추가합니다.

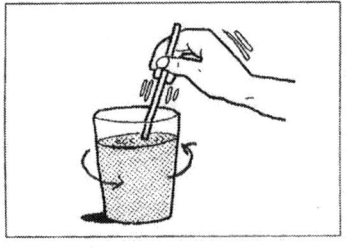 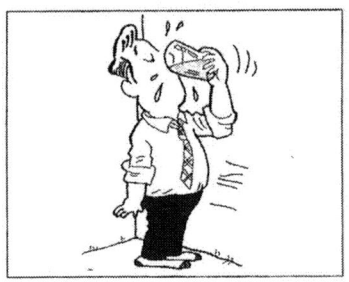
③ 콩가루가 우유에 잘 녹도록 잘 휘젓습니다.　④ 콩가루가 가라앉기 전에 하루에 아침 또는 저녁식사 후에 마십니다.

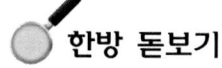 **한방 돋보기**

위궤양의 특효약 : 오패산(烏貝散)

오징어의 뼛가루와 패모(貝母)의 가루를 반반 섞어 4g씩 하루 세 번 식사 30분 전에 따뜻한 물로 먹는다.

병이 심하면 잠자기 전까지 하루 4회 먹어도 된다.

병이 호전되어감에 따라 오징어와 패모의 비율을 2:1 또 3:1로 조절해간다.

또 변비의 경향이 있으면 패모의 양을 늘리고, 설사의 경향이 있으면 오징어 뼛가루의 양을 늘린다.

※ 오패산은 중국의 위병험방(胃病驗方)에 나오는 위(胃) 치료의 특효약으로 위산과다, 위궤양, 십이지장궤양 모두에 아주 잘 듣는 생약방이다.

적백대하(赤白帶下) 치료 가전 비방

쇠비름의 생즙 3홉에 계란 흰자위 2개를 섞어 따뜻하게 데워 마신다.

불과 두 번만 해 먹으면 완치된다.(崔元亮海上方)

필자는 쇠비름과 어성초를 같은 양으로 하여 생즙(90cc)을 내고, 여기에 계란 흰자위 2개를 섞어 따스하게 해서 먹으면 더 잘 듣는다는 것을 알았다.

저자의 고향 군산

어청도(등대)

일제는 일찍이 1912년에 어청도 등대를 축조하고 방파제를 만들어 항구시설을 갖추었다.

군산항을 오가는 고기잡이배 뿐 아니라 서해안의 남북항로를 지나는 모든 선박들에게 중요한 이정표가 되며 높이는 15.7m이지만 해발고도 61m에 위치 하여 등대 불빛이 무려 37㎞ 사방으로 퍼져 나간다고 한다.

둥근 콘크리트로 된 등대는 처음의 구조와 상태를 거의 유지 하고 있는데, 출입문 위를 맞배지붕모양으로 장식하고 한옥의 서까래를 재구성한 조망대와 꼭대기의 빨간 등롱(燈籠)등 등대도 아름답지만 주변의 해송이며 푸른 바다가 어우러져 한 폭의 그림처럼 아름답다.

어청도 등대는 2004년에 지정된 소록도 갱생원 등대 이후 등대로는 우리나라에서 4번째 등록문화재로 지정되었으며, 해남의 구목포구 등대, 신안 가거도(소흑산도)등대도 같은 날 지정되었다.

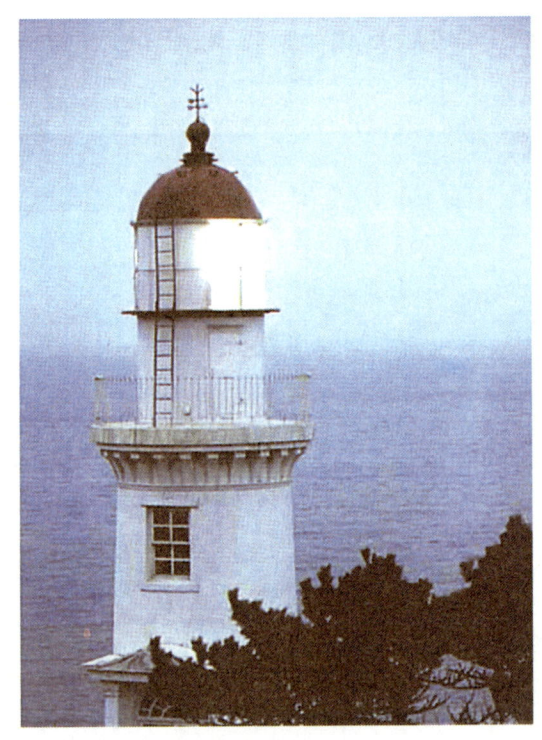

저자의 고향 군산

새만금방조제

- **사업목적** : 동북아의 경제중심지로 개발
- **위   치** : 전라북도 군산시, 김제시, 부안군 일원
- **사업규모** : 40,100ha(토지 28,300ha/담수호 11,800ha)
- **사 업 비** : 22조 7,000억원
- **주요공사** : 방조제 33km, 배수갑문 2개소, 방수제 125km
- **사업기간** : 방조제(1991~2001년)내부개발(2009~2020년)
- **도로포장개통**
- 사업규모 : 33km(상단 4차선, 하단 2차선)
- 사 업 비 : 2조 8,320억원
- 개   통 : 2010. 4. 27
- **방조제 친환경 다기능부지 조성**
- 위   치 : 신시도~야미도 내측사면
- 사 업 량 : 200ha
- 사 업 비 : 1조 2,478억원

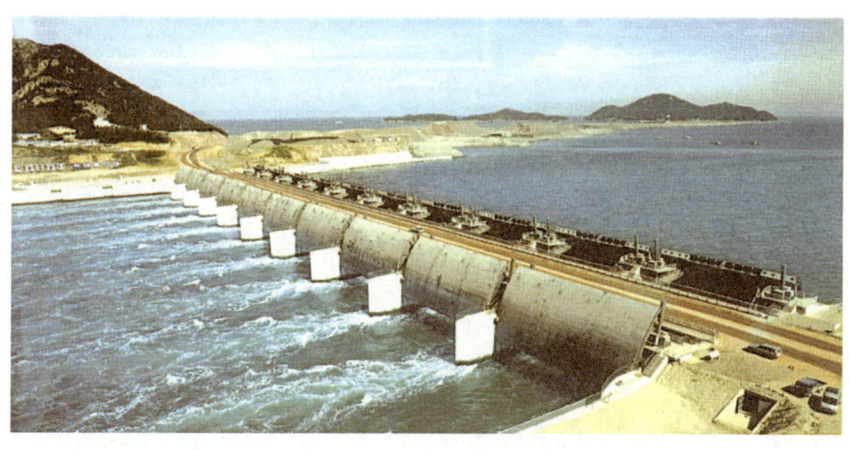

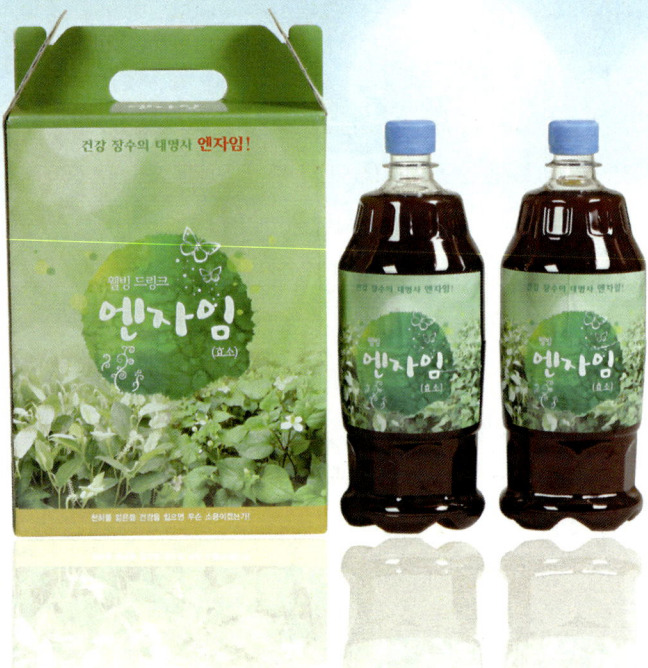

W·B 엔자임을
먹고, 바르면
건강하고
아름다워집니다.
그리고
장복하시면
동안은 보너스로 챙기십시요.

W·B엔자임(웰빙 효소)의 효능

- 아토피·여드름·습진·알레르기 등, 피부질환 일체에 효과

- 축농증, 비염, 중이염, 두통등 기관지 호흡기질환 일체에 효과

- 위염, 간염, 신염, 관절염 등 모든 염증성질환에 효과

W.B Emzyme
TEL : (063) 445-8312   H·P 010-6618-8312

제7장
자원식물(資源植物)로서의 어성초(魚腥草)

    어성초의 자원화는 현재 한창 시끄러운 UR 협정 문제와 관련 새삼 주목해야 할 것으로 확신한다. 외국에서 우수하고 값싼 상품이 밀물처럼 올 조짐이 보일 때 우리는 어떻게 해야 하나. 분신 자살 등으로 대항하는 것도 그 충정은 이해하나 우리도 외국에 상품을 팔지 않고 살 수 없는 처지에 외국 상품 불매를 외쳐도 지구 전체의 입장으로는 공감을 얻기 힘들다. 문제해결의 가장 확실하고 안전한 길은 우리도 외국 상품 이상의 물건을 비교 우위적 입장에서 만들어 내야한다는 것이다.
    이 점 중공업·경공업 등 공업 분야에서는 또 쌀 등 대량 농산물에서는 외국을 앞지르기 힘들므로 몇백, 몇만 가지의 특수 식물의 1차 생산 및 2차 생산물을 외국보다 더 품질 높게 개발해 외국에 수출하는 길이다. 다행히 일본은 환율이 높으므로 일본인의 장사가 되도록 상품을 개발하면 농촌의 경제 사정 해결에 조금이라도 도움이 된다. 그러자면 일본 등 외국에서 현재 많이 이용되면서도 그보다 품질이 좋고 값싼 것을 우리 농산물에서 찾아야 하는 것이다.

이를 위해 어성초는 최적격이라 할 수 있다. 바로 자원 식물(資源植物)로서 어성초의 가치가 여기 있는 것이다.

1. 천연 미용자원으로서의 어성초

어성초는 이 책 앞에서 본 것처럼 일본(日本)·중국(中國) 등에서 몇천 년을 두고 많이 이용되어 온 건강채(乾綱菜)·생약·미용재이다. 먼저 민간에서 놀랍게 많이 이용되자 일본의 경우 약국방에 정식으로 수록해 어느 약국이든 어성초 없는 곳이 없을 정도이며 중국에서도 어떤 약초책이나 어떤 약국에도 거의 빠짐없이 있는 것이다.

이들 양국의 어성초 이용 내용은 참으로 다양하다. 민간 약용으로 먹고 바르면 잘 듣고 또 병의원의 치료약으로도 주사약까지 개발해 쓰고 있으며, 식용으로는 건강채소로 또 건강주로도 많이 쓰이고 있다.

또 피부 미용에도 많이 쓰이고 있다. 발라도 좋고 먹어도 좋은 어성초 미용법은 그 순함과 효과의 확실성으로 특히 일본화장품계는 신제품을 여러 가지 내놓고 있다.

최근 단순한 거친 피부, 지성 피부뿐만 아니라 식생활의 변화와 '스트레스', 수면 부족, 화장독 등으로 피부 '트러블'에 시달리는 여성이 점점 늘고 있는데 이 어성초의 확실한 미용효과는 이런 분들에 큰 기쁨이 아닐 수 없다.

① 거친 피부와 잔주름 개선에

매끈하고 부드러운 살결, 윤기가 자르르 흐르는 살결은 여성의 매력 '포인트' 중 중요한 부분을 차지한다. 그런데 어쩐지 살결이 이렇게 곱지 못하고 또 연령층에서는 나이와 함께 잔주름이 유난히 눈에 띄며 또 젊은 나이에도 거친 피부로 화장발이 잘 안 받아 거울 보기에도 짜증날 정도이면 아무리 경제적 사회적 지위가 좋아도 여성으로서는 행복을 느낄 수 없다. 이렇게 살결이 거칠어지는 주된 원인은 따지고 보면 피부의 수분 부족 때문이다.

인간의 피부의 각질층은 건강한 상태인 경우 15~20%의 수분을 지니고 있으나 10% 이하가 되면 살결은 건조해 윤기나 탄력성을 상실해 잔주름이 생기고 거칠어진다. 이런 경우의 수분 대사를 개선해서 높은 보습 효과를 발휘하는 것이 어성초이다.

어성초는 이상하게도 자연의 섭리에 잘 맞아 사람의 몸이 생리적으로 필요한 수분을 필요한 만큼 보존하는 작용이 있어 살결의

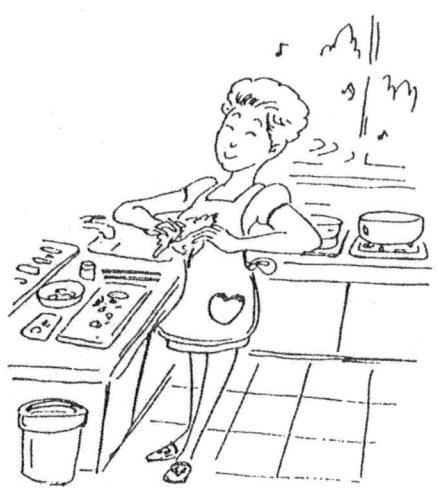

보습을 알맞게 확보시켜 윤기나는 미기를 회복시켜 준다.
 몸 표면에 어성초 화장수나 어성초 '크림', 또는 끓인 물 등을 발라도 또 안으로 어성초차 또는 정제를 먹어도 수분대사가 순조롭게 조정되어 피부를 촉촉하게 만들어 준다.

② 살균(殺菌)과 조직 재생작용

 어성초에는 독특한 냄새가 있는데 이 냄새의 주성분은 '데카노일 아세트알데히드'라고 하며 강력한 항균·살균작용이 있다. '설파민' 4만 배의 효력이 있다고 하며 예부터 종기의 고름을 빨아 낸다든가 무좀, 버짐, 옴, 벌레 물린 데 등의 치료에 쓰여 왔다.
 그러므로 '여드름' 등과 같은 피부 '트러블'에 좋은 것은 말할 필요도 없는 것이다.
 또 어성초에는 다량의 '크로로필(葉綠素)'이 함유되어 있어 이것 역시 고름이 나온 뒤의 구멍을 재생시키는 육아 조직 재생을 촉진시키는 것이다.
 그런데 최근 중국 의학계의 발표에 의하면 어성초 끓인 물에도 조직 재생 작용이 있다고 하니 엽록소 이외에 어성초에는 아직도 밝혀지지 않은 신비의 생명 물질이 있다고 보지 않을 수 없는 것이다.
 어쨌든 헌 집 자리가 보기 흉하게 남는다든지 얼룩으로 되기 쉬운 '여드름' 살결이 어성초를 활용함으로써 아름다운 피부로 회복되는 것은 이 재생작용 때문이다.
 다만 냄새의 주성분인 '데카노일 아세트알데히드'는 건조하면 사라지므로 고름이 날 정도의 심한 '여드름' 등의 피부 '트러블'에 쓸 때는 반드시 생약을 쓸 것이다.

③ 변비(便秘), 숙변(宿便)을 해소

어성초에는 잎과 뿌리에 '쿠에르치트린', 꽃과 이삭에는 '이소쿠에르치트린'이라는 성분이 있어 정장(整腸) 및 배설에 뛰어난 작용을 한다.

이 배설에는 통변 이외에 이뇨도 포함된다. 이 '쿠에르치트린'의 이뇨작용은 그것을 10만 배의 물로 희석해도 있다니 참으로 놀라운 물질이라 아니 할 수 없다. 이런 강한 수분대사의 힘은 우리 몸 표면에서부터 깊숙한 곳까지 미쳐 항상 몸을 깨끗이 해주는 것이다.

그래서 건조한 어성초의 잎을 달여 마시기를 계속하면 변비는 물론 숙변(매일 규칙적으로 배설해도 아직 다 나오지 않고 장벽에 붙어 있는 고변인데 그 속의 유해성분이 살결에 나쁜 영향을 준다.)까지 제거되어 '여드름', 종기, 얼음 등이 해소된 예가 헤아릴 수 없이 많다.

특히 '쿠에르치트린'은 완하 소염(緩下消炎) 작용이 뛰어나 장 속의 유해 성분의 못된 것을 막아 피부 '트러블'을 해소시키는 것으로 여겨진다.

또 '쿠에르치트린'과 '이소쿠에르치트린'에는 모세혈관을 강화하는 작용이 있다. 이 작용으로 미세한 혈관 끝까지 신선한 혈액이 충분히 공급되고 노폐물이 제거됨으로 살결에 윤기가 나서 안색이 훤해지는 이른바 어혈(혈액의 응체)의 원인으로 생기는 얼룩·기미 등도 예방된다.

어성초의 놀라운 피부 미용 효과는 이상에서 말한 것 이외에 아직 설명되지 않는 플러스 알파의 작용도 있으나 이런 천연의 약초가 지니는 놀라운 효과를 살결의 건강에 충분히 활용하는 것이 바람직하다.

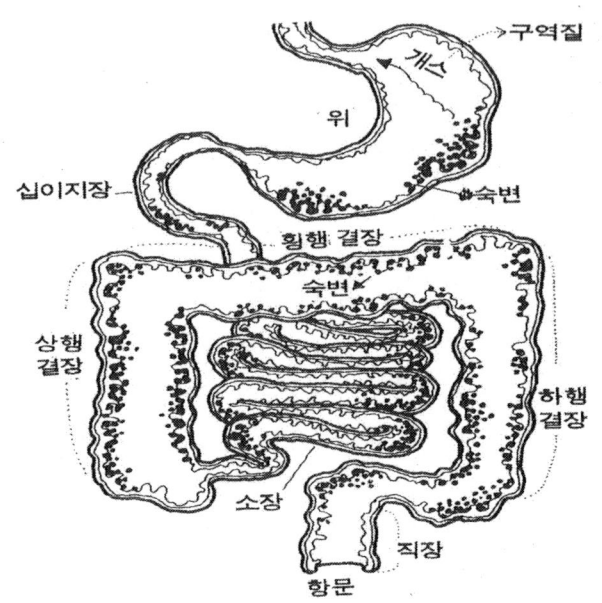

※ 음식물이 지나간 자리는 찌꺼기가 끼게 마련. 이것이 숙변이다.

④ 어성초 화장수(魚腥草化粧水)

● 시판되고 있는 세안료(洗顔料)에 어성초 '엑기스'를 섞어 골고루 세수하자.

세안용 화장품 즉 세안 '포옴'이나 화장용 비누를 손바닥에서 충분히 거품을 나게 한 후 거기에 어성초 생즙이나 끓여 짠 즙을 약간 섞어 세수를 해보자. 얼마 안 가서 당신의 살결에 어떤 기쁜 변화가 올 것이다. 부드럽게 천천히 두 손으로 원을 그리듯 씻는 것이 비결이다.

일본에서는 이미 어성초 배합 세안 화장품이 시판되고 있는데 어성초는 살균력이 세고 또 모세혈관을 확장시키는 작용도 탁월하므로 살결의 청결을 촉진시키고 여드름이나 피부 악화의 예방에 이상적인 것이다.

또 어성초는 혈행을 좋게 하는 '쿠에르치트린' 등의 천연 유효 성분이 많아 신진대사를 활성화함으로 낡은 각질을 제거해 젊고 싱싱한 살결을 유지케 하는 데 적합한 식물이다. 그래서 세안 효과를 보다 높이기 위해 어성초를 활용하는 것은 괄목할 '아이디어'이다.

● 손수 쉽게 만들어 쓸 수 있는 어성초 화장수

세안이 끝난 뒤의 피부 관리를 위해 참으로 이상적인 어성초 화장수는 어성초의 날 잎을 뜯어 만든다.

어성초의 잎은 6월~7월 사이의 싱싱한 것이 좋으나 푸른 날 잎이면 1년 중 어느 때나 뜯어 써도 좋다.

1년 내내 싱싱한 살아 있는 화장수를 쓰려면 어성초를 화분이나 작은 화단(겨울에는 보온이 된 화단)에 심어 두고 쓰면 된다 (※ 피부미용을 위해 이 정도의 노력은 아끼지 말아야 한다. 이는 절대로 사치스런 것도 낭비도 아니다. 돈이 많이 드는 것도 아니기 때문이다. 약간의 여가를 천연 미용 쪽으로 돌리기만 하면 되는 것이다.

사실 사치스런 옷이나 가구 그 밖의 액세서리 등으로 미(美)를 돋우려 하지 말고 자기의 살결을 아름답게 보존하여 남에게 호감을 주는 것은 멋진 교양 중의 교양이다.)

● 화장수 만드는 방법과 사용법

재료는 어성초 날 잎 100~150장, 약 120g, 35도~40도의 소주 180ml, 식물성 기름 한 숟갈(커피용 숟갈)이다. 많이 만들려면 이 비율대로 양을 늘리면 된다.

어성초는 물론 깨끗이 씻어 물기를 잘 닦아 잘게 썰어 '믹서'에 넣고 소주 약간을 부은 다음 갈아서 걸러 나온 생즙을 나머지 소주와 섞어 유리병에 부어 냉장고에 보관한다. 10일이 지난 다음 식물성 기름을 섞어 잘 흔들어 두면 이것이 어성초화장수다(※ 기름을 섞지 않은 것은 어성초 건강주로 애용할 수 있다.)

이 화장수는 얼굴 표백 작용과 보습 효과가 뛰어나며 세균 제거 작용도 있어 참으로 좋은 미안수이기도 하다. 아침 저녁 또는 입욕 후에 손바닥에 몇 방울 떨어뜨려 탁탁 치면서 얼굴에 바른다. 병은 사용 전에 흔들어 주는 것이 좋고 곰팡이가 끼었는가 확인하고 써야 한다. '알콜'도가 40도짜리 소주를 쓰면 2년간은 안심하고 쓸 수 있다.

민간비방 27

얼굴에 마른 버짐이 생기거나 피부에 윤기가 없고 푸석푸석하십니까?

사과잼을 만들어 저녁에 바르고 아침에 닦아내고 깨끗이 제수를 한다. 열흘 정도 시행하면 50대 여인도 10대 소녀같은 깨끗하고 윤기나는 피부가 된다.

어성초 화장수 만드는 법

① 어성초를 씻어 물기를 뺀다.
② 잘게 썬 어성초와 약간의 소주를 섞어 간다.
③ 어성초 생즙에 나머지 소주를 붓는다.
④ 10일이 지난 후 식물성 기름을 섞어 암냉소에 보관

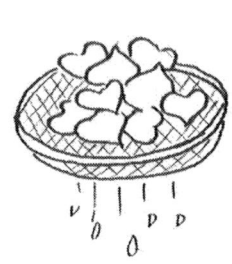
① 어성초를 씻어 물기를 뺀다.

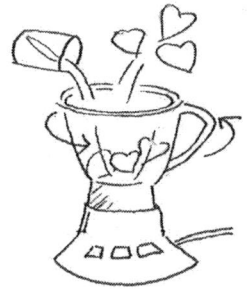
② 잘게 썬 어성초와 약간의 소주를 섞어 간다.

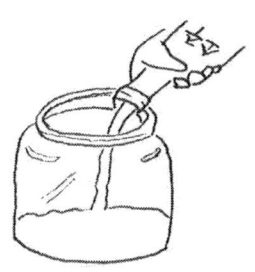
③ 어성초 생즙에 나머지 소주를 붓는다.

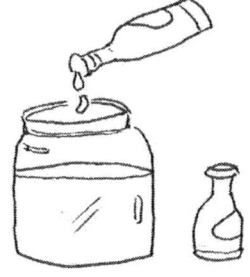
④ 10일이 지난 후 식물성 기름을 섞어 암냉소에 보관.

⑤ 어성초 '크림' 만드는 방법과 사용법

㉮ 향료가 안 섞인 '크림'을 사서 그 3분의 1을 딴 그릇에 옮긴다.
㉯ 어성초의 진한 탕액(마른 잎 15g을 1컵의 물로 달여 30ml 정도 되게 농축한 것)을 ㉮의 '크림'통으로부터 옮긴 양만큼만을 섞는다.
㉰ 그것을 중탕으로 잘 저으면서 가온해 완전히 섞여지면 가온을 중지하고 약 20도 온도에서 또 한 번 잘 저어 가면서 식혀야 한다.
㉱ 다 되면 냉장고 속에 보관한다. 원래 '크림'은 화장품의 기초로서 피부에 윤기를 주고 자극을 막아 피부 보호를 하는 중요한 구실을 하나 광물성 크림은 얼룩, 기미, 주름, 짓무름, 거친 살결의 원인이 될 수도 있다.

어성초 '크림'은 이상의 걱정이 전혀 없을 뿐만 아니라 오히려 얼룩·기미 등을 없애 주며 '스킨케어' 용으로서 거친 피부에도 기름기 많은 피부에도 잘 맞으며 습진, 화상, 등의 피부병에도 좋은 이상적인 천연 식물성 '크림'이다.

바를 때는 목욕 후나 또는 뜨거운 물에 적신 수건으로 잘 닦은 후에 '마사지'를 하면서 바르는 것이다. 끝난 후에는 수건으로 잘 닦아낸다. '어성초 마사지'를 매일 하면 분명히 피부가 아름다워지고 젊어보이게 된다.

어성초 카모마일 워터 스킨
Chamomile Water Toner

보습 관리가 관건인 아토피피부, 피부 트러블 개선에 특효가 있는 어성초와 카모마일이 피부를 촉촉하게 가꾸어준다. 특히 라벤더는 아토피 증상 개선에 뛰어난 효과를 보이는 허브다.

〈필요한 재료〉
워터 계열
어성초 우린 물 50g
카모마일 워터 또는 카모마일 티 30g

〈첨가물〉
글리세린 2작은술
비타민E 20방울
솔루비라이저 40방울

〈만드는 방법〉
1) 어성초 우린 물과 카모마일 워터, 라벤더 워터를 섞어 30°C로 가열한다.
2) 글리세린, 비타민 E, 솔루비라이저 등의 첨가물을 1에 섞는다.
3) 스푼으로 잘 저어 섞은 뒤 소독해서 준비해둔 용기에 담다.

plus one
건성피부나 아토피성피부에 좋은 카모마일 티와 어성초를 베이스 워터로 사용하고 있다. 건조한 피부를 완화시켜 촉촉하게 가꿔주는 레시피다. 건조증이 심할 경우 위의 스킨을 만든 뒤 거즈에 충분히 적셔서 건조한 피부 위에 올려놓아 20~40분 정도 팩을 해주면 좋다.

⑥ 어성초 연고 만드는 방법과 사용법

㉮ 어성초 날 잎 100~150장(약 120g)을 깨끗이 씻어 물기를 잘 닦아낸 다음 잘게 썰어 같은 중량의 '라드'(돼지기름)를 합쳐 잘 섞어 하룻밤 재운다.)
㉯ 어성초의 수분을 증발시키기 위해 ㉮를 뭉긋한 불(중탕)로

2시간가량 끓여 헝겊으로 거른다.
㈐ 용기에 옮겨 냉수 위에 띄워 조용히 저어가면서 식혀 굳힌다. 급히 식히면 배합이 잘 안 되므로 요주의.
㈑ 완성되면 냉장고에 보관한다.

이 어성초 연고는 일반 연고 이상으로 각종 피부병이나 상처에 발라도 큰 효과가 있으나 화장품으로도 팔꿈치·뒤꿈치의 뭉쳐진 군살 등에 자주 바르면 각질이 벗겨져 매끈한 살결로 된다. 또 손발의 몹시 거친 살결에도 어성초 연고를 좀 많이 바르고 무명 헝겊으로 된 장갑이나 양말을 끼거나 신고 자면 매끈한 피부로 재생된다. 거친 얼굴도 이 연고를 자주 바르면 매끈해진다.

⑦ 어성초 비누 만드는 방법

어성초 화장수 만들 때 나온 찌꺼기를 '믹서' 등으로 더 곱게 갈아서 시중의 흰 비누로서 향료 안 든 것을 골라 배합해 만든다. 이 비누는 비단 인체의 때만 잘 뺄 뿐만 아니라 피부 '트러블'도 고쳐 주는 효과가 있으며 나아가서 때가 잘 안 지는 헝겊이나 싱크대의 소지에도 쓰면 때가 잘 빠진다. 볕에서 검게 탄 얼굴이나 손도 이 비누로 씻으면 당일 탄 것이면 그날로 희어지는 표백작용도 한다.

재료는 어성초 화장수 짠 찌꺼기 10g, 비누 100g으로 한다. 비누를 칼로 엷게 깎아 접시 위에 놓아 전자레인지나 끓는 물 위에서 녹인다. 완전히 녹이면 그것을 비닐 봉지에 넣는다. 뜨거우므로 주의할 것.

어성초 찌꺼기를 이 봉지에 넣고 잘 주물러 완전히 배합되면 이것을 틀에 넣어 실온으로 건조시킨다.

2. 어성초는 강정(强精) 등 '스테미너' 자원식물

정력은 성력만을 의미하지 않는다.

강정이라는 뜻은 정이라는 뜻을 새겨 보아야 확실해진다.

우리는 동물의 성액을 정액이라 부른다. 종족 보존을 위해 몸속에 가장 알짜인 액체가 나온다는 뜻에서 성액을 정액이라 부른다. 정이라는 글자 자체를 보아도 쌀의 껍질을 알뜰히 벗긴 상태 즉 병의 알짜는 푸른 색이 난다는 뜻에서 모든 사물의 알짜를 정자로 나타냈던 것이다.

이렇듯 정이 사물의 알짜를 나타내므로 인간의 경우 정이란 인간에게 있어 가장 알짜인 것 즉 힘을 말하는 경우 물리적인 뚝심과 같은 노동력보다 더 고차원적인 알짜의 힘 말하자면 생명력 자체이거나 생명 보전력 또는 정자나 정액과 같은 종족보존력을 의미한다고 보지 않을 수 없다.

생명 보전력인 육체 근육의 구조적 강인성만이 아니라 전신의 전 조직을 컨트롤하는 뇌력까지를 포함한 모든 신경계의 통제력도 의미한다.

사실 사람에게 있어서는 성력도 체력도 중요하지만 뇌력의 중요성은 어떤 동물보다 큰 것이다.

따라서 인간의 정력이란 인간 생명의 보존력과 인간 종족 번식력이 포함된 '에너지'인 것이고 강정이란 이런 인간 '에너지'의 강화를 뜻하는 것이다.

외래어로 '스태미너'와 같은 뜻이기도 하지만 좀 더 폭이 넓고 깊은 '뉘앙스'가 담긴 것이 정력이다.

어성초의 발효주가 바로 비전의 강정주다

어성초 날 잎을 튀겨서 먹거나 채쳐서 먹어 강정효과를 거둔 실례는 국내에서도 가끔 듣지만 아무리 해도 어성초 발효주만은 못하다.

이 발효주도 어성초 날것으로 만든다는 점에서는 어느 정도 '튀김'과 일맥상통한다고 볼 수도 있으나 그 효과는 하늘과 땅 차이만큼이나 크게 다르다.

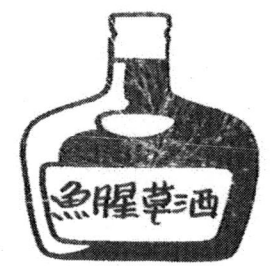

발효과정에서 미지의 강정 물질이 생성되는 것인지, 발효해야만 어성초 식물 세포 속에 감춰졌던 신비의 강정 물질이 추출되는 것인지는 몰라도 발효된 어성초 '엑기스'는 놀라운 효과가 있다.

강정에만 좋은 것이 아니라 두루 성인병 관리에도 크게 도움이 된다. 발라서 피부도 아름다워지고 머리카락도 윤기가 있게 된다고 한다. 아니 성인병 전반에 좋은 건강주이기도 하다. 특히 당뇨병에 좋아 당뇨주로도 부를 만하다.

얼음같이 차던 냉체질이 바뀌어 손발이 더워지고 특히 여자의 경우 하체 모든 곳의 냉기를 쫓아 따뜻한 여체가 된다고 한다. 대하의 고약한 증상도 싹 가셨다고 한다.

이러한 어성초주의 효과를 간추리면 어성초의 날 잎을 불에 구워 만든 고약의 효과와 어성초를 말려 만능약으로 끓여 먹는 효과에 또 강장제의 작용과 정력 증강작용이 합쳐진 것으로 보면 된다.

쏟아진 강정체험담(强精體驗談)

이 어성초 발효술 만들기 지도를 한 지 2, 3년이 되는 오늘날 그간 모인 애음자(愛飮者)의 체험담이 많아 이를 널리 알리고 싶어 책에 싣게 된 것이다.

몇몇 사람들만이 즐거워한들 무엇하는가. 특히 어성초라는 자연자원을 몇몇만이 독점적으로 이용한다는 것은 있을 수 없는 것이다. 이 세대를 함께 살아가는 많은 사람들이 동반자로서 함께 건강과 '스테미너' 넘치는 생활을 해야 하지 않겠는가.

① 노후(老後)의 생활을 즐기게 했다.

나이가 50이 넘으면서 다리에 힘이 없고 일에 의욕이 없으며 전혀 여성에 대한 애착감이 없었다. 그래서 자연히 부부생활도 냉랭했던 것이 이 어성초주를 마시면서 1개월도 못 돼 다리에 힘이 생겨 높은 산에 올라가도 동행인이 놀랄 정도로 가볍게 앞서 가서 승리감을 만끽했다. 자연히 마누라와도 대화가 많아지고 잊어버리다시피했던 부부 관계도 되살려 부부 사이에 봄이 온 기분이다. 여러 사교모임에도 활기차게 참석하게 되고 일거리도 열심히 찾게 되었다. 이것이 모두 어성초주 때문만은 아니겠지만 어성초주가 큰 도움이 된 것만은 확실하다.

② 암울한 신혼생활을 광명으로

신혼 생활에 접어든 지 얼마 안 된 젊은 청년의 경우 그는 즐거워야할 저녁이 오히려 지겹기만 했다. 뭔가 부부 사이에 잘 진행이 안 돼 행복감이 없었다. 실망하는 아내 보기가 부끄럽고 또 열등의식도 생겨 밤이 오는 것을 겁내게 되었다. 이런 사람이 어떤 계기로 어성초주를 마시기 시작해 그 고민에서 벗어났다고 했다.

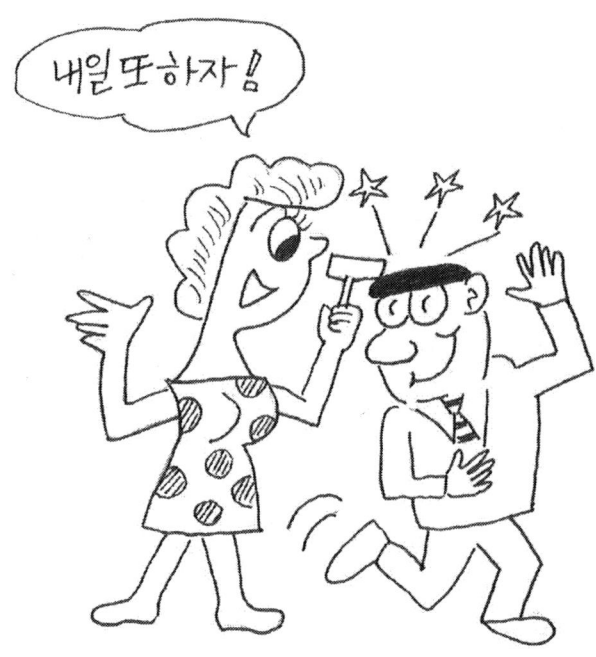

③ 불감증에서 벗어나 행복한 아내로

어떤 중년 여인은 우연히 주간지를 보고 자기와 남편과의 관계에 이상이 있다고 느끼기 시작했다. 지금까지는 남편과의 잠자리가 남편만의 흥분으로 끝나며 여자는 남편을 즐겁게만 하면 되고 남편이 즐거워함을 보고 그것을 기쁨으로 만족해 왔던 것이다.

그런데 딴 사람들의 체험담이 주간지에 난 것을 읽고 여자도 성적 쾌감을 갖는 것이 정상적이라는 것을 알았다. 지금까지 그런 느낌을 못 가졌으니 그 부인은 불감증이었다고 느끼게 됐다. 창피하지만 산부인과에 가서 진찰과 상담을 했더니 몸에는 별 이상이 없다는 것이어서 한의사를 찾아갔고 한의사는 기부족이라고 하면서 녹용 든 보약을 두 재만 먹으면 된다고 해서 처음에 30만 원, 나중에 30만 원, 도합 60만 원을 주고 사다 먹었다. 식욕은 좀 나아지고 몸은 좀 가벼워진 것 같았으나 남편과의 관계가 예전과 똑같이 아무 진전이 없었다. 그러다가 우연히 어성초주를 만들어 조금씩 마시는 동안 1개월 좀 지나자 차차 남편과의 관계가 원활이 진행되고 지금에는 주간지에서 본 것처럼 젊은 여성으로서 성생활의 기쁨을 느끼게 되었다.

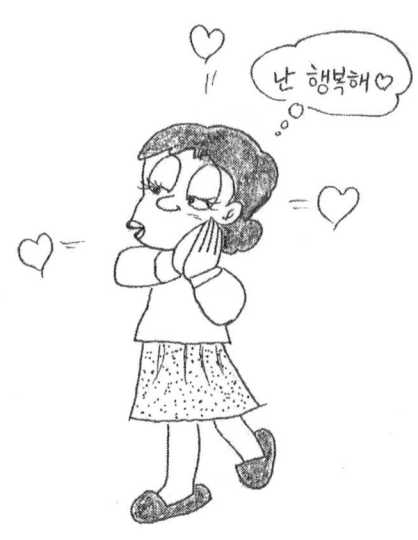

④ 허무했던 노년의 생활이 봄날 같은 기쁜 생활로
 어떤 노인의 경우 65세가 넘으면서 갑자기 인생살이 자체가 공허하고 살맛이 딱 떨어졌다. 그것도 그럴 것이 그렇게도 즐기던 술맛도 안 나서 반주조차도 끊게 될 정도이니 친구와 어울려도 별 재미가 없고 또 젊은 여인들을 보아도 사랑스러운 생각이 안 들고 '유머' 섞인 말 한 마디 나오지 않게 됐다. 누구를 만나도 따뜻한 인간애를 못 느끼고 대화 자체가 지겹게 느껴지는 것이다. 뭔가 신나는 일이 있어야 할 터인데 무엇을 생각해도 신나지 않았다. 자식들이 출세를 했다고 가진 대접을 해와도 또 손자, 손녀가 재롱을 떨어도 귀찮기만 했다. 남들처럼 관광여행 가는 것도 왠지 귀찮은 것처럼 느껴지고 아름다운 경치 수려한 화초를 보아도 그저 그럴 뿐이었다. 도대체 산다는 것에 아무런 가치와 보람을 몰랐다.
 그러던 어느 날 어성초주를 마시게 되자 맛도 좋고 지금까지 맛보지 못했던 특이한 느낌이 술 속에서 나오는 것을 알게 되어 아침·저녁 좀 지나칠 정도로 많이 마시게 되었다. 술이라고는 하나 그전에 마셨던 맛없고 독한 술에 비하면 아주 약했다. 그래도 막걸리 정도의 술기운은 있었다. 그럭저럭 10일이 지나 어느 날 갑자기 들놀이가 가고 싶어져 나갔더니 어떤 젊은 여인과 대화도 하게 돼 뭔가 인생에 보랏빛 같은 것이 보이게 됐다. 그 후 하루가 다르게 기분이 상쾌해지고 자신감이 생겨 찾지 않았던 친지도 찾게 되어 어쩐 일이냐고 친지가 놀라게 되었다. 서먹했던 가족들과도 대화가 잦아지고 마누라와도 다정하게 되었다. 지나가는 젊고 아름다운 여인을 보면 어쩐지 반가와지기도 하는 심경의 변화가 있게 됐다. 상상에 그쳤지만 멋진 사랑도…
 이 모든 변화가 어성초주를 마신 후에 일어난 것이다. 전에 멋

없는 인생은 정력이 극단적으로 약해져 인생의 활기를 상실했기 때문인 것같이 느껴진다. 이제 어성초주로 활력이 생겨 다시 즐거운 인생을 설계하게 된 것으로 느껴진다. 평생 어성초주를 만들어 나도 마시고 친지에게도 고루 권하기로 작정했다.

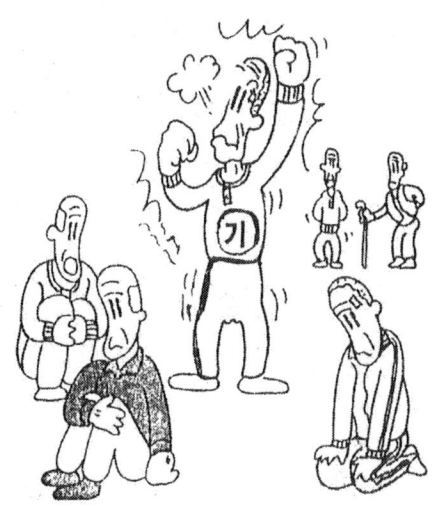

⑤ 오랜 부부불화(夫婦不和)를 고쳐 잉꼬부부로

어느 중년 부부는 그때까지 거의 하루가 멀다 하고 싸워왔던 험악한 부부 관계를 청산하기로 작정했는데 막상 갈라지자니 사랑도 없이 나온 애들이지만 이들의 장래가 걸림돌이 됐다. 남이 보기에 두 부부가 그처럼 사이 나쁠 까닭이 없었다. 남편은 건장한 체격에 '핸섬'한 얼굴이고 직장도 회사의 중견 간부로서 경제력도 있었고 또 부인은 원래 상냥스러운 천성이고 얼굴도 어디 내놔도 빠지지 않으므로 둘이서 그토록 사이가 나쁜 것을 이해할 수가 없었다. 그렇다고 남자가 바람을 피우는 것도 아니고 여자가 옛 남자를 생각하는 것도 아니었다.

그러던 어느 날 남자가 어성초주를 조금씩 먹기 시작했고 낮에는 부인도 남편 먹던 어성초주를 조금씩 시음하듯 마시기 시작했다. 맛이 특이하고 색깔도 좀 색다르며 우선 술의 도수가 약해 그저 먹어 보기로 한 것이 하루 이틀 지나면서 별미 술로 계속 마시게 됐다.

20일쯤 된 어느 날 밤 남편도 부인도 그전에는 못 느낀 사랑을 느끼게 됐던 것에 둘이 함께 놀랐다. 이 놀라운 육체적·정신적 변화는 처음에 우연이라고 생각했고 그것으로 끝나리라 생각했다. 그러나 그렇지 않고 저녁때가 되면 남편은 아내가 보고 싶어지고 아내는 남편을 기다리게 되었다. 둘이서 곰곰이 생각하니 이런 큰 변화는 어성초주가 크게 기여한 것으로 결론을 내게 되었다. 하루 하루가 멋진 장밋빛 인생으로 되었다. 이혼 같은 것은 언제 생각했던 것인가 할 정도로 부부의 사랑은 굳어지게 되었다.

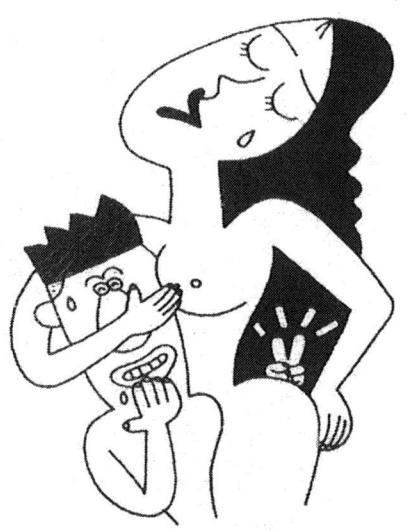

※ 남녀 간의 사랑에는 정신적인 것 못지않게 육체적인 요소도 큰 것이다. 전에 냉랭했던 부부 관계는 둘 다 정력이 모자랐기 때문인 것 같다. 다행히 어성초주가 이 두 부부에게는 잘 맞아 몸이 좋아져 사랑도 생겼던 것으로 여겨진다. 그런데 흔히 정력이라고 하면 꼭 '섹스' 관계를 연상하나 수행케 하는 인간의 생활력 자체를 의미하는 것이다.

어성초 강정주 만드는 방법

날 잎을 먹어 강정 효과가 있었다고 해서 날 잎을 그대로 소주에 담구어도 강정 효과는 없었다. 또 마른 것을 소주에 담가도 마찬가지였다. 소주에 담근 어성초주도 주독을 없애고 각종 성인병 관리에는 크게 도움이 되었지만 강정 효과는 없었다.

일본에서는 '와인'에 어성초를 담가 '스테미너' 효과를 보았다는 문헌이 있지만 필자가 소주에 담근 결과는 강정 효과를 얻지 못했다.

한마디로 말하면 날 어성초 '주스'에 꿀을 섞어 발효시키는 것이다. 그 자세한 방법을 다음에 소개한다.

[어성초 강정주는 발효주 즉 효소주]

㉮ 재료는 날 어성초인데 잎과 꽃만 채집하는 것이 제일 좋지만 양(量)이 모자라면 뿌리까지도 쓰면 좋다.
㉯ 뿌리에 붙은 흙을 떨어버리고 전초를 물로 깨끗이 씻어 물기를 잘 닦아낸다.
㉰ 적당한 길이(약 2~3센치)로 자른다. 긴 채 '믹서'에 넣으면 기계가 잘 돌지 않거나 '주스'의 양이 적어진다.
㉱ 적당하게 자른 어성초를 '믹서'에 넣어 '주스'를 만든다. 이때 냄새가 심하므로 작업은 가능하면 통풍이 잘 되는 곳에서 할 필요가 있다. 밀폐된 방에서 하면 그 냄새가 하루는 남아 있어 곤란하다.
㉲ '주스'가 되면 다음 배합 비율로 꿀을 섞는다. 즉 '주스' 5컵에 대해 꿀 1컵의 비율이다.

이 두 가지를 잘 석으면 약간 녹색의 걸죽한 액체가 된다. 이때 쓰는 꿀은 진짜 꿀이어야 한다. 설탕이 섞인 꿀로는 좋은 술이 안 된다. 특별히 주의해야 한다.

㉓ 두 가지 섞은 액체를 질그릇에 담는다. 질항아리가 좋다. 항아리 주둥이에 헝겊을 씌운다. 그 위에 뚜껑을 가볍게 놓는다. 이때 너무 꼭 밀봉을 하면 안 된다.

※ 이렇게 질항아리를 쓰는 점이 앞의 80노인이 말한 독자적 방법이다. 원적외선이 많이 나오는 항아리를 쓰는 것이 비결이다.

㉔ 질항아리는 암냉한 곳에 놓는다. 발효하기 때문에 직접 일광이 닿으면 안 된다. 질항아리는 유약을 안 칠한 옛날 방식의 질그릇이 좋다.

㉕ 며칠 지나면 액체는 다갈색이 되고 액체 표면에는 곰팡이가 생기며 액체 밑쪽에는 진한 녹색의 침전물이 생긴다. 이쯤이면 어성초의 고약한 냄새는 거의 없어진다.

㉖ 담근 지 두 달이 지나면 맛을 본다. 맛이 좋으면 곧바로 마셔도 좋으나 맛이 너무 달면 아직 발효가 덜 된 것이니 더 놔둔다. 또 너무 시면 꿀을 1~2컵 더 섞어 잘 혼합해 며칠 뒤에 맛을 본다.

완전히 발효되면 술맛이 좋다.

민간비방 28

화장을 잘 받게 하고 싶으십니까?
당근 1개, 사과 1개를 갈아 즙을 내어 화장 전에 바르고 한참 후 씻어내고 화장을 하면 놀랄 정도로 화장이 잘 받을 것이다.

어성초주는 좀 많이 마셔도 좋다.

 어성초주를 마실 때는 표면에 생긴 곰팡이를 깨끗이 제거하고 또 침전돼 있는 부분이 떠오르지 않게 주의해야 한다. 국자 등으로 위의 맑은 액체만을 떠서 딴 병에 넣어 두고 마시면 좋다.
 어성초주는 언제 마셔도 좋고 조금 많이 마셔도 좋으나 재료가 비싸고 만드는 데 품이 많이 들기 때문에 불필요하게 많이 마실 필요는 없다. 많이 마시면 된다는 생각은 잘못이다. 1회에 소주잔 두 개 정도에서 많아야 맥주컵의 3분의 1 정도가 알맞다.
 또 이렇게 아침, 저녁 두 번만 마시면 충분한 효과를 기대할 수 있는 것이다.

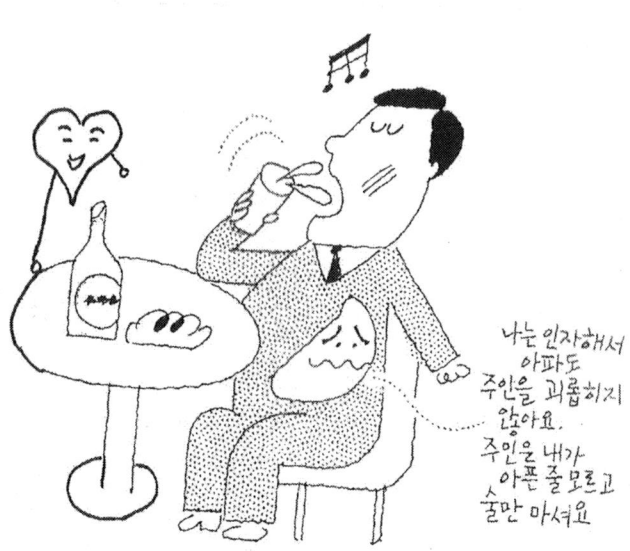

어떤 사람이 병문안을 갈 때 이 어성초주를 한 병 가져 갔는데, 그 환자가 하루에 다 마셔버리고 나서 '그 술은 무슨 술인데 그처럼 입에 감칠맛이 나는가. 그렇게 입에 맞는 술은 난생처음 마셨네. 더 있으면 좀 더 갖다 주게'라고 전화해 더 가지고 가서 술 만드는 재료인 어성초가 값비싸 만드는 데 품이 걸리므로 양도 문제이지만 그렇게 많이 마신다고 금시 몸이 좋아지는 것은 아니라고 설득해 앞에 말한 양대로 마실 것을 권했다고 한다.

1개월 마신 그 환자는 뜻밖에 빨리 병석에서 일어났다고 본인 및 의사도 한결같이 신기해했다. 이것으로 어성초주는 독성이 전혀 없다는 것이 입증된다. 환자가 한 되를 마셔도 탈이 없었으니까.

제8장
국내의 어성초 이용 현황(魚腥草利用現況)

앞에서 본 바와 같이 어성초는 일본의 경우 건강차·생약·건강 식품·화장품·주류 등 실로 다양한 상품으로 개발되어 많이 이용되는 큰 생활자원이 되고 있다.

어성초는 심기만 하면 아주 잘 자라고 1년에 잘만 하면 2회 수확도 가능하므로 농촌의 야산·습지·묵밭 등 유휴지 어디에나 심어 놓으면 큰 건강·미용 자원이 된다. 재배 기술도 별도로 필요치 않다. 그저 습기만 있으면 잘 자란다. 나무 그늘 밑에서도 잘 자란다.

우리도 일본처럼 다양한 어성초 상품을 대량으로 개발해 이용하려면 첫째 어성초의 원초 재배가 활발해야 한다. 그런데 이러한 어성초 재배량의 확보는 자칫 잘못하면 농민의 피해를 초래할 수도 있다. 즉 어성초 생산의 수급의 적정성이 이루어져야 한다는 것이다.

상품 개발·이용과 그 원초 공급 사이에 균형이 유지되자면 전자를 위한 활발한 경제활동이 필요하나 이 경우 원초 공급의 전망이 없으면 상품제조의 계획 자체가 어려우니 경제활동도 활발해질 수 없는 것이다.

또 어성초 재배를 많이 하려고 해도 얼마가 소비될지도 모르고 또 어떤 값으로 팔릴지도 모르는 상황에서는 재배자가 많이 나올 수도 없는 것이다.

그러므로 어성초 재배량과 어성초 상품량이 비슷하게 맞아떨어져야 하는데 이를 위해서는 상품화 능력이 있는 사람(또는 집단)이 종근 공급을 하되 그 수확량을 농민 소득 증대 차원에서 적정가로 전량 수매를 해야 한다. 즉 계약 재배 방식을 취하되 종근만 분양하고 그 수매를 기피할 경우는 이것을 당사자 간의 민사 소송 차원으로 해결할 것이 아니라 엄중한 공권력 대응의 제도 장치도 고려되어야 한다.

그런데 계약재배로 수매한 막대한 분량의 어성초 원초는 다양한 형태로 이용 편리하고 이용 가치를 높인 상품으로 개발·공급되어야 하는데 이에 대해서는 이 책의 앞부분 전체를 자세히 읽고 또 전문가의 자문을 받아 어성초의 특성을 잘 알아야 하는 것이다. 어성초의 경험적 이용 예, 약리적인 면, 성분 등을 잘 연구해 우수한 상품을 개발해야 한다.

또 어성초를 단일로 가공할 것인가 딴 유익 재료를 섞어 복합 가공을 할 것인가에 대해서도 잘 연구해야 한다. 복합 가공의 경우 어떤 것이 가장 효율적으로 어성초의 힘을 잘 발휘하게 하는가에 대한 연구도 중요하다. 또 '엑기스'로 할 것인가, 분말로 할 것인가, 발표, 배건의 방법에 의할 것인가, '엑기스'의 경우도 끓일 것인가, '알콜' 추출로 할 것인가, 초음파 추출을 할 것인가, 또 건조의 경우 냉동 건조 등이 이상적이나 그 '코스트'도 고려해야 한다. '엑기스'의 보관 벙법 등도 고려해야 한다.

이미 국내에서도 몇 년 전부터 어성초로 만든 건강식품이 몇 개 시판되어 오고 있다. 그 중에는 아주 정성스럽게 또 식품 공학상의 모든 '룰'을 지켜 생산된 것도 있고 마구잡이로 된 것도 있는 것은 딴 상품의 경우와 마찬가지이다.

허가는 좋은 '샘플'로 받아 놓고 생산은 허가 공장도 아닌 아무 데서나 위생 시설도 없는 곳에서 대량 생산해 판 어떤 식품도 있다.

딴 식품도 마찬가지이지만 특히 어성초처럼 고단위의 유효 성분이 많은 것일수록 그 상품화는 제조에 정성을 기울여야 한다. 가공 과정도 중요한 원초의 재배 과정, 수확 과정, 보관 과정, 건조 과정이 올바르게 되었는가를 알아 보아야 한다.

값이 싸다고 소비자가 좋아하지만 이런 것 중에는 재배하고 수확·건조·보관이 엉터리로 된 것이 많다. 될수록 손을 덜 써서 생산된 어성초는 값싸게 마련이다. 고속 건조나 냉동 건조가 바람직하다. 잘 말린 것은 어성초 특유의 향기가 나며 색깔이 푸르다. 물에 담그면 푸른색이 더 짙어진다.

청정한 어성초인가? 농약독 어성초인가?
— 외산보다 월등히 좋은 어성초 생산

청정한 자연환경, 깨끗한 토양에서 생산된 고품질의 어성초는 화학비료, 농약독에 노출된 어성초보다 몇십 배 비싸도 오히려 소비자에게 이익이 될 것이다.

농약 오염은 중대한 문제인데, 수입밀가루의 농약 잔류량 소동, 농약 범벅이 되다시피한 수입 녹차 사건은 어성초에게도 적용되지 말란 법도 없을 것이다.

수입 어성초가 국산 어성초로 둔갑해 시중에 나오고 있으니 산지를 꼭 확인해 보고 사먹어야 한다.

병을 치료하고 건강을 위해 먹는 어성초이므로 그 어성초의 생산지는 어디며 농약, 방부제, 부패도는 어떤가, 품질은 좋은가, 건조 과정은 제대로 된 것인가 등 심각히 살펴보고 사서 써야 할 것이다.

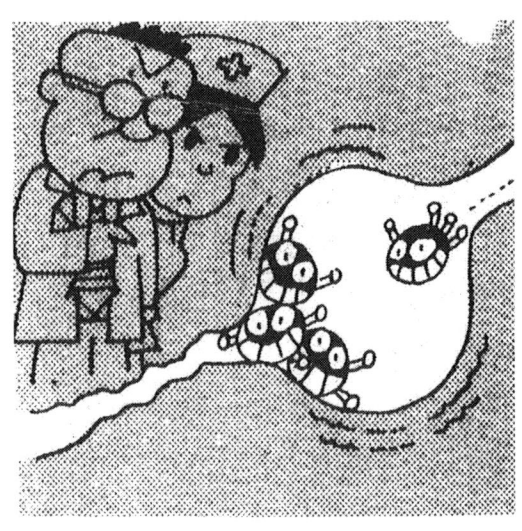

우수한 어성초 제품은 수출도 가능하다
― 외산보다 월등히 좋은 어성초 생산

기후·토질 등으로 우리나라 약초가 대체로 외산보다 월등한 품질이라는 것은 일반화된 상식이다.

재배와 가공에 조금만 신경 쓰면 어성초의 수출도 얼마든지 가능한 것이다.

미국 교포의 어성초 이용이 날로 늘어가고 있다. 좋은 어성초 상품으로 외화를 획득하기 바란다.

몇 년 전 모 회사가 미국 LA에 어성초를 수출했으나 품질·포장 등의 이유에서인지 모처럼 개척한 미국 시장을 일본 어성초에 넘겨 주었다는 안타까운 소식도 들은 바 있다.

우수한 어성초 원초와 품질 관리의 고급화로 다시 미국 시장에 한국 어성초가 진출했으면 한다.

또 일본인이 어성초를 많이 이용하므로 국산 어성초가 일산 어성초보다 품질이 좋으면 '엔'고 등을 생각할 때 제일 먼저 일본으로 수출될 수 있다고 믿는다.(※ 감잎차는 원래 일본 개발 상품인데 현재 우리나라 모 농산이 일본 감잎차보다 우수한 감잎차를 만들어 일본에 계속 수출하고 있는 사실을 알기 바란다.)

문제는 '일류품'을 어떻게 만드는가이다.

어성초 재배와 보급에 관심이 있는 분은 서로 정보를 교환해서 하늘이 내려 주신 좋은 어성초를 잘 이용하기 바란다.

☞ 알아두면 좋아요
면역체계의 균형을 이루기 위한 필수 영양소

영양소	효 능	복용량 (예방)	복용량 (치료)
아스트라갈러스뿌리분말	면역력 강화를 위해 전통 중국약에서 널리 사용되는 식물	50mg	100mg
베타글루칸	면역 기능을 강화하는 것으로 알려진 식물에서 추출한 물질	25mg	25mg
딱총나무 열매 분말	호흡과 면역기능을 강화하는 데 전통적으로 사용되는 허브	50mg	100mg
마늘뿌리 추출물	천연항균제와 면역강화제로 널리 사용되는 식물	100mg	100mg
송이버섯	면역기능과 간기능을 돕는 데 전통적으로 사용되는 허브	25mg	25mg
석류열매 추출물	항산화제인 플라보노이드가 풍부한 식물	25mg	50mg
영지버섯	항산화제와 해독 성분 및 면역조절 물질을 광범위하게 함유	5mg	5mg
셀레늄	면역 기능을 다방면으로 강화하고 여러 만성질환의 예방에 도움을 주는 필수 미네랄	200mg	320mg
표고버섯	면역력을 강화하는 효능 때문에 중국과 일본에서 널리 사용되는 면역조절 물질이 풍부한 식물	5mg	5mg
토코트리에놀 복합체	강력한 항산화제의 역할을 하는 비타민E의 주요성분	105mg	105mg

베타카로틴	건강한 면역체계의 유지에 중요한 역할을 하는 필수 비타민	2,000IU	2,500IU
비타민C	해로운 미생물의 침입에 대한 인체의 자연 저항력을 높여주는 필수 비타민	2,000 mg	2,500 mg
아연	면역기능을 강화하고 호흡기 감염의 기간과 강도를 줄여주는 것으로 밝혀진 필수 미네랄	15mg	25mg
비타민E	면역체계를 보호하는 필수 비타민	800IU	1,000IU

한방 돋보기

얼룩·기미·검버섯·주근깨를 팥가루팩으로 피부미인이 된다

예부터 전해내려오는 미용법의 하나로 기미·얼룩·검버섯·주근깨를 제거하고 깨끗한 피부를 만드는 팥가루팩이 있습니다. 이것은 팥의 제일 바깥에 있는 껍질에 함유되어 있는 사포닌에는 비누와 같은 작용이 존재하여 더러움을 씻어 주는가 하면 피부를 아름답게 그리고 건강하게 하는 비타민B2가 풍부하게 포함되고 있습니다. 뿐만 아니라 강력한 소독작용과 염증제거작용도 있기 때문에 팥가루가 들어간 세안제(洗眼制)로 얼굴을 씻게 되면 세정력이 뛰어나고 피부가 윤기가 나는 것입니다.

팥가루팩을 만드는 방법을 구체적으로 설명하면 다음과 같습니

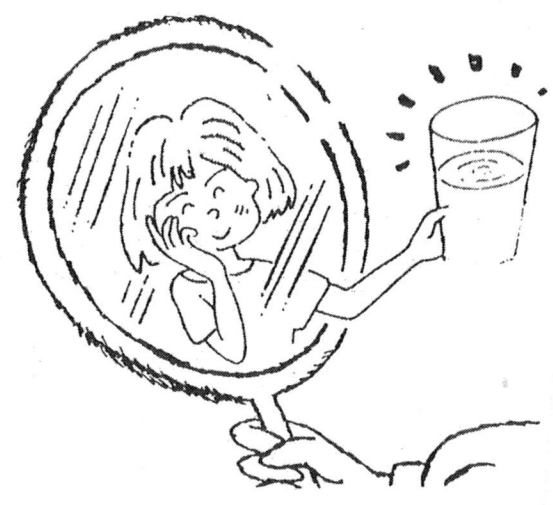

다. 먼저 1회 분으로 팥 큰 숟가락 3~4개(약 45~75그램)를 프라이팬에서 가볍게 볶은 다음 믹서로 분말을 만듭니다. 이때 타지 않도록 가볍게 볶는 것이 약효를 좌우한다는 점을 유념하시기 바랍니다.

　팥가루팩을 만드는 방법에는 초를 또는 난백(卵白)을 혼합하는 두 가지 방법이 있습니다. 초를 사용할 경우에는 미초(米酢)가 가장 이상적입니다. 팥가루가 진흙처럼 물컹물컹할 정도의 식초를 팥가루와 혼합합니다. 난백을 사용할 경우에는 한 개를 전부 사용하게 되면 지나치게 물컹하게 될 위험이 있기 때문에 조금씩 팥가루에 혼합하면서 조절하는 것이 좋습니다. 이것으로 팥가루팩이 완성된 것입니다.

　이것을 기미・검버섯・주근깨가 있는 부위에 부분적으로 바르는 방법도 있습니다마는 가능하면 얼굴 전체에 바르는 것이 보다 효과적입니다. 팩을 바르고 난 후에 팩을 제거하는 시간은 약 5~10분간이 적당합니다. 짧은 시간보다는 긴 시간이 효과적입니다마는 10분 이상인 경우에는 효과에는 큰 차이가 없기 때문에 10분 정도로 끝내고 깨끗이 씻는 것이 좋습니다. 바라는 목적을 이루기 위해서는 무엇보다도 꾸준히 지속하는 것이 중요합니다.

　팥에는 피부에 대한 직접적인 작용으로서 살갗을 희게 하는 표백작용(漂白作用)이 있습니다마는 팥의 표백작용을 보다 강화 시키고 싶을 경우에는 새삼자(免絲子 : 뿌리가 없으며 줄기에 있는 흡반으로 다른 식물에 감겨 기생하는 풀)의 덩굴즙을 추가하면 더욱 효과적입니다. 3~4개 숟가락의 팥가루와 새삼덩굴즙과 물을 반반 혼합하여 팥가루가 물컹물컹하게 반죽을 만들어서 얼굴에 팩을 합니다. 팥가루팩을 할 때 팥을 삶은 물을 마시면 효과가 가중됩니다. 한 주먹의 팥과 300밀리리터의 물을 냄비에 넣고 팔팔 끓입니다. 끓인 팥물은 일단 버립니다. 그 이유는 약효가 너무 강하여 부작용의 위험이 있기 때문입니다. 버린 후 다시 30밀리리터의 물을 붓고 팥이 물렁할 때까지 삶습니다. 곧 이어서 정제되지 않는 천연염(天然鹽)을 한 주먹 넣습니다. 이것을 아침 저녁으로 마시는 것입니다. 팥 1~2순가락에 옥수수 수염 3~5그람을 혼합한 것을 물 3홉(540밀리리터)을 붓고 삶은 물을 하루에 2~3번 마시면 피부미용뿐만이 아니라 비만체질에도 뛰어난 효과가 있습니다.

※ 새삼 뿌리가 없으면 대신 어성초 가루를 쓰면 더 좋을 것으로 생각한다.

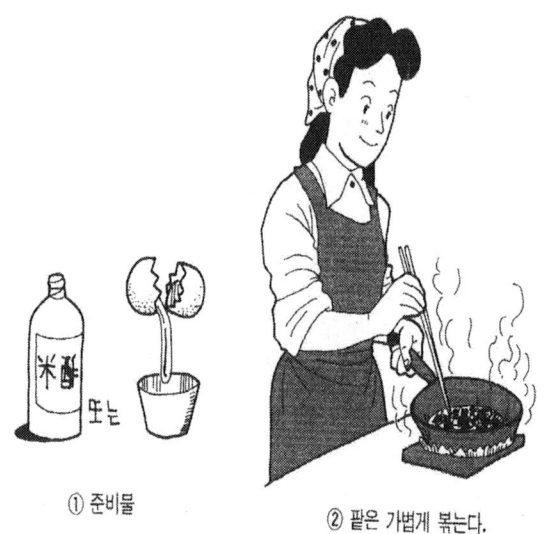

① 준비물   ② 팥은 가볍게 볶는다.

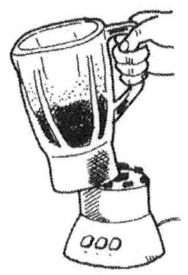
③ 팥을 믹서로 분말한다.

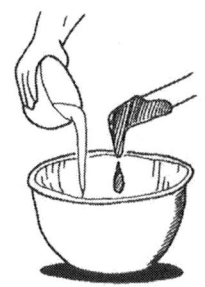
④ 식초 또는 난백을 가하여 혼합

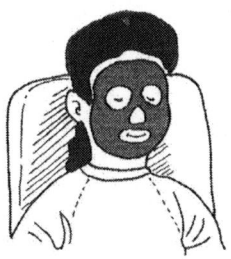
⑤ 얼굴 전체를 고루 팩한다.

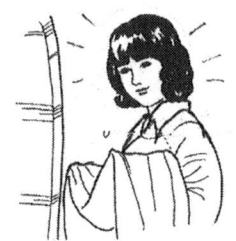
⑥ 5~10분 후 깨끗이 씻는다.

민간비방 29

살갗이 햇볕에 그을렸다면?

미역이나 다시마를 가루내어 우유나 백밀(흰 꿀)에 개어 발라, 마르면 씻어낸다. 이렇게 며칠 하면 표백효과가 놀라우리만치 나타나고 피부에 탄력도 좋아진다.

어성초박사 학위 논문
(魚腥草博士 學位 論文)

경희대의 박사 학위 논문에서 입증된 어성초의 건강 효과

博 士 學 位 論 文

實驗的 關節炎에 節食療法 및 魚腥草
投與가 미치는 影響에 關한 硏究

慶熙大學校 大學院 李 鐘 秀

　비교적 최근에야 한국에 알려진 어성초가 다른 여러 건강초를 제치고 드디어 경희대 대학원 박사 학위 논문에서 그 건강 증진 효과가 입증되었다. 1988년 이종수 박사가 제출한「節食療法과 魚腥草投與가 實驗的 關節炎에 미치는 影響에 關한 硏究」라는 박사 학위 논문에 어성초가 관절염의 염증·부종 등에 효과가 있다는 동물 실험 결과가 실려 있다. 한낱 민간의 건강 야채로만 애용되던 어성초가 정식으로 한의학에서 그 건강 증진 효과가 동물 실험으로 입증된 것이다.

　　※ 다른 건강초도 많은데 유독 어성초가 최근 갑자기 박사학위논문으로 많이 나오는 것은 어성초가 현대 공해병을 이기는 힘이 강하기 때문일 것으로 안다.

앞의 李鐘秀 博士 학위 논문 이외에도 魚腥草에 대한 박사학위 논문이 많다. 그 중에도 최근에 博士學位 논문으로 보고된 吉村永星 박사의「魚腥草의 免疫機能亢進효과」는 더욱 우리에게 어성초 이용의 의욕을 북돋우고 있다. 免疫기능이라는 것은 외부 또는 내부적 원인으로 생긴 人体 내의 모든 非正常的 존재를 배재하기 위해 抗体를 생산하는 기능인 만큼 魚腥草를 일상으로 식용하면 人体의 면역 기능이 좋아져 건강을 유지케 하는 것이다.

博 士 學 位 論 文

魚腥草 및 桑菊飮이 免疫機能에 미치는 影響
吉村永星 의 韓醫學 博士學位 論文을 認准함.

慶熙大學校　　大學院　　吉村永星

어성초는 일본·중국에서 오래전부터 각종 염증의 명생약으로 이용되어 왔고 또 고질 난치성인 각종 만성 질환의 치유에 위효를 발휘했던 것이다.

이 두 명의 박사님이 학위 논문의 대상으로 어성초를 정했다는 것은 어떤 계기인지는 몰라도 그들 나름의 어성초 인식이 컸었다고 믿는다.

하여튼 염증에 좋고 면역력을 길러준다는 박사 학위 논문이 통과된 이상 어성초의 장복은 최근의 성인병 홍수사회에서 살아남기 위한 좋은 방법이 된다는 데 대해 이의를 달 사람은 없을 것이다.

면역력이란 건강을 침해할 일체의 요인에 대한 체내의 저항력을 의미하므로 암환자, 간병환자의 치료식으로 꼭 이용해야 한다고 믿는다.

어떤 분이 간경화를 어성초로 고친 것은 어성초가 이런 면역력을 크게 높였다고 보지 않을 수 없는 것이다. 그렇다고 어성초만 먹으면 모든 병이 다 낫는다고 속단해서는 안 된다. 딴 여러 치료법을 쓰면서 어성초를 먹어 면역력을 키우면 총체적으로 질병 치료에 도움이 된다는 것이다. 吉村 박사는 딴 한약과 비교 실험을 한 결과 어성초의 면역 기능 증진력이 우수했다고 결론짓고 있는 점을 중시할 필요가 있다.

1. 의학계(醫學界)가 놀랄 만큼 어성초의 박사 학위논문(博士學位論文)많다

(1) 강윤호(姜允皓) 박사의 박사학위논문에서는 「어성초가 자연 살해 세포(自然殺害細胞 ; NK cell)의 활성을 증강시키킨다」고 발표했다. 이 논문은 1986년 경희대학교 대학원 박사 학위 논문으로 통과된 것이다. 즉 어성초가 생체의 면역력을 증가시킨다는 것을 흰쥐의 실험으로 입증했다.

(2) 송호준(宋昊埈) 박사는 「어성초 추출물이 폐염 유발 생쥐의 면역 반응 및 조직 변화에 미치는 영향」이라는 제목의 박사 학위 논문에서 어성초가 생체(生体)의 면역 기능을 증진시킨다고 보고했다. 이 논문은 원광대학교 대학원의 박사 학위 논문으로 1986년 통과된 것이다.

(3) 임재훈(林宰訓) 박사는 1986년 「수종(數種)의 한약물이 암 세포 감수성에 미치는 영향」이라는 박사 학위 논문에서 어성초가 정상 면역 세포에 대해서 독성이 없다고 발표했다. 이 논문은 경희대학교 대학원 박사 학위 논문으로 통과된 것이다.

(4) 중국의 유정재(劉正才) 등의 약학자는 『중의면역』이라는 저서에서 「어성초가 생체의 세포성 및 체액성 면역 능력을 증강시킨다」고 발표했다.

(5) 일본의 '스즈끼 사치꼬' 등 약학자들은 그 공저 『응용 약리』에서 「어성초의 수제(水製) '엑기스'는 생쥐의 경구 투여로 급성

인기 염물질 부종, 급성 열상성 부종, NUSTARD 지속성 부종, 모세 혈관 투과성 항진을 억제하고 항염증 작용을 나타낸다」고 하였다.

또 이들은 「어성초 잎에 함유된 '쿠에르치트린(Quercitrin)에는 강력한 이뇨 작용, 강심 작용, 지속적 혈관 수축 작용, 각종 장내 세균과 사상균에 대한 항균 작용, 항바이러스 작용, 모세혈관 취약성의 강화 작용, 당뇨병 백내장 저지 작용 등이 있다」고 발표하고 있다.

(6) 일본의 '나까무라 하루요시' 등의 약학지는 『약학 잡지』에 「어성초 속의 '프라보노이드' 배당체인 '쿠에르치트린'은 100,000배로 희석해도 강력한 이뇨 작용이 있다」는 놀라운 실험 결과를 발표하고 있다.

※ 이 경이의 초강 유효 물질인 '쿠에르치트린'은 '데카노일아세트알데히드가' '설파민' 40,000배의 힘이 있다는 것과 함께 가냘프게 보이는 어성초로 하여금 다양한 치병 지원에의 가능성을 보여주고 있는 것이다.

(7) 일본의 약학 박사인 '기무라 유지로' 씨는 어성초의 꽃에만 있는 '이소쿠에르치트린'도 '쿠에르치트린'과 비슷하게 극강한 이뇨 작용이 있다고 발표한 바 있다.(※1953년 약학잡지)

(8) 고자와 히까리 등의 약학자는 1951년 『藥學誌』에 「쿠에르치트린'과 '이소쿠에르치트린'은 '루친'과 비슷한 화학구조를 가지고 있으며 그 작용도 비슷하다」는 내용을 발표해서 어성초 모세혈관을 튼튼히 한다는 약리학적 증명을 했다. 이는 성인병의 예방을 위해 중대한 의의가 있는 것이다. 즉 동맥 경화가 예방·치료된다는 것이다.

(9) 일본의 마쓰오 기요시라는 약학자는 『강산의학회잡지』에 「어성초 침출액의 생리 작용」이라는 제목의 논문을 발표했는데 그 속에서 「어성초를 10%의 '링케르' 액에 담구어 얻은 침출액은 개구리의 동공을 수축시키고 그 피부 색소 세포를 확대시키며 심장에는 직접 작용해서 이완기에서 정지시키며 나아가서 혈관에 대한 일과성의 수축이 있은 다음 확장시켜 혈류량을 증대시키는 사실을 인정했는데, 이러한 여러 작용은 모두 어성초를 태운 재에도 인정되며 이는 '칼륨'염의 작용과 같으므로 어성초의 이러한 작용은 '칼륨'염에 의한 것이고 유기 화합물의 작용은 아니다」라고 발표했다.

이에 대해 '마스자와 히로시' 등 약학자는 『강산의학회잡지』에 「태운 어성초 '엑기스'는 요량은 증가하지만 신혈관 확장 작용은 인정되지 않는다」고 보도했고 '아까마쓰라'는 약학자는 『천엽의학잡지』에 「쿠에르치트린」 등이 강심 작용을 나타내는 것을 보면 어성초의 작용은 '칼륨'염뿐만은 아니다」고 보고했다.

※ 이처럼 어성초의 약리 작용 중 강력한 이뇨 작용은 어성초 속의 풍부한 '칼륨' 등의 무기 성분과 '쿠에르치트린' 등의 유기 성분 등의 상승 작용으로 이루어진다는 것이 입증되고 있다.

(10) 어성초의 혈압 강하 작용에 대해 약학 박사 '기무라 유지로' 씨는 「어성초 속의 풍부한 '칼륨'염이 몸속의 과잉된 '나트륨'염의 배출을 촉진시키는 작용이 큰 비중을 차지한다」고 발표한 바 있다.

(11) 중국의 대표적인 중약 학원인 강소 신의 학원이 중국의 명예를 걸고 펴낸 중약대사전에 어성초의 약리작용을 다음과 같이 발표하고 있다.

① 항균 작용(抗菌作用) : 여러 종류의 유해 세균의 성장을 억

제하는 작용이 강하다.
② 항병독 작용(抗病毒作用) : 항 '바이러스' 작용이 있다.
③ 이뇨 작용(利尿作用) : 두꺼비와 개구리에 대한 실험에서 어성초가 모세 혈관을 확장함으로써 혈류를 활발케 하여 이뇨 작용을 현저하게 한다.
④ 진통 작용(鎭痛作用)・지혈 작용(止血作用)・장액 분비 억제 작용・조직 재생 작용・지해 작용 : 진통 작용에 대해 성근정 여사님이 어성초 분말을 부군의 치통 부위에 발라서 속한 지통 효과를 거두었다는 말을 들은 바 있다. 조직 재생 작용도 박사 스스로 아내의 발제종(髮際腫)에 어성초 연고를 발라 새살이 신속히 돋아나오는 것을 목격한 바 있다.

동양 의학에서는 면역 기능을 정기가 지니는 사기 구축 기능으로 본다. 즉 사기가 체내에 침입하면 체내의 정기가 강한 경우 곧 축출되어 질병이 예방・치료된다는 이치이다.

따라서 이상을 요약하면 생체의 면역기능 증진이라는 것은 바로 양의학의 항원・항체 반응의 증가이며 동양의학의 정기 증진을 의미한다.

앞에서 吉村永腥 박사 등의 논문으로 어성초에는 생체면역 기능 증진 작용이 있다고 했다. 吉村 박사는 동 논문에서 어성초 '엑기스'를 복용시킨 생쥐 '그룹', 상국음, 가미 상국음을 먹인 '그룹' 등 3 '그룹'과 정상적인 건강 상태의 생쥐와의 면역 기능 상태를 실험한 결과를 발표하고 있다.

즉 세포성 면역 반응, 체액성 면역 반응, 항체 산생 세포 활성도, 면역 '글로블린' 산생도, 자연 살해 세포 활성도, 망내계 거식 세포 활성도에 있어 어성초 '엑기스'가 딴 두 개의 한약 처방보다 더 높은 수치를 얻었다고 발표했다.

그런데 여기서 필자 나름의 논평과 의견을 제시하고자 한다.

吉村 박사는 이 동물 실험에서 어성초 '엑기스' 7.8mg, 상국음은 그 '엑기스'를 23.0mg 가미, 상국음 '엑기스'는 23.2mg씩 같은 체중의 생쥐 '그룹'에 투여했는데 7.8mg, 상국음은 23.0mg, 23.2mg의 투여량은 어떤 근거에서 나왔는지 알 길이 없다.

만약 어성초 '엑기스' 투여량이 상국음 엑기스 투여량처럼 23.0mg이나 되었다면 어떤 결과가 나왔는지 생각해 볼 일이다.

물론 많이만 먹는다고 다 좋은 것은 아니지만 공평하게 생각하자면 같은 분량을 복용시킨 결과를 가지고 논해야 하지 않을까 한다.

2. 어성초 '엑기스'의 생체 면역력 증진 실험에 대한 설명

최근 암, 간장병 등 다양한 성인병에 대해 그 발병 원인을 인체 면역 기능 저하에 두고 있는 것이 세계 의학계의 통설로 되어 있다.

면역 기능을 간단히 말하면 질병을 일으키는 항원적 요소에 대한 생체의 공격력·방어력을 의미하는데 항체적 요소의 작용을 의미하는 것이다.

정상적인 생체는 항원이 생기며 즉각적으로 항체가 형성되어 질병을 예방·치료하게 되어 있는 것이다.

구체적으로 말하면 질병의 원인을 적기라 치면 면역 기능은 방공망(防共網)과 요격망의 기능으로 볼 수 있다.

우수한 방공망은 적기에 대한 조속·정확한 식별과 이에 대한 신속·정확한 요격 체제의 완벽을 의미한다.

어성초 '엑기스' 7.8mg이 생쥐 체중 20g에 대해 가장 적정한 투여량인가에 대한 설명이 없어 안타깝다. 다행히 이상의 모든 실험에서 어성초 '엑기스'가 단연 딴 한약보다 성적이 좋았다니 어성초 책 저자로서 반가운 일이나 마음 한 군데에는 뭔가 납득이 안 가는 점이 있다.

이점에 대해 앞으로의 연구가 기대되는 것이다. 즉 생쥐 체중 20g에 대해 가장 적정한 투여량이 7.8mg인가 10mg인가 20mg인가를 생쥐의 '그룹'(약 30마리 이상)별로 실험한 연구 결과가 나왔으면 한다.

어떻든 그래도 吉村永腥 박사의 과학적이고도 세밀한 실험으로 어성초 '엑기스'가 딴 한약재 '엑기스'보다 투여량이 훨씬 적었는데도 단연 최고의 유효성을 나타낸 점에 대해 기쁨을 느끼며 이런 정확하고도 세밀한 동물실험을 해주신 吉村 박사에 감사를 드리는 바입니다.

3. 『ドクダミ 미용건강술』에 소개된 체험담

이 체험담 중에는 일본의 저명한 약학 박사, 대학 교수 의사들의 체험담도 많이 섞여 있다. 하찮은 풀포기라고 흔히들 무시하기 쉬운 것도 경제 대국이자 의료 선진국인 일본에서는 이처럼 많이 이용하고 있다는 것이다. 즉 자연을 잘 자원화하는 것이다. 우리도 이점만은 타산지석으로 배워야 할 것으로 안다. 그런 의미에서 여기 일본의 체험담을 항목만이라도 소개해 우리도 어성초를 재배·가공 등의 방법으로 많이 이용했으면 한다.

• 노화 촉진(老化促進) 물질의 생성을 막아 혈관을 젊게 유지케

하는 어성초 ······ 草野源次部(大阪藥科大學敎授)
- 가정주(家庭酒)인 어성초주로 정력이 놀랍게 증강 ······ 村上光太部(德島藥學部大學敎授)
- 어성초차를 50년 동안 계속 마셔 88세인 현재에도 활기찬 현역 사장············ 久保竹重(會社社長)
- 어성초차로 '콜레스테롤' 치가 정상으로 내려 아주 건강 ············ 水野知者(디자이너)

어성초로 머리가 나다(生發)
- 어성초차를 마셨더니 대머리가 5cm 길이의 검은 머리가 나와 이발사가 놀람 ············ 黑田복사

어성초로 감비(減肥)
- 어성초차를 마셨더니 하루가 다르게 말라 13킬로의 감비에 성공············泥谷 ㄲサエ
- 어성초차를 마셨더니 4개월 만에 9킬로 감비되고 허리도 6cm 가늘어짐············滿保馴子(會社員)

어성초로 미려한 살결이 되다
- 살결을 희고 아름답게 하며 피부병도 고치는 어성초의 놀라운 미용 효과 ············ 伊原信夫(關西醫科大學敎師)
- 얼굴에서 목까지 번져 있던 얼룩이 어성초 화장수로 거의 사라짐 ············ 吉川阿都子(會社員)
- 어성초 화장수로 오래된 기미가 사라져 아름다운 살결로 됨 ············ 荒木富子(主婦)
- 수제 어성초 화장수로 살결이 희어지고 얼룩도 없어졌다. ············ 迂澤竹(商店員)

- 피부병으로 고민해 왔던 살결을 매끈 매끈하게 한 어성초 화장수 ………… 純川初善(看護婦)
- 살결과 손톱이 투명감을 느낄 정도로 깨끗하게 만든 경이의 어성초차 ………… 永田時子(主婦)

4. 많은 병 어성초로 낫는다

어성초는 이런 난치병에도 듣는다
- 어성초를 달여 마셔 보통 불가능했던 '류머티즘'의 관절통을 걸을 수 있게 회복 ………… 三村和男(三村外科醫院院長)
- 어성초차를 매일 마셨더니 담석증의 통증이 가시고 돌도 사라짐 ………… 村上光太郎(德烏藥大敎授)
- 어성초차로 천식의 고통이 사라지고 발작도 완전히 없어졌다. ………… 阪本和子(主婦)
- 어성초차의 냉차(冷茶)를 매일 마셨더니 당뇨병이 호전되어 피로가 없어졌다. ………… 林定輔(自營業)
- 무릎의 통증을 어성초 날 잎(5, 6)을 매일 먹어 멋지게 해소 ………… 塚本キシ(主婦)
- 어성초차로 견비통 · 요통이 한꺼번에 해소 … 田平式(無職)
- 손가락의 마비 · 저림이 어성초차로 치유 … 渡部ぁリ子(主婦)
- 어성초의 혼합차로 자궁 근종이 어느 사이에 사라짐 …… 自川千惠(主婦)

어성초차로 배뇨 이상이 낫는다
- 방광염의 재발을 막고 빈뇨나 배뇨통을 사라지게 하는 어성초차 …… 木下繁太郎(鐵砲洲診療所医師)
- 어성초차를 매일 마셨더니 재발을 되풀이하던 방광염이 근치 …… 紫喜一郎(自營業)

어성초로 변비가 낫는다
- 어성초차는 탁월한 변비 해소 약으로 매일 마시면 중증의 변비도 해소 …… 三村和男(三村外科醫院院長)
- 진땀을 흘릴 정도로 고통받던 변비가 어성초의 날 잎으로 단번에 해소(5일 분의 변이 한꺼번에 쏟아졌다.) …… 松前義弘(無職)

어성초로 코의 병이 낫는다
- 어성초 달인 물로 콧구멍을 씻으면 축농증이 개선되고 막힌 코가 뚫림 …… 安臟まさ子(吉川医院院長)
- 어성초의 생즙을 콧구멍 속에 발랐더니 중증의 축농증이 7일로 완치 …… 鈴木親(無職)
- 어성초 달인 물로 콧구멍을 씻었더니 만성비염이 호전 …… 若挾茂夫(前敎師)

어성초로 피부병이 낫는다
- 어성초의 생즙을 바르면 무좀·종기·여드름이 속치(速治) …… 重野哲寬 (重野哲寬 診療所 所長)
- 아토피성 피부염의 가려움증과 습진이 어성초로 극적 치유 …… 연목해자(燕木惠子), (主婦)
- 머리카락이 빠질 정도로 악성인 '아토피' 피부염이 어성초 목욕으로 급속히 쾌유 ……
- 어성초 날 잎을 붙였더니 무좀이 완전 치료되어 재발 없음 …… 小林正夫(主婦)
- 어성초의 생즙을 매일 밤 발랐더니 고질적인 여드름이 깨끗이 완치 …… 太田증자(主婦)

- 약으로 낫지 않던 발의 사마귀가 어성초 생즙으로 흔적없이 완치…… 內田優子(公務員)

어성초로 혈압이 내린다
- 어성초차를 매일 마시면 고혈압이 멋지게 낫고 동맥경화도 방지 …… 三村和男(三村外科医院院長)
- 어성초차를 일상으로 마셨더니 혈압이 40밀리나 내리고 목, 어깨의 긴장도 사라짐 …… 高野敏子
- 어성초차를 마셨더니 혈압의 최대치가 40밀리, 최소치가 50밀리나 내렸다. …… 吉田玉子(主婦)

민간비방 30

단번에 기침을 뚝 그치게 하는 비결?

감기 기침이건, 천식 기침이건, 그 어떤 기침도 단 한 번에 뚝 그친다. 특히 자려고 누우면 심한 기침이 나오면 몹시 괴로운데 단번에 기침을 그치게 하고 편히 잠을 잘 수 있는 비결이다.

☞ 양조 식초와 물을 반반 섞은 커피잔 한 컵에 고춧가루를 차 스푼 하나를 섞고 꿀이나 흑설탕을 약간 넣어 섞어두고, 기침이 날 때 밥숟가락으로 하나 정도를 떠 먹으면 2~3분 내에 기침이 절대 나지 않는다.

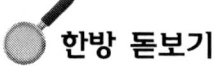
한방 돋보기

모과차로 근육통을 날려 버려라

옛날에 한 성승(聖僧)이 외나무다리를 건너게 되었는데 외나무다리 위에서 큰 뱀 한 마리가 독을 뿜고 있었다. 진퇴양난에 놓인 성승은 나무관세음보살만 외우며 빌 뿐이었는데, 마침 외나무다리 쪽으로 뻗은 모과나무 가지에서 모과 하나가 뚝 떨어져 뱀의 머리를 치는 바람에 놀란 뱀이 물에 빠졌다고 한다. 이러한 이유로 모과를 '호성과(護聖瓜)'라고도 부른다.

모과는 가을에 노랗게 익는 둥글하며 향기 좋은 큰 열매로, '과일전 망신은 모과가 시킨다.'는 말도 있듯이 시고 떫고 못생겼다. 그러나 모과는 철저히 못생기고 벌레 먹은 것일수록, 끈끈한 점액

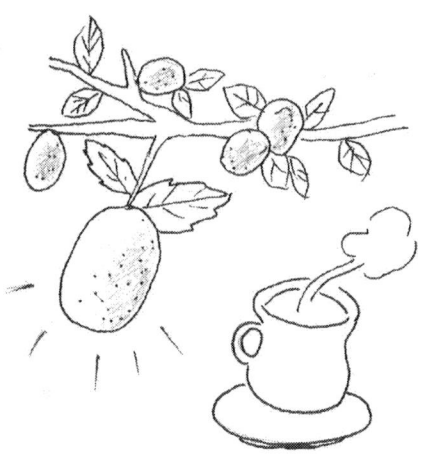

같은 게 손에 많이 묻어날수록 향이나 약효가 좋다. 『동의보감』에는 모과가 근육통에 약효가 있다고 했다. 옛날 중국 남쪽의 한

상인이 작은 배에 모과를 잔뜩 싣고 모과 위에 앉고 누우면서 항해하여 북쪽 항구에 닿았을 때는 허리와 무릎의 통증과 마비가 다 나았다고 한다.

그만큼 근육통·신경통·루머티즘 등에 두루 좋은 게 모과이다. 또한 모과는 숙취나 구토, 설사에도 좋으며 가래와 기침을 다스리고 식욕을 돋우면서 소화도 촉진한다.

그러므로 향기로운 모과차를 만들어 보자. 우선 모과를 씻지 말고 살짝 닦아 얇게 저며 용기에 넣고 누런 설탕을 뿌려 켜켜이 재워둔다. 그리고 한 수저씩 온수에 우려내어 마시면 된다. 단, 소변이 적고 색이 짙거나 변비가 심할 때는 복용하지 않도록 한다.

민간비방 31

탈모증

상백피(뽕나무껍질) 140g을 4컵의 물에 진하게 달여 하루 2회 환부에 발라 주기를 일주일 이상 하면 특효다.

제9장
어성초 생즙(魚腥草生汁)의 이용

1. 어성초 생즙은 고약한 난치병에 특효

　날 어성초는 '데카노일 아세트 알데히드'라는 극강한 치병 성분 때문에 이름 그대로 '생선 비린내'가 난다. 이것은 '설파민'이라는 항균약의 40,000배의 힘이 있다고 과학적으로 인정되고 있다. 그리고 독성도 없다. 이 강력한 생명 물질은 건조 과정을 겪으면 분해되어 소실된다. 이것은 꼭 항균만 하는 것이 아니라 딴 기능으로서 생명 보호 작용도 한다. 원래 어성초라는 가냘픈 풀을 지키기 위해 있는 것이므로 생명 보호의 기능은 인체 내에서도 마찬가지이다. 이런 '데카노일 아세트 알데히드' 말고도, 어성초에는 여러 유효 성분이 휘발 상태로 존재한다. 이 모두가 어성초의 생명을 지키기 위한 것이다. 그러므로 인체의 질병 방어 능력이 극도로 쇠약해진 각종 난치병 환자는 이 극강의 생명 보호 물질을 섭취함으로써 큰 효과를 볼 수 있는 것은 오히려 당연한 이야기인 것이다. 여기에 어성초 생즙이 우리의 파산된 건강에 꼭 필요하다는 이유가 있다. 암을 고쳤다, 축농증이 나았다, 당뇨병에 좋았다, 폐결핵에 좋았다, 고질 변비에 좋았다 등등 많은 체험담이 나오는 것도 이상할 것이 없다.

일본의 어성초주 개발자는 바로 이런 날 어성초의 위력으로 많은 합병증의 고질병을 극복한 사람이 술의 형태로 날 어성초의 성분을 섭취하게 할 목적으로 사업을 시작했다는 것이다. 그런데 가장 좋은 것은 이런 가공 없이 날 어성초의 생즙을 그대로 마시거나 딴 야채 생즙에 섞어 먹는 것이다. 참기 힘든 냄새가 나서 거부감이 있으나 죽을병을 고치려면 이런 고통쯤 참아야 할 것으로 안다. 처음에는 먹기 힘드나 먹는 동안 익숙해지면 오히려 그 냄새가 향기롭고 꼭 사향 이상으로 속을 후련히 뚫어주는 느낌을 갖게 된다고 한다.

후두암(喉頭癌), 폐암(肺癌), 위암(胃癌), 식도암(食道癌) 환자에 꼭 권하고 싶다. 어성초는 『동의보감』에서도 야채(野菜)로 분류되고 있을 정도이므로 '꼬들배기' 정도의 쓴맛을 참을 마음만 있으면 이것을 특수 건강식품으로 섭취했으면 한다.

그러나 이것만 먹으면 암이 낫는다는 생각을 갖지 말고 딴 좋은 치료법과 병행해서 그것을 돕는다고 생각하면 된다.

2. 어성초 생즙은 우수한 무공해 농약!!

어성초의 '데카노일 아세트 알데히드'는 극강한 해충 방어력이 있음은 이미 앞에서 말했듯이 과학적으로 입증되고 있다. 극강한 힘이 있다고 해도 독성은 없으니 이상적인 무공해 농약으로 개발해 쓸 수 있는 것이다.

사실 경기도 오산에서 유기농업과 발효 사료공장을 경영하시는 허범진 옹의 말씀에 의하면 진드기로 참깨 수확이 어려운 농가로 하여금 참깨 밭 두렁에 어성초를 심게 했더니 진드기 하나 없이 참깨의 증산을 하게 한 일이 있고 논두렁에 어성초를 심었더니 벼멸구가 안 생겼다고 한다.

또 강원도 정선의 산삼재배 업자들은 산삼에 생기는 병충해 방지를 위해 어성초의 생즙을 희석해 살포하는 것을 TV 화면에서 본 일이 있다.(※여기서 산삼이라고 한 것은 산에서 재배하는 인삼이라는 뜻이다.)

이처럼 어성초가 병충해 방지를 위해 무공해 농약으로 쓰이는 것을 보면 이를 좀더 철저히 연구해 대량 생산하여 농촌에 공급하면 좋을 것으로 안다. 또 '데카노일 아세트 알데히드'는 이미 그 화학 구조식까지 규명되었으므로 이것만을 대량 생산해 쓸 수도 있을 것이다.

● **새로 발견된 어성초의 유효 성분 ─ 'N - 4 - 하이드록시**
　　■ **스치릴** ■ **벤자민'**

'N - 4 - 하이드록시 · 스치릴 ·벤자민' 이라는 것은 혈액이 굳어지는 것을 막고 혈액이 매끈히 잘 흘러가게 하는 힘이 있다고 일본의 星藥科大學名譽敎授인 李澤一男 씨가 발표했다.

그 효과로 어성초를 장복하면 뇌졸중·뇌경색·심근 경색 등이 예방된다는 것이다. 종래는 어성초 속의 풍부한 '칼륨'과 '쿠에르치트린'과 '이소쿠에르치트린' 때문에 혈관이 튼튼해진다는 것만 알려졌었다.

☞ 알아두면 좋아요
건강한 심장을 위한 필수 영양소

영양소	효능	일일섭취량
L-아르기닌	혈관 조절과 심장 기능에 중요한 아미노산	1,000mg
조효소Q10	심장과 근육의 에너지 생성에 필수적인 영양소	50mg
베타인	호모시스테인 수치를 조절함으로써 심장을 지켜주는 영양소	250mg
마늘 뿌리 추출물	혈압의 정상화를 돕고 혈소판이 응고하는 것을 줄이며 지질 수치를 조절하는 수많은 광화학 물질을 함유한 식물	120mg
녹차 잎 추출물	프리라디칼 손상으로부터 신체 조직을 보호해 주는 카테킨 항산화제의 천연 공급원	150mg
마그네슘	심장조직에 농축되어 있고 심장의 신진대사를 위해 필요한 미네랄	400mg
플리코사놀	건강한 콜레스테롤 수치를 유지시켜 주는 식물 추출물	10mg
토코트리에놀 혼합물	중요한 산화방지제와 콜레스테롤 조절 기능이 있는 비타민 E군의 일부	100mg
비타민 B6	호모시스테인 수치를 낮춤으로써 심장을 보호해 주는 필수 비타민	10mg
비타민B12	호모시스테인 수치를 낮춤으로써 심장을 보호해 주는 필수 비타민	100mg
칼륨	심장의 리듬을 조절하도록 도와 준다.	99mg
칼슘	심박 수를 안정시키고 혈압을 내려 준다.	500mg

3. 어성초 이용의 실제

① 폐농양(肺膿瘍)・폐옹(肺癰)에 '어성초 계란탕(魚腥草鷄卵湯)'이 특효로 밝혀지다!

폐에서 고름이 나오는 병, 폐에 화농성 종기가 생기는 병이 어성초와 계란만으로 잘 낫는다. 아마 폐의 암종이나 그 밖의 폐관계 질병 일반에 두루 좋은 것 같다. 말기 폐암에 어성초 계란탕을 먹어 특효를 보았다는 예도 日本, 中國은 물론 우리나라의 부산, 대구 등지에서 심심찮게 들려오고 있는 게 사실이고 보면 폐관계 질병에는 이 어성초 계란탕이 확실히 잘 듣는 것 같다. 언제인가 한국계 중국 한의사인 박순식이라는 사람이 삼백초를 이용한 처방약으로 폐암 말기 환자를 완치하고 있어 중국 전역에서 유명하다는 칼럼을 읽은 적이 있다. 필자의 생각으로는 어성초 7에 삼백초 3의 비율의 계란탕은 더 잘 들을 것으로 생각된다. 어성초는 항암효과가 뛰어나고 삼백초는 치암효과가 뛰어나기 때문이다. 이렇게 하면 약성도 강해지고 치료효과도 극대화될 것이기 때문이다.

② 어성초 계란탕 만드는 방법과 이용법

먼저 어성초를 끓여서 얻은 뜨거운 탕즙 1컵에 날 계란 1개를 툭 깨넣어 잘 저어 완전 배합이 되면 따끈할 때 천천히 삼키는 것이다.

어성초는 날 것은 20g, 마른 것은 5g 정도를 1회 분으로 한다. 먼저 물 1컵을 주전자에 부어 끓인 다음 거기에 어성초를 넣고 약 5분만 끓인다. 너무 오래 끓이면 안 좋은 것 같다. 찌꺼기는 버리고 탕즙만 쓰는데 너무 펄펄 끓으면 계란이 익어 뭉쳐지니 약간 식혀 뜨거울 때 계란을 깨 넣는 것이다.

이 '어성초 계란탕'은 누런 가래가 나오며 왼쪽 가슴이 무딘 통증이 있어 기운이 없을 때 먹으면 몸이 금시 후끈해지면서 기(氣)가 강해지는 것을 느끼게 된다. 2~3회 먹으면 어지간한 누런 가래와 기침은 멎게 된다.

이상하게 어성초는 계란을 만나면 놀라운 보기(補氣)작용을 하는 것 같다.

③ 어성초 계란 만드는 법과 이용법

어성초와 계란은 이렇게도 쓴다. 어성초 30g과 계란 두 개를

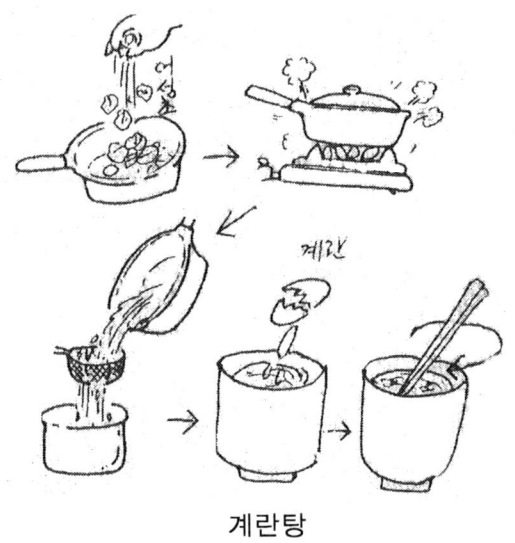

계란탕

물로 함께 끓여 계란이 익으면 계란의 껍질을 벗겨버리고 다시 계란을 어성초와 끓여 아침에 1개, 저녁에 1개씩 먹고 탕도 마신다. 이것은 '어성초 계란'이라는 것이다. 이 '어성초 계란'을 미리 많이 만들어 두고 탕은 그때 그때 전자 레인지등으로 데워 마시면 될 것이다.

이런 경우 어성초 가루차가 편리하다. 어성초 가루차인 경우는

10g을 계란 2개와 물 2컵으로 끓이면 된다.

  분말차는 전초보다 성분이 빨리 또 많이 우러 나온다. 또 한 봉지 2.5g씩 넣어 있어 분량을 정하는데 신경 쓸 필요도 없다.

  미리 많이 '어성초 계란'을 만들어 두는 경우에도 위와 같은 분량대로 계산해 큰 그릇으로 끓여 탕을 큰 병 같은데 넣어 냉장고에 보관해 두면 된다.

  아침에 어성초 알 1개를 먹고 따끈히 데운 어성초차 1컵을 마

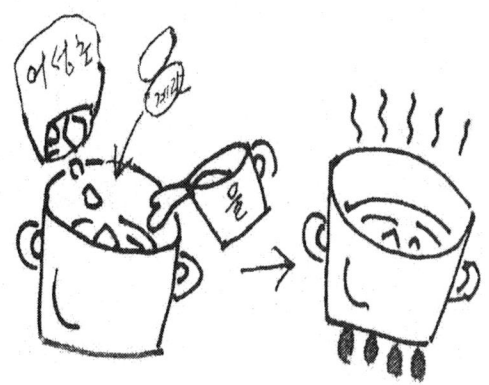

시면 된다. 저녁에도 이같이 한다.

  이렇게 15일을 한 후에도 완치 안 되면 약 10일 쉬었다가 다시 한다.

  앞으로 '어성초 계란'이라는 상품도 나올 만한 것이다.

  어성초는 이처럼 계란과 궁합이 잘 맞는다.

④ 어성초 계란국

  계란을 풀어 물을 부어 끓여서 계란국을 만든 다음 어성초 가루를 한 봉지 넣어 잘 섞어 '어성초 계란국'을 만들어 먹어도 폐

(肺) 관계 여러 질환에 좋다.

어성초 가루는 미리 만들어 두고 그때그때 약 2g씩 국에 넣어 먹으면 되는데 우수한 어성초를 구하기 힘들고 가는 것도 시간 관계로 어려우면 시판하고 있는 어성초 가루차를 이용하면 좋다.

우수한 어성초는 고속 건조나 동결 건조로 엽록소 등의 영양분이 손실되지 않게 가공된 것이다. 수입 등으로 색깔이 좋지 않은 어성초가 시장에 나돌고 있는데 이런 것은 유효성분이 많이 상실된 것이다. 값 싸다고 이런 것을 사먹을 수는 없는 것이다.

⑤ 어성초 가루로 만드는 정력제

'홍콩'의 한약시장은 세계적으로 유명하다.

그곳을 찾는 관광객 중 중년 이상의 남성들이 제일 선호하는 것이 보양약(補陽藥) 즉 정력제이다.

수많은 종류의 들도 보도 못했던 보양약 중 그곳의 명물로까지 된 것에 어성초로 만든 것이 있다.

그 이름은 '보양 출마환(補陽出馬丸)'이라는 것인데 그곳에서는 출마를 정치적인 의미로 쓰는 것이 아니라 의사가 왕진 간다는 뜻이라 한다.

'보양 출마환'은 보양 전문의 의사가 왕진 가는 것 같은 의미이니 그 강정효과를 미루어 알 수 있다.

이 '보양 출마환'의 주재(主材)는 말린 어성초의 분말, 배합재료로는 참깨, 마늘, 난황(卵黃)이라는 아주 평범한 내용. 그러나 신묘한 배합법이기도 하다.

이 '보양 출마환'은 정력 증강뿐만 아니라 고혈압, 이명증, 난청, 노안, 노화에서 암에 이르는 광범위한 성인병에 듣는다고 한다.

재료가 평범하나 그 배합의 묘는 놀랍다. 평범한 재료도 배합의 여하에 따라서는 어떤 고귀약보다 탁월한 효과를 낼 수 있는 것이다.

일본서는 마늘과 난황만으로도 아주 뛰어난 피로회복 상품을 개발해 쓰고 있다.

여기서 특히 중요한 것은 말린 어성초의 분말 자체를 쓴다는 점이다.

민간비방 32

갱년기 장애를 물리치려면

● 갱년기 여성은 정신적, 신체적으로 민감한 시기로 또 한 번의 사춘기라 한다.

● 갱년기의 여러 자각증상(부정수소)

· 혈관운동 신경계 - 안면홍조, 발열, 심계항진, 냉증, 발한, 빈맥, 저혈압 등
· 내분비계, 피부분비계 - 성교장애, 소양감, 갈증, 타액 분비의 증가
· 운동기계 - 요통, 어깨결림, 하복부통, 근육통, 좌선골농, 관절통, 전신권태
· 정신신경계 - 두통, 현기증, 불면증, 귀울림, 난청, 한기, 흉부압박감, 시력장애, 건망증
· 지 각 계 - 손발저림, 피부과민
· 비뇨기계 - 부종, 빈뇨
· 소화기계 - 식욕부진, 흉부팽만, 변비 등

갱년기장애의 예방 및 치료

1. 홍삼(6년근) 엑기스를 1일 5회 복용하되 1회 복용량은 5g을 공복 시 복용, 단 약 먹는 동안에는 우유, 계란, 버터, 치즈, 햄, 라면, 초콜릿, 아이스크림 등 동물성지방이 함유되어 있는 식품은 일절 금해야함.

2. 질 좋은 효소에 구연산을 1회 3g씩 타서 하루 3~5회 음용. 효소는 물컵 1/3을 넣고 2/3의 물로 희석해서 먹는다. 그리고 효소는 갈증을 느낄 때마다 상시 복용해도 좋다.

⑥ 폐결핵, 기관지염, 기침에 '어성초 콩탕'

어성초 50~60g과 콩 30g을 하룻밤 맑은 물에 담갔다가 다음날 아침에 물은 버리고 이 어성초·콩을 함께 짓찧어 곤죽처럼 되면 적당량의 물을 넣어 끓인다. 끓으면 찌꺼기는 버리고 국물만 짜서 약간의 설탕을 섞어 마신다. 이것은 중국 당하현 중의원 유건운 원장의 비방이다.

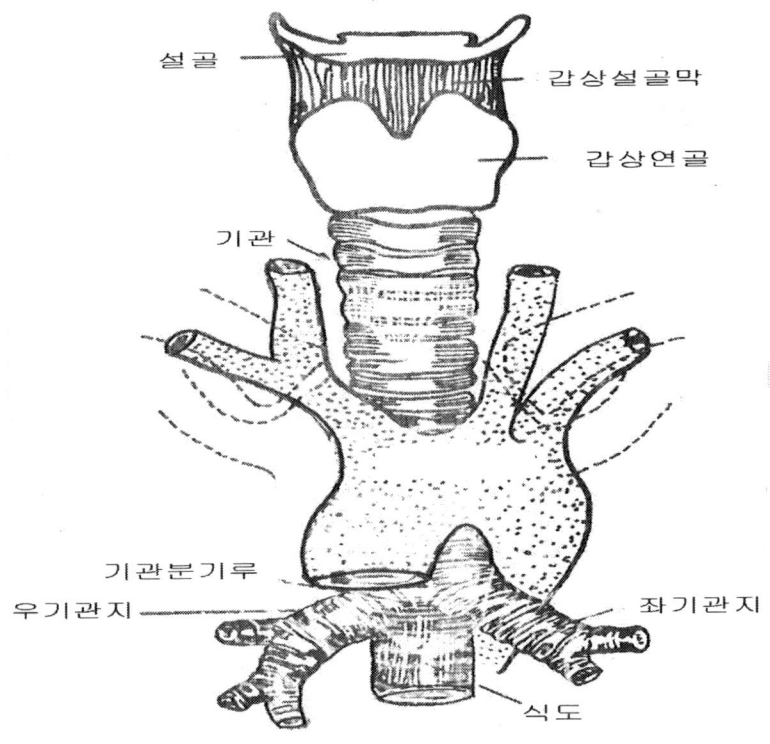

기관과 기관지

※ 어성초는 생것이 좋다.
잎이 없으면 생뿌리도 좋다. 설탕은 흑설탕이 좋다. 원방에는 빙당을 쓴다고 하나 흑설탕 또는 과당을 써도 무방하다.
특히 과당은 당뇨병 환자에게도 나쁘지 않다는 보고도 나와 있다.
어성초 생것은 야채의 일종이고 콩은 일상 먹는 것이나 이 두 가지가 열에 의해 배합이 되면 뭔가 신비한 작용을 하는 것 같다.

⑦ 야채 단백질(野菜蛋白質)의 보고(寶庫)인 어성초!
앞에서 '어성초와 계란'의 배합 식품이 폐의 질병 일체에 좋고 또 보양제도 만들어진다고 했는데 계란과 콩은 모두 우수한 단백질을 풍부히 지니고 있으며 어성초 역시 단백질이 풍부하다. 어성초의 단백질 함량은 채소류나 일반 약초류에서는 찾기 힘들 정도로 풍부하다.
농업 진흥청발행 「식품 분석표」에 보면 어성초의 잎·줄기에 12.8%라는 많은 양의 단백질이 함유되어 쌀보다도 많고 생 계란의 12.7%와 비슷하다.

번호	식품명g	수분%	단백질g	지질g	섬유g	회분g	칼슘mg	철분mg
46	쌀(백미)	11.7	6.8	1.0	0.4	0.5	15	3.7
1073	어성초	10.3	12.8	4.1	13.6	13.2	98	5.2
59	현미	11.0	7.2	2.5	1.3	1.2	41	2.1

현미보다도 많고 백미의 거의 2배나 된다. '미네랄'(회분)은 어성초가 백미의 약 25배, 현미의 10배, 칼슘은 백미의 약 20배, 현미의 2배, 철분도 월등하다.
어성초 가루를 반찬에 약간씩 섞어 먹으면 백미의 영양 부족을 많이 보충할 수 있다.

또 '미네랄'의 함량도 딴 건강 채소에서는 찾기 힘들다. 어성초에는 경이의 치료 물질만 있는 것이 아니라 이처럼 영양 물질도 풍부해서 일상의 건강 보조 식품으로 안성맞춤이다. 이런 점으로 미루어 볼 때 어성초는 원래 특수건강 채소이기도 해서 식탁의 각종 요리나 부식에 도입해 이용하는 데 이상적이다.

특히 어성초 분말을 병 등에 담아 식탁 위에 놓고 조금씩 이용했으면 한다.

⑧ 폐결핵(肺結核)퇴치에 어성초(魚腥草)!

최근 폐결핵이 늘어나고 있다. 폐암도 증가 일로에 있다. 어느 의학자가 이 두 가지 질병은 어떤 경우 함께 걸리는 일도 있다고 발표한 것을 보았다.

어성초는 폐형초(肺形草)라는 약초명이 붙어 있을 정도로 폐계열(肺系列)의 질병에 좋다고 중국의 수많은 책들이 기록해 왔다.

폐계열 질병 중 폐농양, 폐옹, 기침, 기관지염, 폐암, 폐결핵 등은 대체로 허약 체질자가 앓는 소모성 질병이다. 그래서 중국에서는 폐결핵을 폐로(肺癆)라는 표현을 써왔던 것이다.

그런데 이런 소모성 질병에는 양질의 고단백이 필요하다. 채소류의 단백질이 양질이라는 데에는 이론의 여지가 없다.

어성초 같은 초류가 지니는 양질의 풍부한 단백질(12.8%)과 우수한 단백원인 계란이나 콩의 배합은 양질 고단백의 복합이다. 옛날 사람이 어떻게 알았는지 모르나 이 두 이질의 양성 고단백 식품을 결합해서 불치병인 폐옹, 폐농양, 폐결핵을 고쳐왔던 것은 사실이므로 이의 연구와 이용이 필요한 것이다.

생명체 형성의 신비는 단백질에 있으므로 어성초의 단백질, 생계란의 단백질, 콩의 단백질의 절묘한 배합으로 해서 폐병도 정력 부족도 좋아지는 것으로 이해된다.

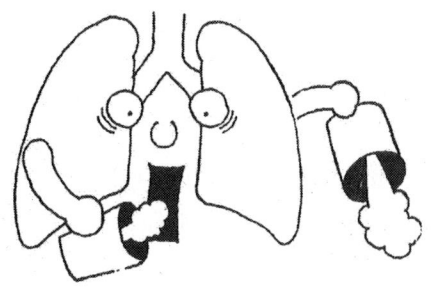

※ 생(生)뿌리에도 주목을

특히 뿌리에는 단백질이 더욱 많을 것으로 안다. 뿌리 번식을 하는 대부분의 식물은 그 뿌리에 단백질이 많다.

심장병의 발작에 잎보다 날 뿌리가 직효라고 하는 연구 결과가 나온 것을 보더라도 뿌리에 특수 단백질 물질이 있을 것으로 안다.

앞으로 어성초 뿌리 연구를 소홀히하지 말기 바란다.

(※「생부리 이용방법」참고)

⑨ 골수염(骨髓炎) 치료에 어성초

어성초 100g, 담뱃잎 100g을 합치고 소금 약간을 섞어 곤죽이 되게 짓찧어 환부에 바른다. 하루 한 번씩 갈아 붙인다. 어성초, 담뱃잎은 모두 날것이어야 한다. 그러나 어성초만 날것을 쓰고 여기에 말린 담뱃가루 약 15g을 섞어 찧어 써도 좋다고 생각한다.

이는 골수염의 통증을 멎게 하고 소염하는 효과가 빠르며 오래 계속하면 골수염 자체를 고칠 수 있다.

⑩ 금연하는 데 어성초

어성초는 중독증에도 듣는 것 같다.

담배를 못 끊는 원인은 담배 속의 '니코틴'이라는 독에 중독되었기 때문이다. 이 독을 풀어 주면 되는데 어성초의 해독 작용이 듣는 것 같다.

중국의 북경 과학 기술 출판사가 발행한 『편방 대전』이라는 책에 「담배 끊는 처방」으로서 어성초를 주원료로 한 것이 나와 있어 소개해 둔다.

재료는 어성초 50g, 백삼 15g, 원지 45g, 지룡 40g, 모두 말린 것이다.

이 재료를 그릇에 함께 넣어 적당량의 물로 끓여 끓기 시작한 지 20분이 되면 국물을 짜서 딴 그릇에 담는다.

그리고 다시 남은 찌꺼기에 물을 부어 20분 끓여 그 국물을 짜서 앞의 국물에 합치고 또 한 번 찌꺼기에 새 물을 부어 끓여 짜서 합친다. 즉 3회 새 물을 짜서 끓인 국물을 합치는 것이다.

이렇게 모은 국물을 뭉긋한 불로 달여 농축해서 끈끈해지면 흰 설탕 100g을 넣어 고루 섞고 다시 손에 묻어나지 않을 정도로 농축한다.

이 농축된 것을 알사탕 정도의 크기로 기름을 발라 환을 지어 보관해 두고 담배 생각 날 때마다 한 알씩 입에 넣어 녹여 삼킨다.

계속하면 담배 끊는 데 큰 도움이 된다고 한다.

묘한 배합인데 어성초가 주재료임은 물론이다. 백삼, 원지 등은 뿌리이고 어성초는 잎이다. 어성초의 분량이 엄청나게 많다. 어성초는 '니코틴' 독도 해독하는 것으로 볼 수 있다.

제10장
'도쿄'대학(東京大學) 연구 '팀'의 항암실험(抗癌實驗)

— 암(癌)에 걸린 쥐의 생명을 놀랍게 연장시키는 어성초(魚腥草)분말의 식효(食效) 판명

  이 실험 결과는 1992년 『장쾌(壯快)』잡지 5월호에 발표된 것이다. '팀'장은 '사마루 요시오(佐丸義夫)' 씨다.
  원래 이 실험의 목적은 어성초만의 효과를 알려는 것이 아니라 시금치, 당근, 어성초 등의 녹황색 야채가 암에 어떤 작용을 하는가를 확인하기 위한 것이었다고 한다.
  실험 방법은 인공적으로 쥐의 뱃속에 암세포를 이식해서 쥐를 암에 걸리게 해놓고 그 쥐의 시료에 당근, 시금치, 어성초 등의 분말 야채를 섞어 키우는 실험이다.
  그 결과 보통 사료만으로 키운 쥐는 평균 10일 정도로 다 죽어 버리고 어성초 분말을 사료의 0.5g씩 섞어 키운 쥐는 평균 12일

만에 죽었다고 한다.

쥐의 2일은 인간으로 환산하면 4개월이 된다.

(※ 만약 어성초 분말을 0.5%보다 많은 1%로 늘렸다면 더 좋은 결과가 나왔을 것으로 안다.)

특기할 것은 어성초 분말로 키운 쥐 가운데 한 마리에는 어성초 분말의 비율을 2%로 늘렸더니 암이 완치되었다는 사실이라고 한다.

◉ 과도하게 느껴지는 일본의 어성초 '붐'

이 쥐는 그 후 400일 이상 살아 1992년 5월 현재도 활기차게 뛰놀고 있다는 것이다.

이 숫자(400일)를 인간으로 환산하면 놀랍게도 몇십 년이 된다.

물론 이것은 '사마루' 씨의 말대로 특수한 예인지도 모르고 또 어성초만의 효과 이외의 어떤 요인이 작용했는지도 모른다.

그러나 어쨌든 0.5%의 미미한 양의 어성초 분말을 사료에 섞어 키운 쥐의 생존 일수가 보통 사료로 키운 쥐의 생존 일수보다 평균적으로 많고 2%로 늘려서 섞어 키운 쥐 한 마리의 암이 완치된 것은 사실인 것이라 한다.

※ 필자 생각에는 이 한 마리의 경우 사료에 섞는 어성초 분말의 비율이 일반 쥐보다 4배나 많은 2%였다는 점에 열쇠가 있는 것이 아닌가 한다.

앞으로 어성초의 이용과 연구가 많아지는 가운데 이런 비밀도 풀릴 것으로 안다.

이런 실험이 있다고 해서 어성초만 먹으면 암이 낫는다고 단정해서는 안 된다. 어디까지나 동물 실험 결과이기 때문이다.

그러나 단정할 수 있는 것은 어성초가 시금치나 당근 또는 보통 야채보다는 암식사 요법에 좋다는 것이다.

농약 녹즙·생즙을 경계하자

이 '사미루'팀의 실험에서 특기할 또 하나의 사실은 당근 분말을 2.5% 섞은 사료로 키운 쥐는 평균 7.1일 즉 보통 사료만으로 키운 쥐보다 오히려 2.9일 빨리 죽었다는 것이다.

건강 근채로 알려진 당근의 이런 결과는 무엇으로 설명될 수 있을 것인가.

농약과 무관하지는 않을 것 같다. 아무리 건강 채소라고 하나 그 재배에 농약을 많이 쳐서는 조병 채소라 할 것이다.

이런 점에서 재배에 농약을 필요치 않는 어성초의 장점이 있다. 참으로 농약, 공해독, 보존료독 등의 공포는 심각한 것이다.

대부분의 건강 채소가 농약 없이는 재배를 못한다고 한다. 수입식품은 농약을 보존료로 쓰고 있다. 그런 농약 투성이가 된 건강 채소를 건강 녹즙이라고 마시고 있으니 문제인 것이다.

그러므로 최고의 대책은 농약 없이도 잘 자라는 야채나 야초·산초를 개발해야 하는 것이다.

아직까지는 농약 없이 잘 자라는 야채는 어성초밖에는 없는 것 같다.

1. 일본의 중학 과학부가 학부형 1,000명에 '앙케트'조사한 어성초 식효

일본에서 어성초의 연구를 위해 중학의 과학부가 학부형 1,000명에 '앙케트'를 의뢰한 결과
① 가장 효과가 있었던 것은 통변을 좋게하기 위한 것과 이뇨 촉진을 위해 어성초를 복용한 사람들의 보고였는데 실로 17명 중 15명(즉 약 90%)에 효과가 있다는 것이다.
② 그 다음은 '아토피'성 피부염이나 습진을 고치기 위해 어성초를 복용한 사람인데 16명 중 8명에 효과가 있었다고 한다.
③ 또 무좀, 각종 종기, 여드름 등의 경우에는 12명의 복용자 중 10명이나 효과가 있었다는 것이다.

이 '앙케트'조사의 담당 교사인 '이토오 마사가즈' 선생은 자기의 고혈압이 어성초로 개선되었다고 한다.

또 '이토'선생과 같은 학교에 근무하는 여직원은 현재 50세인데 어릴 때부터 어성초를 차처럼 습관적으로 마셔왔다고 하는데, 그분의 피부는 잡티나 얼룩, 기미가 없는 하얀 피부로 윤기가 있어 나이보다 훨씬 젊게 보인다고 '이토' 선생은 말하고 있다.

또 '이토' 선생의 친지인 학교 교장은 숙취가 되면 아침에 어성초차 2, 3잔을 마셔 위의 불쾌감이나 그 밖의 증상을 해소하고 있다는 것이다.

(※ 이 내용은 잡지 『장쾌』 1992년 5월호에 게제된 것을 간추린 것이다.)

※ 경제 대국이면서도 과학 선진국인 일본의 중학교 과학부가 담당교사의 지도 아래 이런 민간 약초의 이용 상황을 학부형 1,000명에게 '앙케트' 조사한다는 것은 아마 어성초 이외에는 상상도 못할 것이다.
  그만큼 어성초라는 풀이 일본 민중의 생활 속에 폭넓게 또 깊게 이용되

고 있다는 뜻일 것이다.
또 주목할 점은 일본인의 과학하는 자세이다. 하찮게 보이는 민간 약초라도 건강에 좋다는 민간의 체험 사례가 나오면 이것을 권위 의식 같은 것으로 무시하지 않고 긍정적인 자세로 진지한 연구를 한다는 것이다. 주목(朱木)의 껍질·잎의 당뇨병과 신경 쇠약에 특효가 있다고 주장했는데 그때 무시하지 말고 당뇨병과 신경 쇠약 등에 주목을 민간약으로 이용하면서 깊은 연구를 했더라면 우리도 미국의 '탁솔'이나 '탁소텔' 이상의 암명약이 개발되었을지도 모를 일이다.
과학의 위대한 성과는 하찮게 보이는 것의 깊은 관찰과 연구로 얻어지는 법이다. '탁솔'은 주목껍질, '탁소텔'은 주목의 잎이 원료다.

2. 어성초 분말의 이용

분말차를 그대로 먹으면 끓여 마시는 것보다 10배의 유효 성분 섭취 가능!

최근 일본에서는 '마시는 차'에서 '먹는 차' 즉 차를 고운 가루로 해서 끓이지 않고 그대로 먹는 편이 성인병 관리에 몇 배 좋다고 해서 일상의 요리나 반찬에 차 가루가 많이 쓰이고 있다.

학계에서도 연구가 활발하다. 즉 '도쿄' 가정 대학 교수인 '구와노 가즈다미' 씨, '아오바'학원 '히루다 야스요' 교수, '시즈오까' 약학 대학, '하야시 에이이찌' 교수, '도야마' 의과 대학 교수, '시미즈 미네요' 교수, '아이찌'현 암센타, '바이러스'부 실장, '오노 가쓰히꼬' 씨 등의 젊은 과학자들에 의해 '차 가루 먹기' 연구가 활발히 진행되어 괄목할 만한 성과가 발표되고 있다.

그 중 '구와노' 교수에 의하면 분말차를 그대로 먹는 편이 끓여 마시는 것보다 유효 성분 섭취율이 평균 7~19배나 더 낫다는 것이다.

이것을 달리 말하면 분말차 2g이면 끓여 마시는 차 20g에 해당하는 영양 섭취가 가능하다는 것이 된다.

즉 100g의 차를 끓여 마시는 것과 10g의 분말차를 그대로 먹는 것과 같고 엽록소 같은 것은 끓여서는 전혀 섭취가 안 되며 분말차라야 섭취가 된다.

이들 학자들은 한결같이 동물의 사료 등에 분말차를 섞어 먹여 각종 난치병 호전의 성과를 얻었다는 발표를 하고 있다.

※ 그렇다고 끓여 마시면 효과가 없다는 것은 아니다. 다만 어성초처럼 건강·미용 등을 생각하면서 이용하는 차라면 가루차의 이용은 충분한 가치가 있다는 것이다.
실제로 끓인 물에 가루를 타놓고 수시로 마신 결과 효과가 뚜렷했다.
※ 앞의 여러 일본 학자들의 발표도 녹차를 건강 중심으로 이용하는 경우인 것이다.

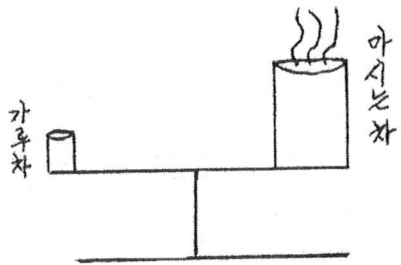

3. 어성초 분말차는 각종 요리, 반찬에 이용 가능

딴 곳에서도 여러 번 지적했지만 어성초는 채소의 일종이므로 각종 음식과의 친화성이 높다.

아래는 어성초 가루 이용의 일부이지만 이렇게 조금씩 여러 반찬이나 음식에 어성초 가루를 조금씩 이용하는 것이 바람직한 식사 건강법인 것이다.

어성초는 마르면 향긋한 건초 냄새나 산채 냄새가 거부감을 안

주며 그 맛 역시 한약 등과 같이 역하지 않다.

그래서 중국에서는 이 어성초를 채로 많이 이용해 온 기록이 있다.

말려서 고운 가루로 해 병 등에 보관해 두고 각종 부식 만들 때 조금 섞는다면 향기도 맛도 역하지 않으면서 어성초가 지니는 다양한 건강증진 효과를 기대할 수 있는 것이다.

어성초를 이렇게 일상의 건강나물로 이용할 수 있는 것은 어성초는 어떤 야채에도 뒤지지 않게 아주 부드럽고 연한 때문이다. 억세지 않다. 또 어떤 산채처럼 역해서 물에 우려 먹을 필요도 없다. 연해서 아주 소화가 잘된다.

빵, 부침개, 튀김, 드레싱, 스파게티, 햄버거, 고로케, 참깨, 두부, 포타주, 야채주스, 아이스크림, 만두, 국수, 된장찌개, 생태찌개 등 각종 탕류 등에 어성초 분말을 조금씩 넣어 먹는 동안 별도로 각종 약이나 건강식품을 안 먹어도 건강이 증진되고 날씬해지며 피부가 고와지는 것이다.

● **우수한 어성초 분말을 구해 쓰자**

우선 원초가 좋은 환경에서 자랐는가를 확인하고 그 건조·보관이 위생적으로 잘 처리되었는지 살펴야 한다.

첫째, 고속 건조로 새파랗게 말린 어성초여야 한다.
둘째, 깨끗이 위생적으로 밀봉된 것이어야 한다.
셋째, 분말을 쓸 때는 먼저 봉지째 100℃의 뜨거운 물로 5분이상 우려서 노란 물로 5분 이상 우려서 노란 물을 받아 음료로 이용하고 그 **건더기를 꼭 짜서** 반찬이나 요리에 사용한다.
 ※ 우려도 90% 이상의 성분이 그대로 어성초 속에 남아 있으니 이 건더기를 요리에 쓰거나 직접 먹는 것이다. 엽록소는 건더기 속에만 있다.

그저 농촌에서만 왔다면 무공해이고 또 품질이 좋을 것이라는 판단은 금물이다. 오히려 농약공해는 농촌이 더 심하기 때문이다.

또 땅에서 나온 것은 이름만 같으면 같은 성분과 같은 효과가 있을 것이라는 생각도 잘못된 것이다.

같은 인삼이라는 이름 아래 나온 것도 지방에 따라 그 가공법에 따라 효과가 다르지 않은가.

말린 어성초는 우선 향긋한 어성초 특유의 냄새가 나야 하고 잎이 푸른색을 많이 띄어야 하며 잡것이 붙어 있지 말아야 한다.

민간비방 33

산후통

출산 후 몸의 이곳저곳이 붓고 시리고,
전신이 쑤시고 아프기도 하고 복통이 생길 때
늙은 호박 1개, 파뿌리 7개, 토종꿀 1홉,
지부자(대싸리시) 1홉, 참기름 1홉, 맥아(麥) 1홉

☐ 방 법
1. 늙은 호박 꼭지 쪽을 적당히 따서 속의 씨를 깨끗이 발라낸다.
2. 맥아(엿기름)는 노릇노릇하게 볶는다.
3. 파뿌리, 지부자, 맥아를 가제수건에 싼다.
4. 위의 재료 모두를 호박 속에 넣고 뚜껑을 덮어 이쑤시게 등으로 고정시켜서 호박이 완전히 익도록 끓여 가제수건으로 싼 것을 건져버리고 호박 속의 국물과 호박 살을 스푼으로 떠먹는다. 이렇게 호박 1~5개 정도 먹으면 개운하게 낫는다.

살 때는 꼭 생산지를 확인해야 하며 될수록 대단위 어성초 전문 농장에서 재배한 것을 사서 쓰기 바란다.

이런 좋은 원초를 구해서 분쇄기로 곱게 갈아 병에 보관해 두고 각종 부식·요리에 조금씩 섞으면 좋다.

시간이나 또 그 밖의 사정으로 좋은 어성초 원초와 분말을 구하기 힘들면 시판(허가받은) '어성초분말차'를 이용해도 좋다.

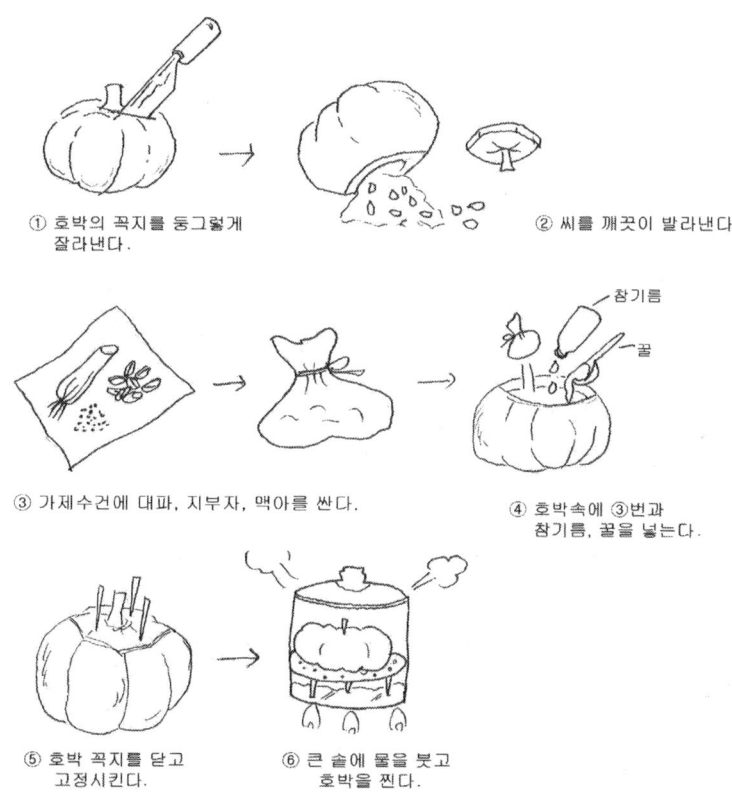

〈산후통의 호박요리〉

어성초 '인스턴트' 건강주를 즐기는 방법

어성초 분말차 이용법

고속 건조나 동결 건조로 새파랗게 말린 어성초를 고운 가루로 해서 25~35도의 소주에 타서 잘 흔들어 약 1시간 놔두면 담록색의 어성초주가 된다.

어성초는 딴 어떤 한약초나 야채, 과일보다도 속하게 소주와 친화 내지는 동화되는 성질을 지니고 있다.

딴 것은 며칠 담가 두어도 술과 담그는 재료가 각각으로 맛과 냄새가 동화(同化)되지 않아 마시기 곤란할 뿐만 아니라 건강주 본래의 기능을 다하지 못한다.

이점 어성초는 즉석에서 술과 어울려 일체가 되니 건강주로 즐기기에는 안성맞춤이다.

일체가 되고 동화한다는 것은 서로 성분을 교환해서 배합이 된다는 것을 의미한다.

소주 한 병에 약2~3g이면 새파란 채소주가 된다. 이의 건강 증진 효과는 크며 또 술로 인한 체력 손실도 많이 감소시켜 준다. 그러나 술은 많이 마시면 안 된다. 이상하게 어성초주는 술의 힘이 세니 평상시보다 많이 마시지 말기 바란다.

※ 필자는 시판하는 어성초 분말차 한 봉지(2.5g)를 소주 한 병에 넣어 마신다.

어성초 술을 요리할 때 조금씩 넣으면 요리 맛이 크게 좋아진다. 특히 고기 요리에 좋은 것 같다.

건강식의 생활화(生活化)

　이미 우리 주변과 먹는 식품, 마시는 물 등의 오염은 물론 공기의 오염 등으로 우리의 건강은 전면 포위공격의 대상이 되고 있다. 뿐만 아니라 홍수 같은 정보의 흐름 속에서 받는 '스트레스'는 날이 갈수록 기승을 부린다.
　오늘날 딱 잘라서 나는 건강하다고 장담할 중년 이상의 사람이 과연 몇이나 될까?
　몸이 안 아프면 마음이라도 아픈 것이 현실이다.
　이래서 필자는 오늘날의 이런 우려할 현상을 건강의 총체적 난국으로 표현하고 있다.
　이런 총체적 난국을 살아가는 우리가 이따금 좋다는 건강식품 몇 알을 입에 털어넣는다고 충분한 건강식 생활 대책이 세워졌다고는 할 수 없다.
　간헐적으로 또 생각나면 몇 알씩 먹는 방식은 옛날의 소박한 성인병 시대의 유물이다.
　지금은 앞에서도 말했듯이 총체적 공격에 대한 총력전적 식생활의 개선이 필요할 때이다.
　즉 간헐적인 건강식품 섭취가 아닌 세 끼 식생활 전체를 건강식으로 대체해야 한다.
　다시 말하면 주식은 물론 부식까지도 건강식으로 전환해야지 이따금 생각날 때마다 조금씩 먹는 건강 식품으로는 눈감고 아옹하는 격에 지나지 않는다.
　세 끼 식사 이외에 별도로 건강식품, 영양식품 등을 섭취하자면 바쁜 생활로 인해 실천도 문제이고 우선 번거로워 지속이 안 된다. 그렇다고 몸에 좋다는 것을 입맛 등 기호를 일체 무시하고 세 끼 식사에 끼워넣는 것도 실현성이 없다. 예컨대 종래의 한방약의 냄새와 맛을 그대로 세 끼 식사에 도입할 수는 없는 것이다.
그러므로 약의 냄새나 맛과 같은 거부감이 없으면서도 몸에 좋은 천연 건강식을 개발 이용해야 하는 것이다.

식탁에 해독 채소와 해독 차를
일본·러시아가 핵폐기 물질을 바다에 대량 버려 해산물의 핵오염(核汚染) 우려가 높아지고 있다. 건강에 좋다는 해산물도 안심이 안 간다.
물밀 듯 들어오는 농약 섞인 수입식품에 대한 감사 기준치 설정도 안 된 상태다.
농약 잔류량이 많은 밀가루도 '매스컴'이 보도했던 것 같다.
무서운 일이다.
자위를 위해 우리 개인은 식탁에 해독 야채와 해독 차를 총 동원할 필요가 있다. 해독하는 힘이 강한 어성초는 채로나 차로나 그 중 제일 먼저 동원되어야 할 것으로 안다.

일본 제일가는 척추 교정사 '가세건조오' 씨가 말하는 어성초의 위력

대개 치료 관계나 건강법 분야에 종사하는 사람은 자기가 하는 것 이외에는 딴 것을 높이 평가 안 한다.
그러나 어성초와 광선기만은 일본의 어떤 건강법 연구가도 입에 침이 마를 정도로 그 위효를 평가한다.
'가세 건조오' 씨라면 일본 '카이로 프라틱'계 제일인자요 정식 미국의 카이로 프라틱 대학을 나온 분이다.

● 목에 결핵성 종양 즉 연주창이 생겼는데

나의 경우 많은 항생제를 투여해도 낫지 않아 어성초 건초를 끓여 환부에 발랐다. 그랬더니 3일째에는 나의 목에서 대량의 고름이 나오게 되고…1년 만에 완치됐다.

또 흉골이 썩어 모든 항생제를 다 써도 안 나은 어떤 미국인에게 이 어성초 요법을 실시하여 1개월 만에 완치시킨 일이 있다.

이 밖에 어성초의 위력을 나타내는 실화

내가 아는 여성이 '히로시마' 원폭 투하 시 그 폭발지에서 1km 떨어진 곳에서 작업을 하고 있었으므로 함께 일하던 사람들은 모두 직사했다고 한다.

그녀만 기적적으로 살아남아 닥치는 대로 어성초를 뜯어 먹었다고 한다. 그녀는 그 후 일체의 원자병 증상이 없이 지금까지도 건강하다는 것이다.

그녀의 자녀에게 있어야 할 원폭증상도 전혀 없다는 것이다. 바로 어성초의 위력이다.

어성초가 방사능을 이기는 힘이 있다는 데 대해서는 딴 사람의 저서에도 나와 있다.

방사능 공포에 떨기만 하지 말고 이런 어성초 체험담을 읽고 더욱 연구하면 놀라운 결과가 나올 것 같다.

어성초 식품으로 병이 나은 사례는 헤아릴 수 없이 많으나, 체험수기를 써달라면 한사코 응해 주지 않아 애로가 많았다. 또 한 가지 말씀드리고 싶은 것은 이 책의 체험수기를 읽고 자기의 병도 꼭 그대로 낫는다고만 생각하시지 말아 주길 바란다. 체질이 다르면 낫지 않을 수도 있다. 이 체험 기록은 어디까지나 사실의 기록이니 나에게도 혹시 좋을 것이라는 희망을 가지는 것은 좋지만 백발백중 다 낫는다고 생각하면 안 된다.
　이는 산삼, 녹용 그 밖의 어떤 것도 마찬가지이다. 자기 몸에 맞아야 듣는 것이다.

제11장
어성초 생(生)뿌리의 위력(偉力)

 송곳으로 찌르듯 칼로 저미듯 아픈 심장통(心臟痛)의 발작이 어성초 생(生)뿌리를 씹고 있으면 멈추고 여러 번 하는 동안에 심장병 자체가 낫는다.
 말하자면 천연 '니트로 글리세린' 같은 작용을 할 뿐만 아니라 그보다 더 놀라운 것은 심장병 자체가 낫는다는 사실이다. 뿌리 속에 풍부히 있는 초산 '칼륨'의 효과에다가 '쿠에르치트린' 등의 말초 혈관 순환 개선 효과가 상승하는 것으로 안다.
'쿠에르치트린'은 일본의 학자에 의하면 놀라운 항암 작용도 한다는 것이다.
 '쿠에르치트린'의 항염・이뇨・혈관 강화 작용은 현대 과학으로도 입증되어 있다.
 어성초 건초에는 날계란과 맞먹을 정도의 풍부한 단백질이 있는데 뿌리에는 더 많을 것이고 뿌리의 엄청난 성장력으로 보아 이는 모두 활성 단백질일 것으로 안다.

뿌리에는 가느다란 모근이 많이 있고 여러 마디마다 발아력이 있는 것으로 미루어 여러 생리 활성 물질도 잎 이상일 것으로 안다.

뿌리에도 잎처럼 '설파민' 40,000배의 힘이 있는 '데카노일아세트알데히드'가 있어 냄새가 나지만 생으로 먹는 데는 잎보다 맛이 좋다. 각종 당류 때문일 것으로 안다. 천식, 심장병, 간장병, 암, 각종 내장 염증에 날 뿌리 생즙을 딴 음료에 섞어 섭취해 보기 바란다.

필자의 경험으로 '뿌리 연고'가 거의 모든 종기나 피부병에 잘 들었고 '뿌리 술', 뿌리 생즙' 모두가 건강에 좋았다.

제일 중요한 심장뿐만 아니라 아마 거의 모든 기관과 조직에 좋을 것으로 안다.

어떤 70세 노인은 '뿌리 술'에 계란 노른자를 섞어 매일 먹었더니 젊음의 '스태미너'를 되찾았다고 한다. '뿌리 술'에는 확실히 이상한 힘이 있는 것 같다.

어성초를 기적의 건강 식물로 산출한 모체여서 성장 '호르몬' 같은 것도 있다고 믿는다.

놀라운 생명력(生命力)이 어성초 뿌리에 있다.

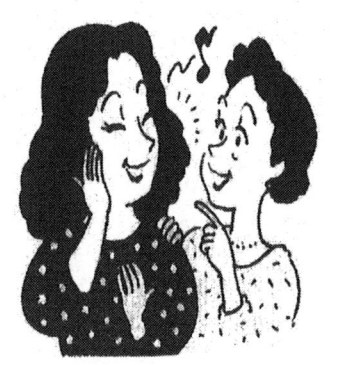

어떤 잡초밭에서도 어성초 뿌리는 그들 잡초 뿌리를 이기고 길게 뻗어간다. 그 강력

한 생명력은 잎보다 강하다.

잎에는 어떤 종류의 잡균이 붙을 수 있어도 살아 있는 뿌리에는 어떤 균도 곤충도 해치지 못하는 것 같다.

추위가 닥쳐 잎이 마른 뒤에도 뿌리는 땅속 깊이 점점 더 자라서 다음해 싹이 나게 한다.

잎과 뿌리를 잘라 각각 비닐봉지에 따로 담아 밀봉해 두면 잎은 얼마 안 가서 썩지만 뿌리는 마디마디에서 발아를 하는 놀라운 생명력이 있다.

강한 생명력은 강한 생활 물질(生活物質)의 존재를 전제로 한다. 뿌리에는 잎에 없는 무엇인가 있는 것만은 사실이니 이용해 보기 바란다.

발아 어성초근(發芽魚腥草根)은 효소(酵素) 덩어리

모든 식물은 발아할 때 극대량의 효소를 생성한다. 어성초도 발아할 때 그 뿌리는 어성초 효소의 농축제가 된다.

그런데 모든 효소 단백질로 되므로 딴 야채보다 엄청나게 많은 단백질을 지닌 어성초 뿌리는 발아할 때 당연히 딴 야채보다 엄청나게 많은 효소를 지니게 된다.

이런 어성초의 발아근을 식품화하면 절묘한 효소 식품이 될 것이다. 앞으로 이런 식품이 개발될 전망이다.

1. 어성초 생뿌리 이용법

① 재배(화분)

어성초 뿌리를 7cm길이로 잘라 화분 흙 위에 눕혀 놓고 흙을 덮은 다음 물을 매일 준다. 겨울에도 난롯가에 놓으면 싹이 나서 자랄 수 있고, 방에 화분을 놓는 경우는 빨리 싹이 트게 하기 위해 흙을 얇게 덮어야 한다.

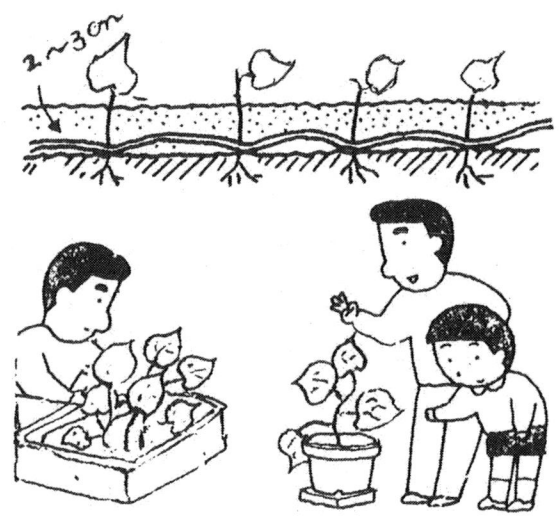

② 건강술

깨끗이 씻은 어성초 뿌리 200g을 잘게 잘라서 소주 1.8(35℃이상)에 담구어 따스한 곳에 놔두면 10일 정도에 노란 어성초 술이 된다. 이것은 오래 둘수록 좋으나 10일 정도에서 마실 수 있다. 잘 때 한 잔씩 마시면 건강에 좋고 또 이 술은 가려운 곳, 습진 등에 발라도 좋고 벌레 물린 데 발라도 좋다.

※ 일본 민간에서는 이 술에 기름을 약간 섞어 화장수로 쓰고 있다. 대단히 인기 있는 화장수다.

③ 생즙

 깨끗이 씻은 어성초 뿌리를 믹서에 갈아 그 전부 또는 짠 생즙 조금씩 마시면 아주 건강에 좋다. 다른 녹즙에 섞어 마시면 더욱 좋다. 고약한 병에 잘 듣는다. 무좀 등 피부병에도 아주 좋다. 여드름 또는 콧병 등에 써서 좋은 효과가 있다는 것이다.

 ○ 症腹腸 小兒疳積 食傷不化 腹痛瀉痢 鮮葉或全 草洗淨搗汁 每次用半調제 溫開水沖服

④ 연고

어성초 뿌리를 깨끗이 씻어 은박지로 여러 겹 싸서 불 위에 올려놓아 익힌 다음 곱게 갈아서 기름 약간을 섞어 병에 담아두고 습진, 종기, 상처 등에 바르면 아주 잘 듣는다. 냉장고에 보관하는 것이 좋다.

※ 이것은 먹어도 몸속이나 피부의 여러 염증이나 종기를 아물게 하고 낫게 한다.

⑤ 구급용

 흙 속에 묻어두고 심장병 발작이나 기침이 심할 때 10cm 정도 잘라서 씻어 씹어 먹으면 발작이 멈출 수 있다.

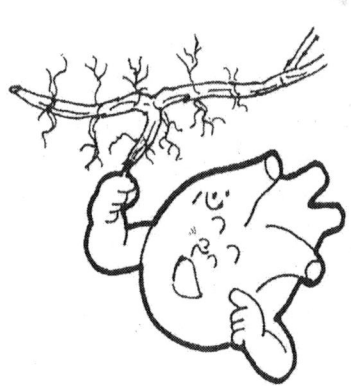

제11장 어성초 생뿌리의 위력

⑥ 밭에 심는 경우

어성초 뿌리를 약 7cm 길이로 잘라 사방 10cm 간격으로 심는다. 미리 갈아 엎어 정지한 땅 위에 눕혀 심되 봄에는 아주 얇게 흙을 뿌려 덮는다. 약 1cm 깊이가 좋다. 그리고 물을 뿌려주고 신문지 등으로 덮어 보온해 주면 싹이 빨리 나온다. 싹이 나온 후에도 매일 물을 주면 속히 자란다. 여름에는 그늘을 약간 만들어 주면 속히 자라고 성장량이 많아 수확도 많이 할 수 있다. 꽃이 피면 수확한다.

가을에 심는 경우도 똑같으나 5cm 이상의 깊이로 흙을 덮고 물을 준 뒤 왕겨나 짚으로 두껍게 덮어주면 좋다.

2. 어성초 생초(生草) 이용법
－천연자원의 이용 폭을 넓힘으로써 생활이 풍요로워진다

● 생활이용품 몇 가지

필자는 어성초를 쑥처럼 우리나라 여러 곳에 자연생하게 하는 소망을 오래전부터 가져왔다. 많이 있어야 이용자도 많고 이용법도 많이 개발될 것이기 때문이다. 그러나 우선은 집집마다 화분이나 화단에라도 심어서 이용하기 바란다.

● 어성초 생초 '팅크'

약 250cc의 90° '알콜'에 생어성초 으깬 것(곱게 간 것) 30~50g을 넣어 약 5일 뒤에 초록색이 되면 걸러서 병에 보관해 두고 쓴다.

● 어성초 약 목욕

어성초를 목욕할 때 쓰기 위해서는 미리 헝겊으로 15cm×25cm 정도의 주머니를 만들고 여기에 생어성초 300g(마른 것은 150g)을 넣고 끈으로 맨다.

이것을 목욕 전 약10분 전에 욕탕에 넣은 다음 목욕을 한다. 온몸의 습진, 치질, 냉증, 대하 그 밖에 아토피성 피부염 등에 잘 듣는다고 한다.

● 어성초 생즙으로 빚은 술(page 70 참조)
● 어성초 생초(生草) 화장수(page 305 참조)

● 어성초 생초 비누

어성초 화장수를 만들 때 짜고 난 파란 찌꺼기를 이용한다. 먼저 흰 색깔의 화장비누를 사서 잘게 썰어 비닐 봉지에 담아 전자렌지에 잠깐 넣어 녹으면 꺼낸다. 이 비닐봉지 속에 어성초 찌꺼기를 넣어 비누와 어성초가 잘 배합되도록 손으로 여러 번 주물러 고루 배합되면 이것을 적당한 틀에 넣어 식혀 굳히면 멋진 어성초 비누가 된다. 작업할 때 고무장갑을 끼고 한다.

어성초 생초 비누는 거품도 잘 일고 때도 잘 지며 사용한 후 피부가 매끈매끈해진다.

3. 어성초 이용(魚腥草利用) 정리

이 책의 이곳저곳에 생초 이용법이 나오는데 그 중 중요한 것 몇 가지를 정리해 독자 여러분의 이용에 도움이 되도록 하였다.

① 벌레물린 데, 상처

먼저 환부를 잘 씻어 깨끗이 한 다음 어성초의 생즙을 바르면 좋다. 또 어성초 연고를 발라도 잘 듣는다.

숲에 갈 때는 미리 어성초의 생즙을 노출된 살에 발라두면 모기나 잡충의 피해를 막을 수 있다.

※ 어성초 스킨을 바르면 속히 낫는다.

② 종기(헌 데)

곪은 종기나 곪기 전의 종기에 어성초가 위력을 발휘한다.

먼저 환부를 깨끗이 한 다음 어성초 생잎으로 만든 어성초 연고를 바르거나 붙여 그 위에 비닐을 씌우고 반창고로 고정한다. 또 연고가 없으면 잘 으깬 어성초 날 잎을 직접 환부에 붙여도 좋다. 고름이 잡힌 것은 빨아내고 아물게 하며 고름 안 잡힌 것은 그대로 아문다.

어성초에 있는 '데카노일 아세트알데히드'는 항균, 소염, 배농(排膿)작용이 있어 중국에서는 어성초를 대도초(大刀草) 라고도 부른다.(즉 수술을 대신하는 풀이라는 뜻). 또 날 어성초에 엽록소가 많아 이것이 종기를 잘 아물게 한다고 한다.

③ 잇몸의 염증, 입안의 염증

어성초의 생즙을 3, 4배의 물로 희석해서 입속에 가득 물어 입속 전체에 성분이 묻도록 물고 있으면 좋다. 좀 이상한 냄새가 나지만 입안·잇몸의 통증에 비하면 참을 수 있을 것으로 안다. 이 간단한 방법을 몇 번 해서 이를 빼러 갈 정도의 잇몸 염증을 가라앉힌 예가 있다.

④ 중이염(中耳炎)

어성초의 '쿠에르치트린' 등의 소염작용으로 통증이 가라앉고 또 '데카노일 아세트알데히드'의 작용으로 고름이 빠져나오는 효과가 있어 중이염에 어성초가 위력을 발휘한다.

방법은 어성초의 날 잎을 가느다랗게 꼬아 귓구멍에 꽂고 자되 길쭉하게 해서 다음날 꺼내는 데 어려움이 없게 해야한다. 부드러운 잎이어서 귓속을 상할 우려는 없으나 이것이 걱정이면 어성초의 생즙을 솜방망이에 흠뻑 먹여 귓구멍 속에 고루 발라준다. 이렇게 며칠 하면 어성초라는 가냘픈 풀의 위력에 새삼 놀라게 될 것이다.

⑤ 치질(痔疾)

항문 및 그 주변을 깨끗이 한 다음 어성초로 만든 연고를 매일 몇 번씩 바른다. 연고가 없으면 그때그때 어성초 날 잎을 으깨어 짠 생즙을 환부에 바른다. 어성초 목욕도 효과가 좋다.

※ 어성초 스킨을 자주 발라주면 잘 낫는다.

⑥ 피부염(皮膚炎)・습진(濕疹)

거의 모든 종류의 피부염, 가려움증, 습진 등에 날 어성초가 기막히게 잘 듣는다.

먼저 환부를 깨끗이 한 후 어성초 날 잎의 생즙(生汁)을 바르든가 어성초의 날 잎이나 날 뿌리를 곱게 으깨서 그것을 환부에 붙인 다음 그 위에 얇은 비닐을 대고 반창고 등으로 고정시키든가 한다. 어성초의 항균(抗菌)・살균(殺菌)・소염(消炎) 작용 및 재생(再生)작용 등이 놀라운 효과를 가져온다.

또 온몸에 퍼져 있는 경우는 앞에 설명한 어성초 목욕법을 이용하기 바란다.

※ 모든 피부병에는 어성초로 만든 스킨이 아주 잘 듣는다. 아토피(태열), 습진, 여드름 등 바르기만 해서 잘 안 듣는 경우에는 어성초와 삼백초 등 다수의 약초로 만든 축농증, 비염, 등과 피부질환 일체를 치료해 주는 효소(Enzyme)를 복용하면서 어성초 스킨을 바르면 완치가 가능하다.

⑦ 손등 튼 데, 동상

어성초 생즙의 소염작용과 살균·소독작용이 이런 경우의 통증이나 가려움증을 완화시켜 준다. 생즙을 바르기 전에 먼저 따뜻한 물에 환부를 담가 부드러워진 후 물기를 잘 닦아야 한다.

또 너무 심하게 튼 경우는 환부를 따스하게 한 다음 어성초 연고를 바르는 것이 좋다. 동상도 마찬가지이다.

⑧ 가벼운 화상(火傷), 햇빛에 탄 경우

환부를 찬물로 충분히 식힌 다음 어성초 연고를 바른다. 마르면 다시 되풀이해서 바른다. 볕에 탄 경우는 어성초 생즙을 발라 준다.

※ 어성초 스킨을 자주 발라주면 며칠 만에도 깨끗이 낫는 경우를 수없이 보아왔다.

⑨ 무좀

먼저 환부를 깨끗이 씻고 어성초의 날 잎을 짜서 나온 생즙(生汁)을 바르든가 어성초 '팅크'를 물로 희석해 바른다. 아침, 저녁 하루 두 번씩 1주일 정도면 어지간한 무좀은 잘 낫는다.

※ 필자는 생어성초 한 줌에 고백반 40g정도를 넣고 짓찧어 그것을 환부에 골고루 덮고 비닐로 싸매어 4~5시간 후 갈아 붙이기를 한 3일 계속하여 완치하였다. 10년도 넘게 고생한 걸 생각하면 지금도 진저리가 쳐진다. 물론 생초를 쓸 때도 어성초 한방효소도 함께 먹고 있었기에 빨리 완치되었는지도 모른다. 피부가 약한 사람은 환부가 헐 수도 있으니 주의하기시 바란다.

⑩ 축농증(蓄膿症)

어성초의 날 잎을 곱게 으깨어 비공(鼻孔) 크기로 가느다랗게 꼬아 한쪽 코의 속까지 깊숙이 넣고 잔다. 한쪽씩 매일 교대로 잠잘 때 콧속에 넣고 자는 것이다.

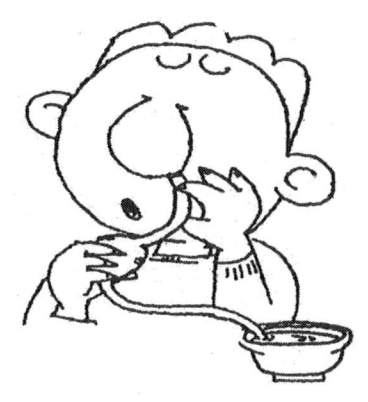

또는 날 어성초에서 짠 생즙을 탈지면에 흠뻑 먹여 '핀셋'으로 콧속에 채워 넣는다. 이 역시 매일밤 한쪽씩 한다.

이렇게 10일 정도 하면 고름이 빠지면서 코가 좋아진다. 일시적으로 막힌 코는 단번에 낫는다. 즉 20분 정도면 뚫린다.

※ 또 삼백초 생잎을 은박지에 싸서 약간 익힌 것을 손가락으로 으깨어 콩알만하게 만들어 잠자기 전 한쪽 콧속에 넣고 자고 다음날은 반대쪽 콧속에 넣고 자기를 며칠해도 낫는다.
그러나 뿌리채 뽑아 완치하려면 어성초, 삼백초 등 여러 가지 약재로 만든 한방 어성초 효소를 2~3개월 복용하는 것이 좋다.

※ 필요하신 분은 필자에게 연락하시기 바란다.

※ 날 어성초의 '데카노일아세트알데히드'와 엽록소의 상승작용으로 비병(痺病)에 잘 듣는다. 생약초로 축농증 등 비병을 다스리는 경우 어성초 이상가는 것은 없다고 단언할 수 있다.

⑪ 타박통, 견비통

어성초에는 소염작용이 있으므로 환부에 날 어성초 즙을 자주 발라주는 것도 좋으나 어성초 '팅크'가 더욱 좋은 것 같다.

어성초의 효과와 함께 '알콜'이 열을 식혀주므로 보다 좋은 것이다.

⑫ 생즙(生汁)에 섞어 농약독(農藥毒)을 해독

농약을 치지 않은 녹즙 재료용 야채는 없다고 보는 것이 옳다. 이런 건강 야채에는 아무리 깨끗이 씻어도 잔류 농약이라는 것이 남아 있게 마련이다. 가뜩이나 질병으로 저항력이 약해진 몸에 이런 농약 성분을 축적시켜서야 말이 되겠는가. 이 경우 강력한 해독 성분이 있는 어성초 생즙을 조금씩 섞어 먹는다면 농약 독을 걱정할 필요가 없을 것으로 안다.

⑬ 내장(內臟)의 여러 염증(炎症)에 좋은 어성초 생즙

질병의 대부분은 거의 모두가 염증이 수반되므로 우선 이 염증부터 고칠 필요가 있다. 어성초 생잎, 생뿌리에는 강한 항염물질이 있으므로 딴 녹즙이나 야채에 어성초 생초를 적절히 배합하면 회복에 큰 도움이 될 것으로 안다.

4. 녹즙재료(綠汁材料)의 혁명! 탁월한 식이초(食餌草)

어성초는 딴 야채나 건강초처럼 많이 먹어야 하는 것이 아니라 일본의 여러 경험자에 따르면 날 잎 몇 장씩이면 정력을 비롯 당뇨 개선뿐만 아니라 미용에 탁월한 효과가 있다고 한다.

많이는 안 먹어도 규칙적으로 매일 먹고 있으면 항암, 당뇨 치료, 정력 증강, 미용 증진 등이 된다고 하니 얼마나 다행인가. 소량이면 실천하기 쉽다.

그런데 한국의 경험자들은 특히 위암, 식도암에 매일 300g 이상의 날 잎을 생즙으로 해먹어 호전되었다고 하나 이것은 좀 무리가 아닌가 한다.

많이 먹는다고 좋은 것이 아니라 조금씩이나마 매일 규칙적으로 먹는 것이 어성초 생즙의 올바른 복용법이 아닌가 한다.

즉 중환자인 경우에는 1일량을 50g 이상은 넘지 않아야 한다고 본다. 이 정도의 날 잎을 생즙으로 하면 소주잔 하나 정도가 될 것이다.

일반 건강을 위해서는 생잎 3~5매 정도를 먹는 것이 좋을 것으로 안다.

어성초 화분 몇 개면 1년 내내 따먹을 수 있으니 편리하다.

또 어성초는 한 번 심으면 평생 수확할 수 있어 경제적이기도 하다.

어성초는 기식품

어성초는 분명히 기(氣)가 강한 식물이다.

일설에 의하면 '히로시마'의 원폭(原爆) 폐허를 제일 먼저 이기고 자란 풀이 어성초라고 한다. 병충해도 안 입는다. 한 번 심어 놓으면 멸종이 힘들 정도로 억세게 자란다.

'설마핀' 40,000배의 역가(力價)가 있다는 물질, 10,000배로 희석해도 이뇨 작용하는 성분 등 기가 강한 유효 성분이 많다. 이 기가 강한 어성초에는 돌성분(미네랄)이 유난히 많다. 양자 물리학의 '물체는 '에너지'(전기 초극소미립자) 저장자이며 이 '에너지'는 질량이 있다'라는 말대로 '에너지'는 무게가 있고 무게가 많은 돌성분에 에너지가 많이 응집해 있다고 볼 수 있다.

돌 성분이 많은 어성초는 '에너지'(기)가 많고 이것을 먹는다는 것은 기식(氣食)을 한다는 것이 된다.

어성초 화분(花盆)은 약분(藥盆)

어성초 화분 몇 개만 방 안에 있으면 첫째 실내 공기 정화 작용을 하고 둘째 인체의 피부병(종기)에 '메스' 이상의 효과를 발휘하며 셋째 그 뿌리로 심장병, 기침의 발작을 멈추게 할 수 있다. 넷째 매일 4~5잎씩 먹으면 당뇨, 정력, 미용에 관한 트러블이 많이 해소된다.

5. 국내외(國內外)의 어성초 이용 사례

[국내]

1. 간경화(肝硬化)로 고생하는 친구에게 어성초를 먹게 했더니 완치해서 건강하게 살고 있다. …… 정방주(제주도, 탐라 농원 대표, 064-56-1985)
2. 처남의 숙취에 어성초를 먹게 해서 좋아져 술을 더 마시게 된 부작용이 생겼다.……정방주(제주도, 탐라 농원 대표)
3. 오랜 당뇨병과 그 합병증으로 고생하다 어성초를 차 또는 음료수로 일상 마셨더니 거의 완치되어 활기찬 나날을 보내고 있다. …… 윤덕신(성남, 삼평 농장 사장)
4. 중풍으로 고생하는 친지(전남 나주 거주)에게 어성초와 신선초를 복용시켰더니 거의 정상인처럼 회복되었다고 한다.…… 김광수(32세, 서울, 202-3857)

    ※ 딴 치료법의 효과와 상승했다고 본다.

5. 어성초와 쇠뜨기를 섞어 차(茶)처럼 마시게 했더니 간염이 나았다.…… 이완교(노량진, 사업가)
6. 어성초 생즙으로 위암 · 식도암이 좋아졌다는 말을 들었다.…… 정찬조(김포 성원농원 대표)

    ※ 그러나 어성초 생즙 이외의 여러 식사 요법 등의 올바른 실천이 있었다고 믿는다.

7 남편의 심장병이 어성초 차로 나아 이제는 높은 계단도 힘 안 들이고 오르내리게 되었다.…… 이영자(인천 만수 APT)
8 남편의 해묵은 가래가 사라졌다.…… 서림(주부. 서초동)
9 딸의 악성 여드름이 어성초차로 깨끗이 나았다. …… 나종택(서울 구로구, 삼광신철공업주식회사 대표)
10 참깨밭 두렁에 어성초를 심었더니 진드기의 피해를 안 입었다.…… 허범진(경기도, 동양자원개발원 원장)
11 오래된 당뇨병과 요통이 어성초차의 꾸준한 복용으로 크게 좋아져 정상인과 같은 생활을 하고 있다.…… 홍서봉(전남, 대광산업주식회사 상무)
12 어성초차를 마셔서 나의 약한 간이 좋아져 친지들에게도 권해 좋은 결과를 얻고 있다.……조도길(서울, KBS영상사업단 영상사업부장)
※ 이 분은 어성초에 남다른 관심을 가져 일본 출장 때 어성초주 제조공장 (산이현 소재)까지 견학도 하였다고 한다.

13 손자의 장질환과 감기 등에 어성초차를 마시게 했더니 말끔히 나은 후 지금껏 아주 건강하게 잘 자란다. …… 이명수 (경남, 녹색운동대표)
14 여성들에게 많은 방광염(오줌소태 포함)에 어성초탕을 마시게 했더니 거의 모두 속효를 보아 놀라고 있다. …… 조정숙(서울, 약사)
15 지병인 심근경색증과 당뇨가 호전되어 어성초 끓인 물을 일상의 음료 대신 밥도 말아 먹곤 한다. …… 조영환 (서울, 사업가)
16 중풍과 고혈압으로 보행과 팔운동 및 언어 장해가 심했는데 어성초차와 생솔잎 '엑기스'를 꾸준히 마셔 거의 정상인처럼

호전되었다. …… 이원범(경기도 동두천)

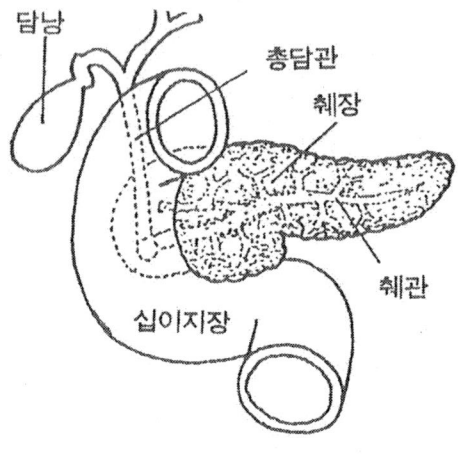

췌장의 위치

[미국 교포]

1. 7년간 당뇨병과 합병증으로 고생하던 중 어성초를 차(茶)로 마셔 완치된 후 지금은 온 집안 식구들도 어성초차를 보리차 대신 마시고 있다. …… 손동준(미국LA, 사업가)
2. 나는 어성초차를 지병인 고혈압이 나아서 집뜰에 직접 약간 재배해 생초로 이용하고 있다. 그러던 중 며느리가 벌에 쏘여 몹시 괴로워하는 것을 어성초 날 잎으로 즉시 고쳐 위신이 크게 섰다. …… 김인측(미국LA거주. 교회 장로)
3. 나이 먹어서 그런지 몸이 여기저기 좋지 않아 고생하던 중 서울의 친지가 보내 준 어성초차를 달여 마셔 호전되었다. 더 좀 복용하기 위해 수속을 밟고 있습니다. …… 이금용 (미국LA 거주)

[일본]

① 어성초차의 상음으로 3kg 체중 감소, 배의 푸석살 제거, 허리가 6cm 줄었다. …… 杉山春子(主婦)

② 어성초차를 마시기 시작했더니 1개월 만에 4kg 줄고 얼굴의 기미도 엷게 되었다. …… 芳賀茂子(主婦)

③ 어성초차와 어성초술로 남편의 배가 들어가고 2kg 체중 감소 …… 細田重子(主婦)

④ 어성초차와 화장수로 둘째딸의 '아토피', 맏딸의 여드름, 나의 변비가 완치 …… (主婦)

⑤ 어성초 화장수로 기미가 빠지고 살결이 고와져 잔주름도 눈에 안 띄게 되었다. …… 戶板眞弓(主婦)

⑥ 어성초차와 화장수로 살결이 희어지고 머리가 검어졌다고 미용사도 깜짝 놀랐다. …… (主婦)

⑦ 어성초 '크림'과 차로 '알레르기'가 낫고 얼굴과 손의 살결이 고와졌다. …… (公務員)

⑧ 어성초차와 화장수로 검붉던 얼굴색이 희게 되고 살결에 투명감이 생겼다. …… (會社員)

⑨ 어성초차(茶)와 어성초 화장수로 거칠던 살결이 고와지고 목에 난 종기도 사라졌다. …… (主婦)

⑩ 임신 중의 딸에 어성초차(魚腥草遮)를 마시게 했더니 놀랍게도 피부색이 흰 남자 아이를 낳았다. …… 上田喜美(主婦)

의학 박사인 '야마노우찌 싱이찌(山/內愼一)' 씨의 설명 : '임신 중에 어성초차를 마셔서 피부색이 흰 아이를 낳았다.'는 이야기를 자주 듣는다. 이유는 분명하지 않으나 아마 어성초의 해독(解毒) 작용 때문일 것으로 안다.

태아는 배꼽을 통해 모체로부터 영양분을 섭취하고 오물을 모체로 돌린다. 이때 모체 내에 오물이 너무 많으면 태아가 지닌 오물을 충분히 배설하지 못할 것이다. 반대로 모체가 어성초로 깨끗해져 있으면 태아의 오물이 잘 배설될 것이다. 더러운 것을 완전히 배설한 태아는 피부도 희고 건강해진다고 생각된다.

또 임신 중에는 변비가 되기 쉬운데 통변을 좋게 하는 어성초가 이것을 해결해 준다고 할 수 있다. 어쨌든 어성초차는 임신부에게 부작용 없는 최고의 음료라고 생각된다.

⑪ 어성초 화장수로 나는 백색의 윤기나는 살결이 되고 남편은 날 잎으로 치질이 호전 …… 酒井悅子(主婦)
⑫ 어성초차를 마셨더니 두드러기가 사라지고 몸의 부종이 사라져 날씬해졌다. …… 黑川和代(飮食業)
⑬ 어성초차를 항상 마셨더니 발뒤꿈치가 매끄러워져 '스타킹'이 안 찢어지게 되었다. …… (主婦)
⑭ 가족 전원이 어성초차를 마셔 어머님은 변비, 나는 무좀, 딸은 여드름이 완치(完治) …… 山田惠美代(主婦)

※ 이렇게 체험 수기의 제목이나마 소개해 두는 것은 독자들께서도 어성초의 체험 수기를 발표해 달라는 소망에서이다. 이런 건강 정보는 많을수록 좋은 것이다.

6. 어성초와 돌성분 '미네랄'

어성초를 중국에서는 일명 '냄새나는 영단'이라 한다. 단(丹)은 고대 중국의 성현들이 돌(광물)로 만든 불로 장생의 영약을 말한다. 어성초에 단(丹)자를 붙인 데에는 아마 어성초가 전설의 단(丹)처럼 잘 듣고 건강에 유익한 '미네랄(돌성분)'이 특히 많기 때문이라고도 여겨진다. '미네랄' 중 '나트륨'이 없고 '칼륨'이 많은 점도 특색이다. 지금까지 어성초를 일본의 대표적인 만능 약초로 군림케 한 유효성이 '설파민' 4만 배의 항균하는 물질, 10만 배로 희석해도 이뇨·항염하는 물질 때문인 것으로 보아왔다. 그러나 이런 경이의 물질들을 어성초가 생합성할 수 있게 된 것은 풍부한 '미네랄(돌성분)'의 힘이 작용했다고 보아야 한다. '브라질'을 대표한다는 유명한 생약 '타히보'도 다양한 식용 '미네랄(돌성분)'이 많다. 이런 '미네랄' 중 어떤 것은 생명의 각성자 라는 효소(酵素)활성화에 절대적인 구실을 하며 '호르몬'이나 '비타민'의 구성 요소로도 작용한다.

'미네랄' 없이는 생명이 없다고 하는 사람도 있다.

'미네랄(돌성분)' 은 생체 내에 흡수되어 산화환원 작용을 통해 전 조직에 활력을 준다.

광물질 중에는 원적외선이라는 소위 '바이오 에너지'를 내는 것이 있다. 우주선의 난방용 '히터'는 이 원리로 만들어졌다고 한다. 이 원적외선은 '상하이' 원자핵 연구소의 연구로 '베테랑' 기공사의 손에서 나오는 기(氣)의 일부로 밝혀졌다. 돌성분(산화광물질)이 사람에서 나오는 것 같은 기를 내고 있는 것이다. 어성초 속에 많이 있는 어떤 돌성분(미네랄)도 예외 없이 미량이나마 원적외선이라는 기(氣)를 내고 있다고 보지 않을 수 없다. 그래서 어성초를 먹으면 기가 강해져 여러 가지 건강 증진효과가 생긴다고 볼 수 있다. 몸에 좋다는 식용 동식물은 거의 모두 기(氣)가 강한 것이다. 뒤집어 말하면 돌성분(미네랄)이 많은 것이다. 흔히 돌은 죽어 있는 것같이 보이지만 기에 관한 한 살아 있다고 볼 수도 있는 것이다. 특히 산소 함량이 많은 경우는 기도 많다.

산화 광물(돌) 속의 양 '이온'의 광물과 음 '이온'의 산소가 이루는 '이온' 결합에 비밀이 있는 것 같다. 어쨌든 기가 강해지고 싶으면 어성초처럼 돌성분(미네랄)이 많은 것을 일상으로 식탁(食卓)에 도입해야 한다. 그러자면 어성초 등 건강 식물의 재배에 있어서는 돌성분(미네랄)이 풍부한 토양과 비료를 써야 할 것으로 안다. 물론 이들 돌성분은 식물 구성의 유효성분이어야 한다. 따라서 우수한 인삼이나 영지를 재배하려면 '게르마늄'이 많은 비료나 토양을 써야 하는 것이고 우수한 어성초 재배에는 칼륨, 철분이 풍부한 비료나 토양이 필요한 것이다. 앞으로의 자연 의학이나 자연건강법 분야에서는 동물, 식물 이외에 이 돌(광물)에 대한 연구가 병행되어야 할 것으로 안다.

부 록
(1)

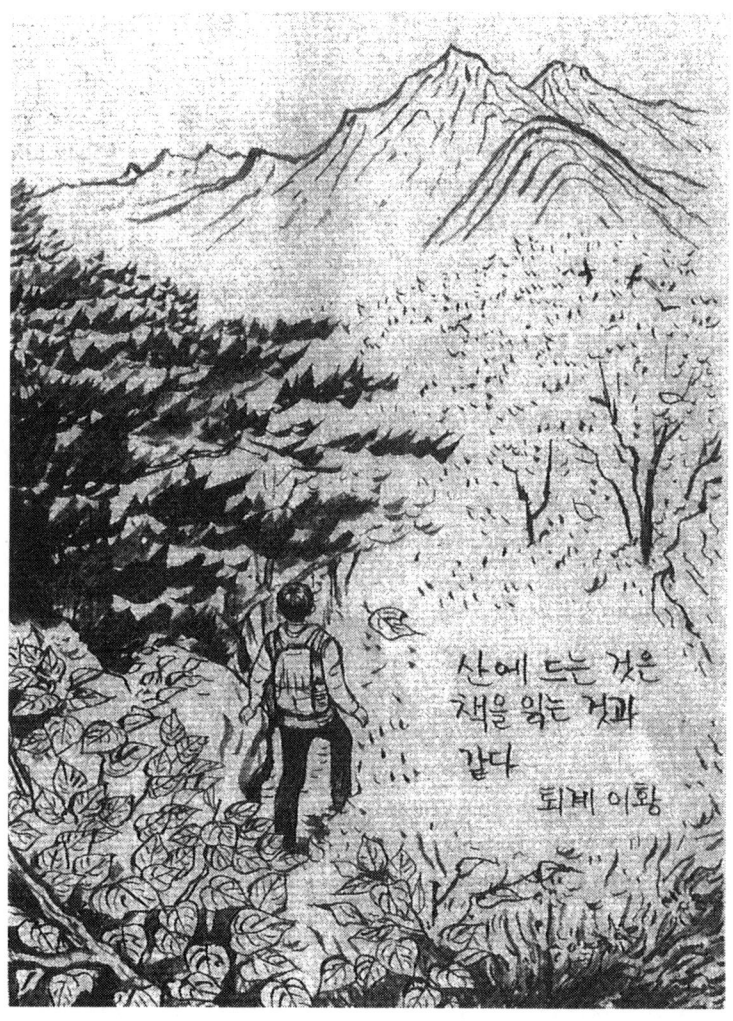

1810년 8월 6일 드디어 허준이 14년의 각고 끝에 동의보감을 완성하였다

진정한 심의가 되고자 하였으며 또한 수많은 환자들을 치료하였던 그의 위대한 업적의 산물인 동의보감에 이런 구절이 있다.
"모든 병은 사람이 고칠 수 있다.
그러나 사람이 고치지 못하는 병이 세 가지가 있다.
첫째는 병을 허술하게 여기는 것(사람)
둘째는 의원의 말을 잘 따르지 않는 것(사람)
셋째는 때 맞춰 약을 먹지 아니하는 것(사람)

기력이 쇠약하다고 느껴지거나 상태가 좀 안 좋다고 느껴질 때는 앓아 눕기 전에 치료하는 것이 상책이다.
천하를 다 얻고도 건강을 잃으면 무슨 소용이겠는가?
기력을 돋우어 주는 보약을 먹어서 활기를 찾아야 된다 싶으면 보약을 지어 드시고, 몸의 어느 부위에 이상이 생겼다 싶으면 치료약을 제때에 드시는 것이 건강을 잃지 않는 지혜일 것이다.
물론 전문 한의사의 진찰을 받고 처방을 받아 약을 복용하셔야 한다는 것 아시리라 믿는다.

부부가 함께 복용하면 효과 백 배인 연령고본단

이 중 연령고본단은 중년에 양기(정력)가 쇠약하거나 50도 못되어 피로가 쉬 오고 머리가 희어지는 사람이 반 달쯤 복용하면 정력이 강해지고 한 달을 복용하면 얼굴에 윤기가 돌고 눈에 정기가 생긴다. 더불어 40대 이후 건강관리는 사람의 일생에서 가장 중요하다고 말할 수 있다. 그것은 이때부터는 사람들의 노화가 보다 빨리 진행되며 이것을 막는가 막지 못하는가 하는 것은 그 후 건강관리에 크게 영향을 미치게 한다.

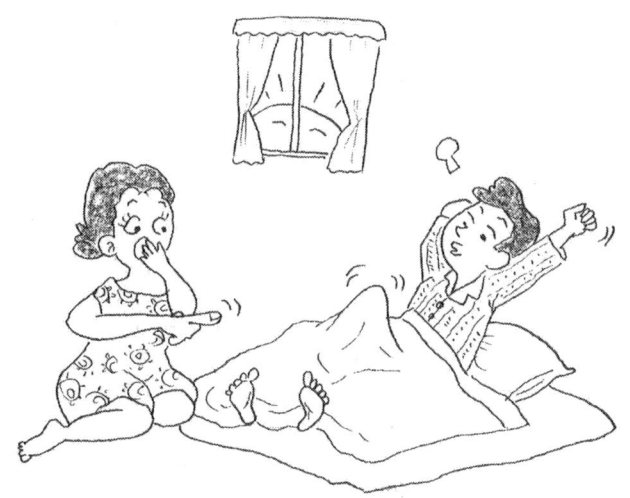

일본에 남자를 빗대어 이런 속담이 있다. '새벽에 양물(페니스)이 서지 않는 사람에게는 돈을 빌려주지 말라.' 즉 인간은 정력이 쇠진하면 만사가 귀찮아지고 움직이기를 싫어한다. 다시 말하면 정력과 활동력은 서로 통하는 것이다. 활동력이 강한 사업가를 정력가라고 하는 것도 이 때문이다. 정력 = 활력 = 건강이라고 생각하면 틀림없다. 연령고본단은 정력보약으로서 대단한 효과를 지니고 있다. 몸에 특별한 문제가 없는 중년 남녀가 복용할 수 있는 처방이다.

〈처방약재〉
토사자(술로 법제한 것), 육종용, 천문동, 산약, 우슬, 맥문동, 생지황, 숙지황, 두충, 건강, 파극, 구기자, 산수유, 백복령, 오미자, 인삼, 목향, 백자인 80g 복분자, 차전자, 지골피 160g 석창포, 천숙, 원지, 감초, 택사 각 140g

〈복용방법〉
이상의 약재를 가감하여 오동나무 열매 크기로 환을 만들어 공복에 온수로 1회 80알 정도를 복용한다.
여자가 복용할 때는 당귀와 적석지를 가한다.

이 처방은 만병회춘에 나와 있으며 예로부터 애용해온 처방의 하나다.

활력 넘치는 원기 회복에 삼정환

〈처방약재 및 복용방법〉

△ 창출, 지골피를 깨끗하게 가루로 만들어 각 600g, 흑상심 1,200g을 짓이겨 항아리에 즙을 짜 넣는다.
△ 위 두 약재가루를 섞어 넣어 밀봉하여 낮이면 햇빛을 쬐고 밤이면 달빛을 쬐어 자연적으로 물기가 마르면 다시 가루로 만든다.
△ 벌꿀로 녹두알 크기로 환을 만들어 하루에 10환씩 술에 복용한다.

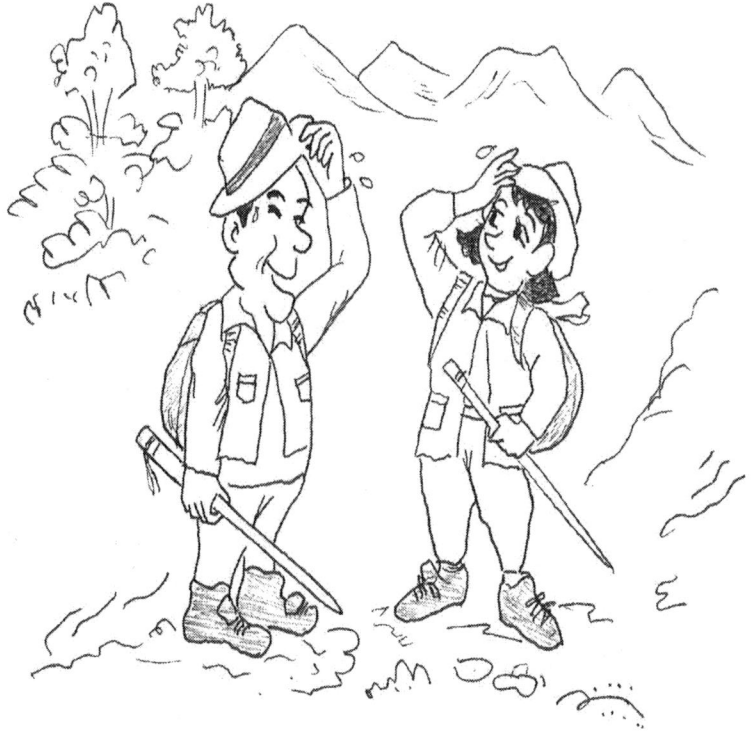

이 약을 장복하면 몸은 알아보게 좋아지고 원기와 정력이 넘쳐 오래도록 장수하며 젊음을 누릴 수 있다.

토사오미환은 음위증에 직효

　음위증이란 성욕이 있으면서도 음경이 발기되지 않아 성생활을 할 수 없고 성욕 자체도 없는 경우이다. 이 병의 원인은 지나친 성생활, 정신적 피로, 오랜 기간 성생활을 하지 않는 것이다. 또한 음경이 처음부터 발기되지 않거나 발기되었다가도 금방 사그라

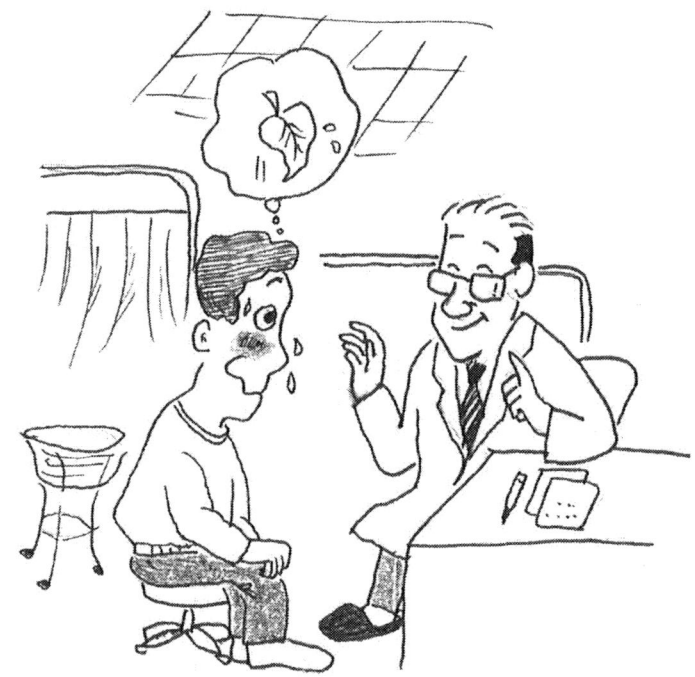

져 성생활을 할 수 없다. 이렇게 되면 정신상태도 우울하고 기억력도 나빠진다. 어떤 때는 잠이 오지 않거나 머리가 무거우며 허리가 아프고 팔다리까지 떨린다. 외성기 부위는 늘 차고 무거우며 고환이 아프다. 또한 오줌이 자주 마려운 것 같은 증상도 나타나 조기에 전문 한의사에게 진찰을 받아 치료해야 한다.

〈처방약재〉
토사자 1.5g, 사상자 1.5g, 파극 1.5g, 육종용 1.5g, 원지, 오미자 각1g, 오공

〈복용방법〉
이상의 약재를 가루로 만들어 벌꿀로 환약을 만든다.
녹두알 크기로 제조한 이 환약을 하루 30알씩 한 달 정도 복용한다.

한방약이 다 그렇듯이 단기간에 성과를 보려는 조급한 마음은 금물이다. 앞에서도 밝혔듯이 한약은 반짝 효력을 발생시키는 약이 아니고 근본적으로 체력을 강화시키는 약이기 때문에 시일을 요한다. 특히 이 약의 주요 약재로 1년생 기생식물인 토사자는 한방 정력제의 으뜸가는 약재이다.『중약대사전』에 의하면 간장과 신장 기능을 보강하고 정수를 증강시키며 성교불능(음위증), 유정, 허리와 무릎의 통증에 치료 효과가 높다고 쓰여 있다.

말 못할 남성고민해결에 화토기제탕

남성으로서 지키지 못하는 7가지 고민인 '칠상' 병증이 있다.
첫째는 '음한'이니 음부가 냉하고 습한 것이요.
둘째는 '음위'니 발기부전을 뜻한다. 설령 발기가 이뤄져도 근기가 없어 곧 수축하고 만다.
셋째는 '이급'이니 아랫배가 당기고 아프며 뒤가 묵직한 것이다.
넷째는 '정루'니 시도 때도 없이 정액이 저절로 흐르는 것이다.
다섯째는 '정소'니 정액량이 적어져서 심하면 고작 한두 방울에 불과한 것이다.

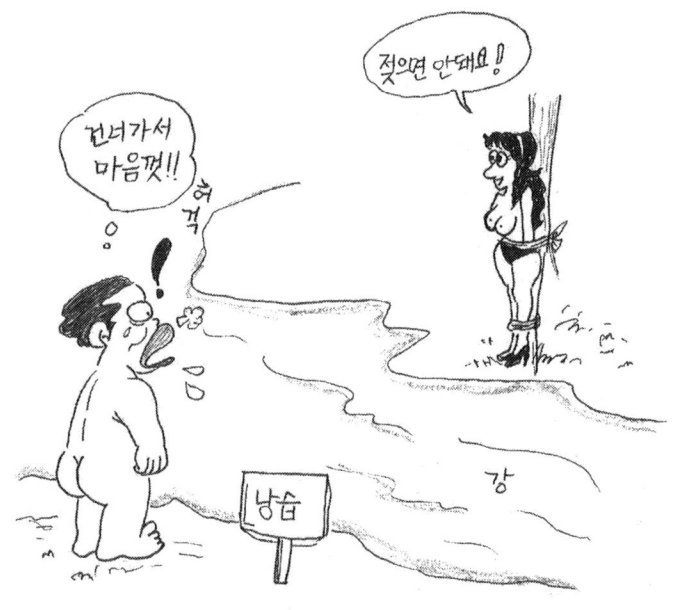

여섯째는 '정청'이니 정액이 짙고 걸죽하지 못하고 매우 멀건 것이요,

일곱 번째는 '소변삭'이니 소변을 시도 때도 없이 자주 보는 것이다. 물론 여기에도 두 가지 타입이 있다.

열에너지가 부족할 때에는 소변이 잦으면서도 잘 배출되고 양도 많고 색이 맑지만, 허열에 들뜬 때에는 소변이 잦으면서 잘 나오지 않고 색도 누렇다. 바로 이런 일곱가지 남성의 고민을 말끔히 해결해주는 처방이 '화토기제탕'이다. 그렇다고 이 처방이 두루 적합한 것은 아니다.

체내에 열에너지가 부족하기 때문에 음낭도 차고 습하며 항상 아랫배가 냉하면서 돌돌 뭉치는 듯 하면서 아플 때 쓸 수 있는 처방이다.

〈복용방법〉

처방은 인삼, 백출, 산수유, 토사자, 파극, 각 20g, 산약 10g, 육계 4g으로 구성돼 있으며 이를 하루 한 첩씩 끓여 식간 공복에 나눠 복용한다.

갱생환은 정력증강 보약

몸에 특별한 이상이 없고 단지 오로칠상(五勞七傷)으로 심신이 지쳐 있고 기력이 허약한 경우 효과를 얻을 수 있는 스태미너 넘치는 정력 증강보약이다.

※오로칠상 = 육체적 과로와 정신적 스트레스.

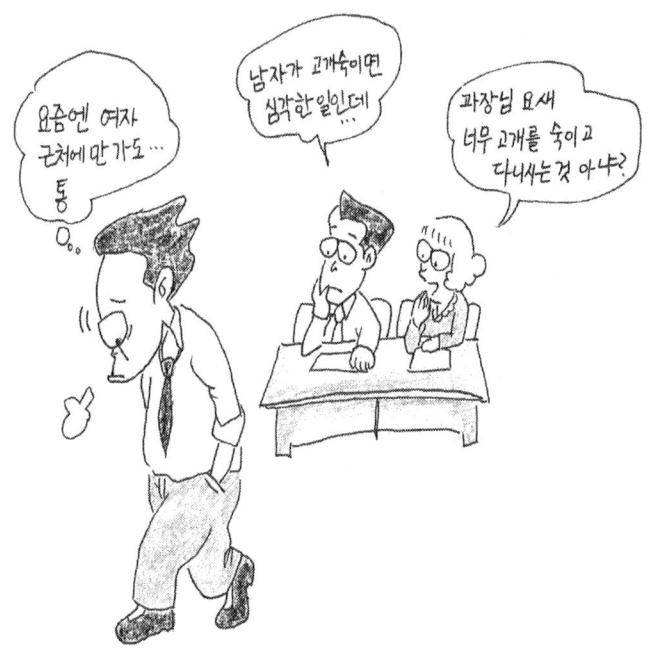

처방약재
△ 과려근 = 2g(입안이 마를 때 3분의 1 증가)
△ 두충 = 2g(요통신허에는 3분의 1 증가)
△ 방풍 = 2g(감기가 들었을 때는 3분의 1 증가)
△ 백실 = 2g(체력 감퇴 때는 배를 더한다.)
△ 복령 = 2g(소화불량이면 3분의 1 증가)

△ 시상자 = 2g(정기 부족에는 3분의 1 증가)
△ 산수유 = 2g(몸이 가려울 때 3분의 1 증가)
△ 산약 = 2g(음낭이 습할 때 3분의 1 증가)
△ 세신 = 2g(눈에 안개 낄 때 3분의 1 증가)
△ 속단 = 2g(치질이 있을 때는 3분의 1 증가)
△ 우슬 = 2g(내장기에 만성질환이 있을 때는 배를 증가)
△ 육종용 = 2g(음위에는 배를 증가한다.)
△ 적석지 = 2g(내상의 경우는 3분의 1 증가)
△ 창포 = 2g(귀가 멍멍할 때는 3분의 1 증가)
△ 천웅 = 2g(정신불안에는 3분의 1 증가)
△ 토사자 = 2g(음위엔 2분의 1 증가)
△ 파극천 = 2g(음위에는 3분의 1 증가)

〈복용방법〉
 이상의 약재를 가루로 만들어 꿀을 넣고 갠다. 오동나무씨 크기로 환약을 만든 후 매일 30알씩 복용한다. 만약 환약이 아닌 가루로 복용시 1회에 한 숟가락씩 먹으면 된다.

성기능에 이상이 있을 때 기양지신탕

선천적으로 양기가 부족하거나 방사 과다로 인해 성기능에 장애가 있는 사람, 심신이 허약하여 모든 일에 자신이 없고 의욕이 없는 사람에게 알맞은 보약으로 기양지신탕이 있다. 이 약은 일종의 비방약으로 대단한 효력이 있다.

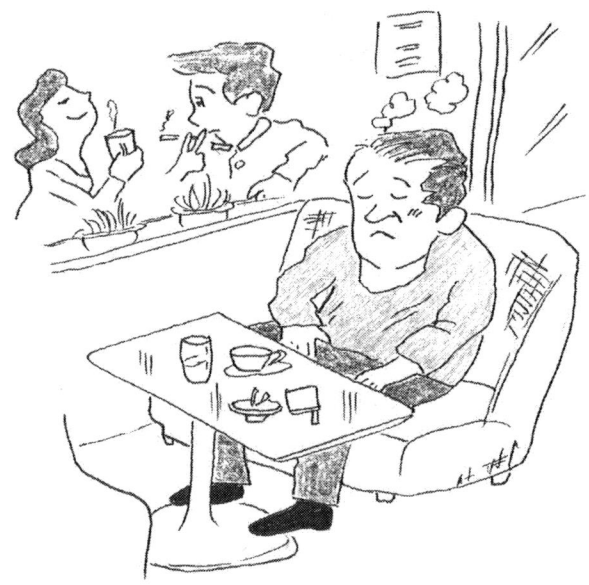

처방은 숙지황 40g, 생산약 16g, 인삼, 산수유, 구기자 각 2g, 육계, 복신 각 1g, 원지, 파극, 육종용, 원두충, 각 0.5g을 한 첩으로 하여 탕약을 짓는다. 매일 한 첩씩 복용하는데 달일 때는 정한 생수 한 그릇 반을 붓고 너무 강하지 않은 불에 달여 반 그릇 정도 되게 두 번에 나누어 복용한다. 찌꺼기는 재탕하여 1회 복용하게 되므로 약 한 첩을 가지고 하루 3번 복용하는 셈이다.

기양지신탕은 10첩 정도만 먹어도 효력이 있으며 한 재만 먹으면 자신감에 넘치도록 성기능이 강화된다. 주의할 점은 비위의 기능 상태를 진찰받고 별 문제가 없는 사람이 복용해야 하며 약을 복용하기 시작한 후 성기능이 좋아지는 기색이 있다고 좋아라고 성관계를 자주 해서는 안 된다. 정력을 강화하기 위해서는 적어도 약을 먹는 동안만은 범방을 삼가는 것이 상식이다.

〈기양지신탕 처방약재〉

△ 생산약 16g

△ 숙지황 40g

△ 원지, 파극, 육종용, 원두충 각 0.5g

△ 육계, 복신 각 1g

△ 인삼, 산수유, 구기자 각 2g

정력(精力)을 샘솟게 하는 독계산

　임포텐츠라고 하는 발기부전증을 한방에서는 음위증이라고 하는데 일본의 속담에 새벽에 발기가 되지 않는 사람에게는 돈을 빌려 주지 말라는 말이 있다. 이것은 대부분의 남성들은 성적기능이 약해지고 무력해지게 되면 매사에 의욕이 없어지고 자신감을 잃게 되어 경쟁사회 속에서 활발하게 살아가기가 힘들어지기 때문이다. 정력이란 말은 성적 능력을 의미하기도 하지만 일에 대한 추진력이나 활동력을 뜻하기도 한다.
　음위증의 원인은 척추의 손상에 의한 하반신 마비나 노화를 제외하고는 대부분 특별한 병리적인 소견이 없이 정신적이고 심리적인 데 있다.
　처음에는 술이나 과로 탓으로 생각하지만 한 번 두 번 실패를

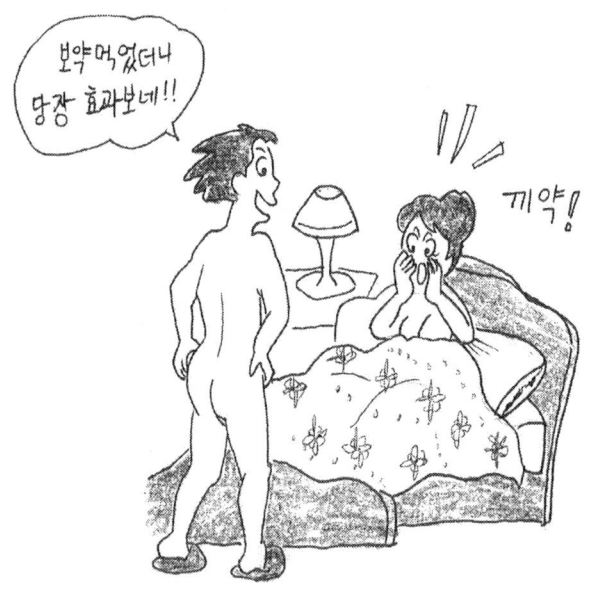

거듭하면서 병원이나 좋다는 곳에는 다 찾아가나 좀처럼 낫지 않고 날이 갈수록 오히려 점점 무력해져 거의 허탈감에 빠져 있거나 인생의 허무를 느끼고 있는 사람들이 많다.

한방에서는 이러한 음위증을 양기의 부족에서 오는 증상으로 본다. 이런 사람들을 위해 『옥방비결』과 『현동자』에는 '독계산'이라는 비방약이 수록돼 있다.

〈독계산이란〉

음위(임포텐츠), 조루, 성교불능을 치료하는 독계산은 중국 측 땅의 지방장관이었던 여경대라는 사람이 이 약을 복용하고 70이 넘도록 정력이 왕성하여 매일밤 교접을 원하므로 이에 시달리다 못 견딘 부인이 그 약을 마당에 버렸다고 한다. 그런데 수탉이 그것을 주워 먹고 암탉 등에 올라가 날마다 볏을 쪼아 마침내 암탉의 볏이 다 벗겨지고 말았다. 그래서 세상에서는 이 약을 '독계산' 또는 '독계환'이라고 불렀다고 한다.

〈복용방법〉

이 약의 처방은 육종용, 오미자, 토사자, 원지, 사상자의 다섯 가지 약재를 등분하여 가루로 만들어 매일 2~3회씩 공복에 한 숟갈씩 술로 복용한다. 이렇게 하면 60일 동안에 40명의 여성을 제어할 수 있다고 기록하고 있다.

이 약의 원료인 다섯 가지 한약재는 모두 몸을 보호하고 정력을 돋우는 약임에 틀림없으니 『옥방비결』의 표현이 전혀 과장된 것만은 아닌 게 틀림없다 하겠다.

정력을 길러주고 건강장수에 도움을 주는 삼령백출산

아무리 좋은 정력제라고 하더라도 체력이라고 하는 정력의 바탕이 약한데 정력만 강화시키면 언밸런스가 된다. 그래서 한방약은 먼저 체력을 강화시키고 그 강한 체력의 바탕 위에 정력이 붙도록 하는 것을 원칙으로 하고 있다. 튼튼한 체력에 정력이 붙게 하면 섹스를 즐기는 것은 말할 것도 없고 전신에 활기가 넘쳐 머리가 맑아지고 무슨 일을 하든지 거뜬하고 신속 정확해진다. 사

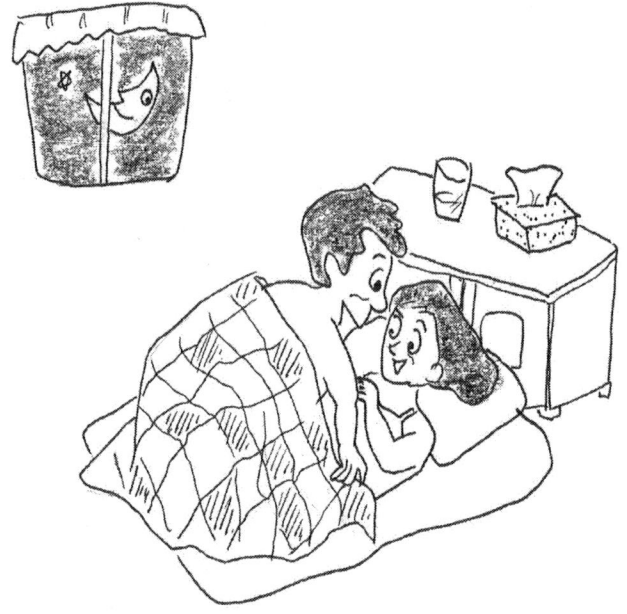

는 데 몰두하다보면 비장의 기운을 손상하게돼 정혈의 생성이 나빠져 정력은 물론 기력이 쇠약하게 된다. 정력을 회복하기 위해서는 비장의 기운을 강화하고 원기를 왕성하게 해주는 처방으로 '삼령백출산'이 좋다.

〈처방 약재〉

감초, 인삼, 백복령, 백출, 산약, 각 3g, 연육, 길경, 의이인, 판박두 각 2g

〈복용방법〉

이상의 약재를 탕약에 달일 때 물 두 공기를 붓고 30분 정도 반 공기쯤 되게 달여 조석으로 두 번 나누어 마신다. 아침에는 식전 30분, 저녁에는 취침하기 전 30분에 마신 후 편안하게 수면을 취한다. 약 찌꺼기는 한 번 재탕하여 복용한다. 삼령백출산에 효과를 더하기 위해서는 인삼, 백출, 백복령, 황기, 백작약, 당귀, 육계, 천궁, 감초, 숙지황, 음양곽, 벌꿀을 등분하여 환약으로 만들어 복용해도 좋다. 6개월 정도면 몸의 컨디션이 좋아지고 정력이 강해지는 것을 느낀다. 그런데 여기서 명심할 것은 보약을 먹고 정력이 증강됐다 해서 무리하게 성생활을 해서는 안 된다는 사실이다. 교합의 정도를 지켜 절제 있는 성생활을 영위해야 오래도록 정력을 유지할 수 있으며 환자에 따라 약재는 가감이 된다.

생식기능을 좋게 해주는 현토고본환

비위와 간, 신, 음혈을 보하며 정신을 안정시킨다.
허로 손상, 하초허약으로 허리가 아프며 새벽 설사를 하는 데 음위증, 유정, 몽설, 보혈, 보혈강장작용, 가래 삭임 작용 등이 있다.

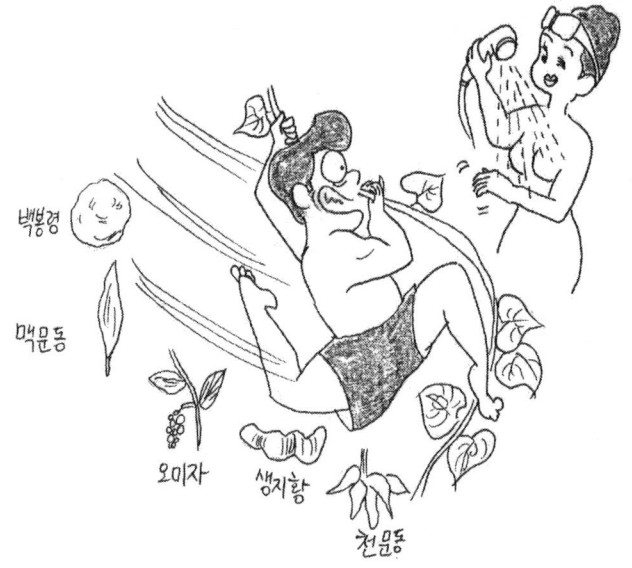

〈처방약재 및 복용방법〉

△ 토사자, 숙지황, 생건지황, 천문동, 맥문동을 술에 담궈 말린 후 심을 제거한다.

△ 오미자, 백복령 각 160g, 살짝 볶은 산약 120g, 연육, 구기, 인삼 각 80g을 가루로 만든다.

△ 벌꿀을 첨가해 오동나무씨 크기로 환을 만들어 복용한다. 하루 3회 30환씩 따뜻한 술에 복용해야 한다.

생식기능을 높여주고 정력을 세게 하는 인삼고본단

　인간이 합성한 물질 중 가장 독성이 강한 공포의 환경호르몬도 '천적'이 있다는 연구 결과가 나왔다. 한국인삼연초연구원이 실험동물에 다이옥신류 물질 가운데 독성이 가장 강한 것으로 알려진 고엽제(TCDD)를 투여한 다음 인삼을 먹였더니 생식기능과 생존율이 현저하게 높아졌다는 것이다.
　이 소식이 전해진 후 인삼의 효능과 올바른 복용 방법을 문의하는 전화가 많았는데 인삼의 효능은 익히 알려진 터라 몇 가지를 추려보면 다음과 같다. 또한 체질별로 보면 몸이 찬 소음인에게 좋은 게 인삼이다.

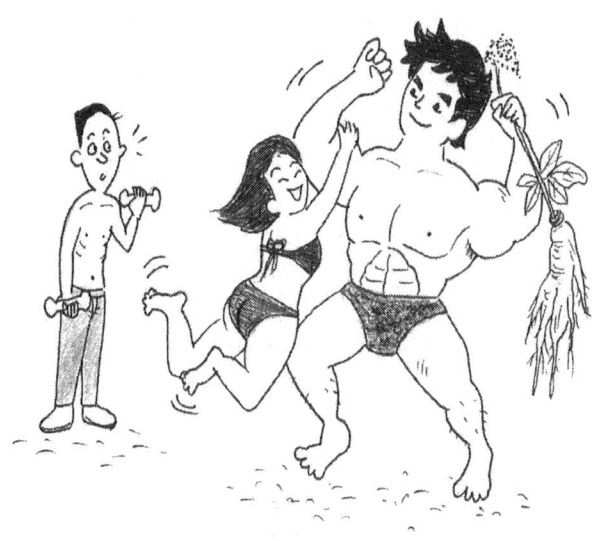

〈인삼의 효능〉
　△ 만성병을 앓아 원기를 회복시킬 목적으로 많이 쓰인다.
　△ 빈혈 증상을 개선하고, 소화흡수 기능이 높아진다.

△ 피로 회복과 추위에 견딜 수 있다.
△ 항암 효과가 있다.

〈인삼고본단이란〉
 인삼고본단은 생지황과 숙지황에 천문동과 맥분동을 가미 정혈을 보강케 하고 인삼으로 심기를 강화시킨 보약이다.

〈복용방법〉
1. 천문동 80g을 심을 제거하고 생강즙과 술에 이들을 담궈 법제한다.
2. 같은 양의 맥문동도 심을 빼고 2일간 술에 담가 건조시킨다.
3. 생건지황과 숙지황 80g을 같은 요령으로 법제, 가루로 만든다.
4. 위 약재에 행인 달인 물을 부어 가며 체로 거르고 여기에 생강즙을 부어 사기항아리에 담아두면 앙금이 생긴다.
5. 이것을 양건하여 인삼가루와 섞어 벌꿀로 환을 만드는데 약재는 사람에 따라 가감한다.

 한약도 신비의 약효를 내기 위해서는 이처럼 복잡하고 많은 정성이 필요하다. 세상에 쉽게 얻는 것이 없다는 게 진리이다.

▶ 노쇠를 방지하고 젊음을 유지하는 약선

노쇠방지경험방

　노쇠를 방지하고 건강하게 오래오래 사는 것은 인류의 오랜 소망이자 영원한 숙제이다. 일찍이 진시황은 장생불로초를 얻기 위해 동남동녀 3천 명을 풀어 찾았지만 결국 얻지 못하였다. 이는 앞으로도 지구상에서는 찾아내기 힘들 것으로 보여진다. 그러나 사람들은 예로부터 노쇠 방지 약물을 발견하여 건강을 누리며 장수하는 데 써왔다. 이러한 약물들은 오늘날에 와서도 노쇠를 방지하고 장수하는 데 적지 않은 도움이 되고 있다. 인간의 노쇠는 면역기능 감퇴, 핵산 대사 장애, 내분비 상실 등과 관련된다. '기를 돕고 신을 보하는' 중초약은 면역기능을 높이고 핵산 대사와 내분비 기능을 조절하여 노쇠 방지 작용을 한다. 인삼, 영지는 면역세포의 양을 늘리고 음양곽은 T세포의 비례치를 증가시키며 생지황, 편두, 당삼, 황기는 T세포의 전화율을 높이고 인삼, 황기, 지황, 백작약, 오미자, 토사자는 유기체의 탐식세포의 탐식 능력을 증강한다. 신과 양기를 돕는 부자, 육계는 이미 낮아진 DNA의 합성률을 높이며 신을 자양하는 약은 항진된 DNA의 합성률을 낮춘다. 인삼, 녹용, 부자, 육계, 음양곽, 자하거 등은 성호르몬의 작용을 조절한다.

　국내외의 연구에 의하면 인삼은 강장, 안정, 정신흥분작용이 있어 정신 및 육체 노동의 효능을 높이고 피로를 감소시키며 수명을 연장시킨다. 비타민과 각종 미량원소는 모두 세포의 노쇠를 방지하는 작용을 한다. 그리고 인삼에 가시오갈피를 넣어 술을 빚으면 풍습을 제거하고 뼈와 근육을 튼튼하게 하며 기를 잘 통하게 하고 가래를 삭히며 정액과 골수를 증가시키고 장수하게 하는 작용을 한다.

국외의 연구에 의하면 일부 중초약은 고혈압, 동맥경화, 종양 등 노인병을 방지하며 장수 작용을 한다. 노쇠 방지 약물 경험방을 소개하면 다음과 같다.

1) 팽조연년백자인환

이 약을 오랫동안 내복하면 기억력이 좋아지고 건망증이 없어진다. 백자인, 사상자, 토사자, 복분자 각각 250g, 석곡, 파극천 각각 125g, 두충, 심을 제거한 천문동과 원지 각각 150g, 껍질을 벗긴 천웅 50g, 속단, 계심 각각 75g, 창포, 택사, 마, 인삼, 건지황, 산수유 각각 100g, 오미자 250g, 종유 150g, 육종용 300g을 가루내어 꿀에 반죽한 다음 오동씨만한 크기로 알약을 만들어 먼저 20알을 먹고 조금 있다가 30알을 먹는다. 이 약을 먹을 때에는 돼지고기, 생선, 찬 음식물, 기름에 튀긴 음식물을 먹지 않아야 한다.

2) 연수단

심을 제거한 천문동과 원지, 산약, 파극척 각각 100g, 차전자, 창포, 백자인, 천초, 숙지황, 생지황, 구기자, 복령, 복분자 각각 50g, 술에 담근 우슬과 토사자, 불에 볶은 두충, 육종용 각각 200g, 당귀, 술에 씻은 지골피, 인삼, 오미자 각각 50g을 가루내어 꿀에 반죽한 다음 오동씨만 한 크기로 알약을 만들어 한번에 70알씩 먹는다.

3) 용안불로방

이 약은 용모를 아름답게 하고 얼굴을 늙지 않게 하는 작용이 있다.

생강 500g, 대조 250g, 소금 100g, 감초 150g, 정향, 침향 각각

25g, 회향 200g을 거칠게 가루내어 한 번에 15~25g씩 아침에 물에 달여서 먹거나 끓는 물에 넣어 우려서 먹는다.

4) 연령익수단

이 약은 맛이 달고 성질이 따뜻한데 비장을 돕고 심신을 안정시키며 기를 잘 통하게 한다.

복신, 복령, 당귀 각각 15g, 불에 볶은 당삼, 백작약, 백출, 굴껍질, 불에 구운 향부자, 불에 볶은 산조인 각각 12g, 원지육, 불에 볶은 황기, 굵은 목향, 굵은 사인, 계원육, 석창포 각각 9g, 구운 감초 6g을 가루내어 꿀에 반죽한 다음 녹두알만 한 크기로 알약을 만들고 주사캡슐에 씌워 한 번에 7.5g씩 더운 물에 먹는다.

5) 익수지선단

이 약은 오장을 보하고 골수를 증가시키며 머리카락을 검어지게 하고 눈을 맑게 하며 청각을 돕는 작용을 한다.

감국 150g, 구기자 100g, 심을 제거한 파극천 100g, 육종용 200g을 술에 담갔다가 말린 후 가루를 내어 꿀에 반죽한 다음 오동씨만 한 크기로 알약을 만들어 한 번에 30알씩 빈 속에 더운 술이나 소금물에 먹는다.

6) 양심연령익수단

이 약은 심신을 안정시키고 신을 보하며 음을 자양하고 간과 비장을 보호한다. 가슴이 답답하고 식은땀이 나며 밤잠을 설치고 귀에서 소리가 나며 각종 질병에 시달리는 것을 치료한다.

복령, 술에 담갔다가 볶은 당귀 각각 15g, 불에 볶은 백자인, 단삼, 술에 담근 백작약, 목단피, 술에 담갔다가 볶은 건지황, 구운 향부자, 불에 볶은 지각과 산조인 각각 12g, 식초에 볶은 시호, 불에 볶은 치자, 술에 볶은 황금, 오래 묵은 귤껍질 각각 9g, 천궁, 불에 볶은 토백출 각각 6g을 가루내어 꿀에 반죽한 다음 녹두알만 한 크기로 알약을 만들어 주사 캡슐을 씌우고 한 번에 9g씩 더운물에 먹는다.

7) 환소단

이 약은 정기를 보하고 신체 쇠약을 돕는다.

육종용, 심을 제거한 원지, 회향, 파극천, 산약, 구기자, 숙지황, 석창포, 산수유, 우슬, 불에 볶은 두충, 지실, 오미자, 백복령을 각각 같은 양으로 하여 가루를 내고 꿀과 대추에 반죽한 다음 오동씨만 한 알약을 만들어 더운 술이나 소금물에 먹는다. 이 약은 체력이 약하고 오줌이 탁한 데 쓰면 좋다. 열이 있으면 산치자

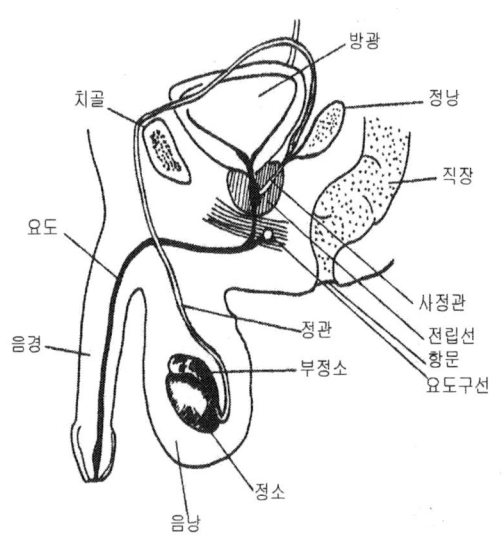

남성생식기관

50g, 심기가 불편하면 맥문동 50g, 정신이 혼미하면 오미자 50g 양기가 약하면 속단 50g을 더한다.

8) 장춘익수단

이 약은 허손을 보하고 뼈와 근육을 튼튼히 하며 음양을 조절한다. 오랫동안 내복하면 머리카락이 검어지고 정신이 맑아지며 장수하는 동시에 신경쇠약, 허약, 부인, 월경병을 치료한다.

심을 제거한 천문동과 맥문동, 숙지황, 산약, 우슬, 대숙지, 두충, 산수유, 복령, 인삼, 목향, 기름을 뺀 백자인, 오미자, 파극천 각각 60g, 천초, 택사, 석창포, 원지 각각 30g, 토사자, 육종용 각각 120g, 구기자, 복분자, 지골피 각각 45g을 곱게 가루내어 꿀에 반죽한 다음 오동씨만 한 크기로 알약을 만들어 처음에는 50알씩 먹다가 1개월 후에는 60알씩 먹고 100일 후에는 80알씩 먹는다. 아침에 묽은 소금물에 먹는다.

9) 팔선장수환

이 약은 나이가 많은 사람이 음이 허하고 뼈와 근육이 약하며 얼굴에 핏기가 없는 데 쓴다. 그리고 밥맛이 없고 몸이 허약할 때, 가래가 성하고 숨이 차며 기침이 날 때, 대변이 잘 나오지 않을 때, 식은땀이 나고 열이 날 때, 음위, 구갈증 등을 치료한다.

생지황에 술을 뿌려 하룻동안 찐 다음 약한 불에 말린 것 400g, 산수유에 술을 뿌려 찐 것 200g, 잡물을 제거한 복령, 목단피 각각 150g, 오미자 100g, 물에 담갔다가 심을 제거한 맥문동 100g, 마른 산약, 껍질을 벗겨 소금물에 볶은 익지인 각각 100g을 가루내어 꿀에 반죽한 다음 오동씨만 한 크기로 알약을 만들어 빈속에 더운 술이나 소금물에 먹는다.

요통이 있으면 모과, 속단, 녹용, 당귀, 구강이 나면 오미자, 맥문동 각각 100g을 더한다. 노인들이 아랫배가 차고 소변이 잘 나오지 않고 아프면 택사를 더하고 익지인을 던다.

10) 연수단

이 약은 간과 신장을 보하고 노인이 몸이 허약하고 기가 약하여 일어나는 현훈, 이명, 건망증, 사지가 저린 데, 허리아픔 등을 치료한다. 만성 질병에 의한 신체 허약에도 쓴다. 오랫동안 내복하면 장수할 수 있다.

적하수오 225g, 화첨, 토사자 각각 500g, 두충 우슬, 여정실, 상엽 각각 25g, 금은화, 생지황 각각 125g을 가루내어 금앵자고, 상심고, 흑지마고 각각 500g에 반죽한 다음 알약을 만들어 한 번에 9g씩 하루에 2번 먹는다.

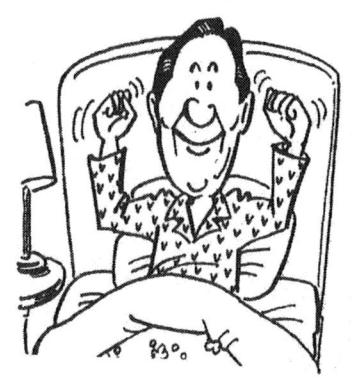

11) 호두환

이 약은 몸 안의 피를 돕고 골수를 보하며 뼈와 근육을 튼튼히 하고 눈을 맑게 하며 피부를 기름지게 하고 온갖 질병을 없앤다.

호두인 200g, 파고지, 비해, 가루를 낸 두충 각각 25g을 골고루 섞어 반죽한 다음 오동씨만 한 크기로 알약을 만들어 한 번에 50 알씩 빈속에 더운 술이나 소금물에 먹는다.

12) 연년불로이국화방
이 약은 오랫동안 먹으면 장수한다.
백국화 500g, 백복령 500g을 가루내어 한 번에 15g씩 하루에 3번 더운 술에 먹는다.

13) 신선불로환
이 약은 정기를 튼튼히 하고 노쇠를 방지하며 장수하게 한다.
인삼, 우슬, 파극천, 당귀, 두충, 숙지황, 토사자, 백자인, 구기자를 각각 같은 양으로 하여 가루내어 꿀에 반죽한 다음 오동씨만 한 크기로 알약을 만들어 한 번에 25~30알씩 하루에 3번 먹는다.

14) 연년익수불로단
이 약은 오랫동안 먹으면 장수한다.
적하수오, 백하수오 각각 150g을 쌀뜨물에 하룻밤 담가 두었다가 검정콩, 감초를 넣고 콩이 흐무러질 때까지 달인 후 말려서 가루를 낸다. 백복령, 자골피, 생지황, 숙지황, 천문동, 맥문동 각각 112g을 술에 하룻밤 담가 두었다가 말린 다음 인삼 112g과 위의 약을 함께 섞어 가루낸다. 이것을 꿀에 반죽한 다음 녹두알만 한 크기의 알약을 만들어 한 번에 30~50알씩 더운 물이나 술에 먹는다. 10~30일 정도 먹으면 효과가 나타난다.

15) 익정장양탕

이 약은 정기를 돕고 골수를 보하며 양기를 튼튼히 하고 신을 보하며 특히 음양허손에 의한 음위에 쓴다.

숙지황, 산수유, 산약, 구기자 각각 15g, 복령 육종용, 쇄양, 파극천, 인삼, 불에 볶은 대추씨, 토사자 각각 12g, 천문동, 감초 각각 9g을 가루내어 하루에 3번 먹는다.

16) 일본의 회춘선

회춘선은 노화를 방지하고 용모를 젊어지게 하는 작용이 있다. 그리하여 일본에서는 노쇠 방지 약물로 널리 쓰이고 있다. 회춘선은 사향, 우황, 섬소, 웅담, 향홍화, 정향, 인삼, 구기자, 하수오, 산약, 용뇌, 음양곽 등 동식물약을 섞어 만든 것이다. 이 약은 기를 돕고 비장을 보하며 양기를 튼튼히 하고 신을 돕는 기능이 있으며 구멍이 막힌 것을 뚫고 혈맥을 통하게 하는 작용과 강심 작용이 있다. 이것은 노인들의 몸이 쇠약해져 각 장기의 기능이 저

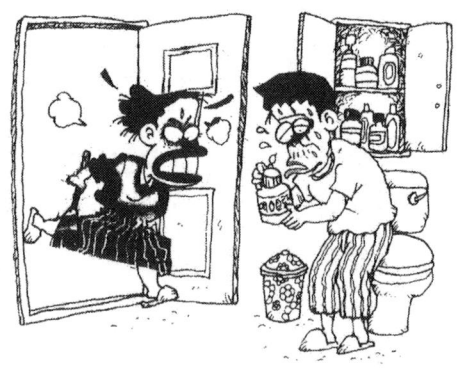

하되는 데 쓰면 유익하다. 그리고 보건약으로서 노인들이 노쇠하지 않고 젊어지게 하는 데 좋은 명약일 뿐만 아니라 부작용도 없다. 일본에서 동맥경화, 고혈압, 신장염, 당뇨병 환자에게 임상 치료한 결과 각 질병에서 생기는 증상을 90% 정도 제거한 것으로 나타났다. 이 약은 또 중성지방, 유리지방산, β 지방단백을 저하시키는 작용이 있어 고지방혈증을 치료하고 동맥경화 등을 예방한다.

17) 중국의 팔미신기환

팔미신기환은 생지황, 산수유, 산약, 택사, 복령, 목단피, 계지, 부자 등으로 이루어졌다. 이 약은 보하고 노쇠를 방지하는 작용이 있어 예로부터 널리 쓰여 왔다. 오늘날에 와서는 '노쇠 방지의 묘약'으로 불리는데, 노인성 질병을 치료하고 신기 부족을 도와 양기를 튼튼히 하고 신을 보하여 질병에 대한 저항력을 높이며, 일부 질병의 반복적인 발작을 예방한다. 주로 허리가 쑤시고 아랫배가 차며 맥이 없을 때, 소변 불통, 야뇨, 구갈 등을 치료한다.

이 약의 적응증은 다음과 같다.

① 밤에 오줌이 자주 마렵고 요실금이 생기며 오줌이 적고 잘 나오지 않는 등 소변 불통에 쓴다.
② 구갈이 생겨 목이 자주 마르거나 침이 적어 입안과 혀가 마르는 데 쓴다.
③ 노인의 요통과 산후 요통에 쓴다.
④ 지각 및 운동 마비로 인하여 하반신이 마비되고 아픈 데 쓴다.
⑤ 손발이 뜨거워지는 자각 증상에 쓴다.
⑥ 하지에 맥이 없고 무력하며 걸음이 불편하거나 다리가 붓는

데 쓴다.
⑦ 성욕 감퇴가 발전하여 음위로 된 노인들에게 쓴다.
⑧ 시력 감퇴로 인한 노안, 노인성 백내장 등에 쓴다.

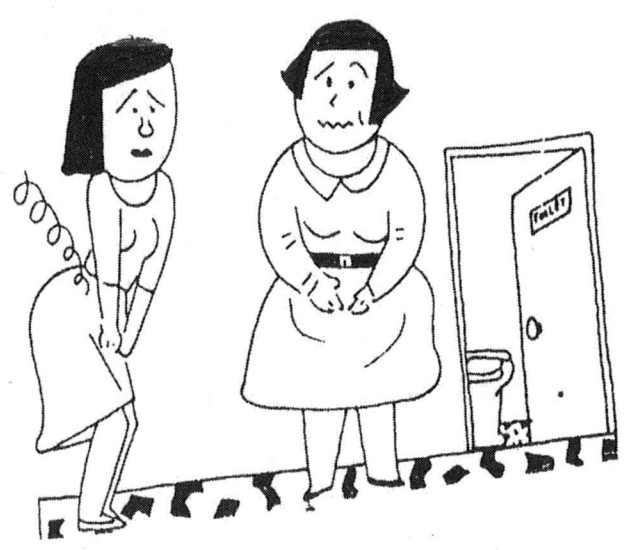

부 록
(2)
효소(酵素 : Enzyme)

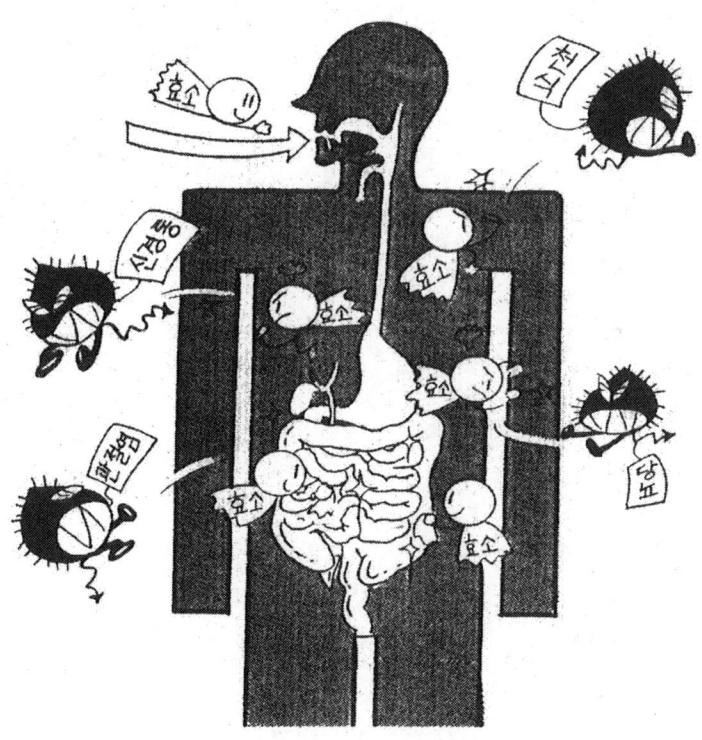

효소는 모든 종류의 성인병에 근본적인 효과가 있다.

1) 효소(酵素)의 형태

효소는 수정과 같은 모양을 하고 있다.

사각형, 오각형 등 다각형이 많고 그 중에는 각이 없는 것도 있으며, 색은 무색투명하다. 효소의 크기는 1mm의 1억분의 1이라 한다. 효소는 마치 기차처럼 여러 가지 다른 형태를 가진 효소가 나란히 늘어서 있었고, 그 형태는 하나하나 전부 다르며 몸속에서 제 각기 역할이 다른 효소가 연결되어서 혈액 속에 흐르고 있거나 혹은 여러 장기 속에 들어가 있다. 그것이 왜 몸속에 들어가 있는가 하는 데는 물론 필연적인 이유가 있다.

※ 1mm의 1억분의 1 = langstrom(응스트롬)

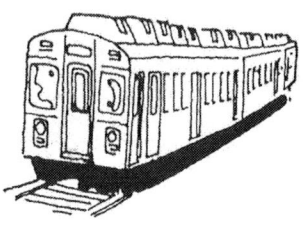

예컨대 손을 베었을 때 작은 성처라도 피가 나온다. 이것은 모세혈관이 끊겼기 때문에 피가 흘러나오는 것이다. 다시 말하면 베었다는 현상은 그곳의 세포가 파괴되었다는 것이다. 그렇다면 베인 상처가 아무리 가벼워도 인간의 몸에 있어서는 역시 하나의 '손해'이다. 그렇기 때문에 그곳을 바로 치료하지 않으면 안 된다. 그대로 두면 피가 나오게 되고 공기 중의 병원균 따위가 그 상처로 침투하게 된다. 즉 손해는 점점 커지게 되어 버린다. 손해를 최소한으로 줄이기 위해서는 당연히 맨 먼저 출혈을 멈추게 하고 다음에 파괴된 세포를 새롭게 만들어야 하기 때문에 피를 멈추고 세포를 새로 만드는 작업이 일어나야 한다. 이러한 현상이 일어나면 앞에서 설명했던 효소가 몸속의 여러 부분에서 뛰어나와 우선 피를 멎게 하는 작용을 함과 동시에 세포를 재생시키는 작용을 하는데 효소가 직접 작용하지는 않는다. 이러한 작용은 화학 변화로 일어나고 효소는 그 화학 변화를 일어나게 하는 촉매로서의 역할만을 담당한다. 만약 완전히 상처가 낫기 전에 병원균이 침범하게 되면 화농이 되는데 화농이라고 하는 현상은 그곳에 병원균이 활동하여 고름이 생기게 되는 것으로 고름은 신체에 있어서는 이물이다. 이물은 몸에 여러 가지 악영향을 주고 내버려둘 수 없는 열을 발생시킨다.

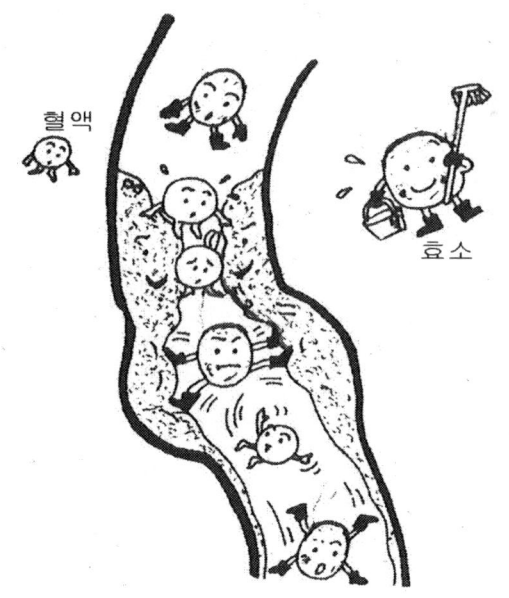

화제를 돌려서 효소에 대해 다시 설명을 한다면 하나의 세포가 상처를 입어 새로운 세포가 만들어질 때에는 수천 개의 효소균이 몰려들어 활동한다고 할 수 있다. 효소의 작용으로는 병원소와 모세 혈관에 모이는 고름, 즉 이물을 분해해서 깨끗하게 청소를 하여 혈관의 통로를 넓게 함으로써 혈액을 풍부하게 흐르게 하고 혈액 중의 백혈구에 병원균을 잡아먹는다. 또 혈액 속의 영양분으로 새로운 세포를 만들어 상처를 치료하게 되는데 이것은 전부 효소를 매개로 한 화학 작용으로 이루어진다.

이러한 효소의 작용은 몸속에서 한시도 쉬지 않고 활동하고 있다. 예컨대 무엇을 생각하고, 보고, 판단하는 사고 작용도 효소가 없으면 아무것도 할 수가 없다. 손·발을 움직이는 것도 효소가 관계되며 음식물을 소화시키는 데도 효소가 필요하여 그 대표적인 것이 디아스타제라는 소화촉진제이다.

신경, 근육, 내장, 뇌의 작용 등 효소는 인간의 모든 생명 현상에 관계하여 효소 없이는 인간이 살아갈 수 없다고 단언할 수 있다.

또 효소의 특징의 하나는 한 개의 효소는 한 개의 작용밖에 하지 못한다는 것이다. 단지 하나의 물질(기질이라고 한다.)로서밖에 작용하지 못한다. 이것이 효소의 특이성으로 그 때문에 효소의 작용을 활성(活性)이라고 한다. 효소는 하나의 기질로밖에 활성되지 않는 이른바 준법자라고 할 수 있다. 이렇게 이야기하면 효소가 마치 살아 있는 듯이 생각되겠지만 실은 무기질로서 미세한 수정 같은 것이다.

□ 효소는 생명(生命)과 건강의 근원

효소가 인간의 몸에 있어서 얼마나 중요한 역할을 하고 있는지 이제 알게 되었을 것이다. 그러면 도대체 효소는 언제부터 몸속에 존재했던 것일까? 이미 난자와 정자 속에 들어 있으며 제각기 들어 있는 효소의 작용에 의해 난자와 정자의 결합이 이루어진다. 또 효소가 없으면 모체 속에서 난자와 정자가 합체되어 새로운 생명을 만들 수가 없다. 세포 분열은 효소의 촉매 작용 없이는 될 수 없기 때문이다. 이렇게 출산과 양육, 성장하여 죽을 때까지 효소는 인간의 몸속에서 끊임없이 활동한다. 죽어서도 얼마 동안 세포가 살아 있는데 이것도 산소의 작용이다. 세포와 영양분이 없어져 이윽고 세포가 죽어 버리면 효소도 역할을 다하여 효력을

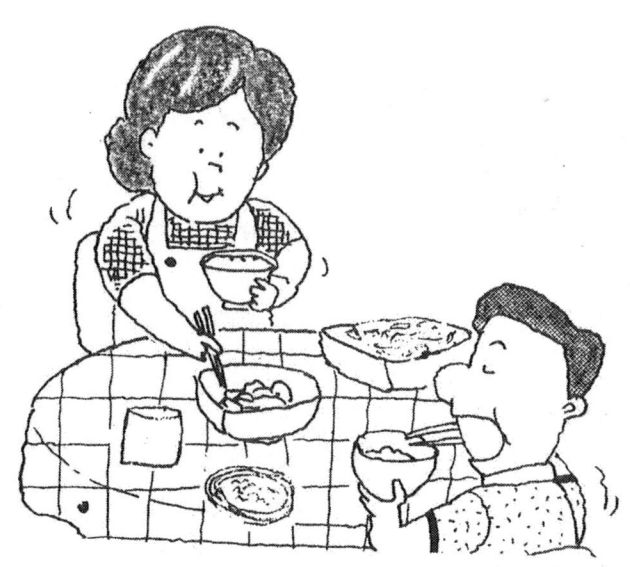

잃는다. 이 효소는 소화 기관 및 각 장기에서 만들어진다. 만들어진 효소는 혈액과 섞여져서 각각 자신의 활동 장소로 흘러가서 거기서 일을 하게 된다. 예컨대 음식물을 먹었을 때의 경우를 생각해보자. 우선 입으로 음식물이 들어가면 곧바로 타액에서 프리알린(ptyalin)이라는 녹말을 분해하는 효소가 나오게 된다. 밥 속에 들어 있는 녹말을 이곳에서 우선 맥아당으로 분해하기 때문에 밥을 오래 씹으면 단맛이 나게 된다. 다음에 위에서는 펩신(pepsin)이라는 단백질을 분해하는 효소가 분비된다.

육류 등의 단백질은 이곳에서 어느 정도 분해된다. 그 다음 소장에서는 트립신(trypsin)·에렙신(Erepsin)·리파아제(Lipase) 등의 효소가 분비되어 단백질, 지방 등을 분해한다. 이러한 경로를 통해 음식물은 몸속으로 흡수되기 쉽게 분해 소화된다. 이러한 영양분은 각각 에너지원 세포를 구성하는 물질 등이 되어 흡수되게 된다. 이것이 소화의 과정인데, 인간이 영위하는 모든 생명 현상이 똑같은 과정으로 효소에 의해 이루어지고 있다.

다시 말하자면 효소의 순조로운 활동이 있어야만 신체의 기능이 정상적인 작용이 이루어지지 않는 경우는 결코 건강하다고 할 수 없다. 반드시 어딘가에 그 영향이 미쳐져 건강을 해치게 된다. 효소야말로 건강의 근원이며 생명의 근원이라는 나의 주장은 바로 여기에 근거한 것이다.

그렇기 때문에 체내에서 활동하는 효소는 많은 수가 필요하다. 일설에 의하며 체내에서는 약 4천 종의 효소가 활동하고 있다 하는데 또 천오백 종이라는 사람도 있다. 이렇게 그 수에 큰 차이가 있는 것은 효소 연구가 이제 겨우 출발점에 불과하기 때문이다.

그러나 그 특효성이 주목되어지고 있는 현재 각 방면의 효소 연구는 급속하게 진행되어 갈 것이다.

□ 건강하지 못한 상태는 효소의 불균형

　효소가 정상적으로 작용하는 것이 건강한 상태라고 이야기했는데, 그러면 그것을 측정하는 방법은 현재 나타나는 증상과 식생활 등으로밖에는 판단할 수가 없는 실정이다.
　그러나 한 가지 방법으로 효소의 활성조건을 살펴봄으로써 판단할 수 있다.
　효소의 활성조건에는 체온, 체액의PH(산도 : 酸度), 습도, 보효소(비타민 B군), 단백질 등이 있고 각각의 지적(至適), 조건이 있다. 또 체력의 유지라 하는 것도 기본적인 필요 조건이다. 그 지적 조건이 갖추어지지 않으면 효소가 순조롭게 활동하지 못하거나 감소하게 되어 바로 각 기능이 저하되고 몸 상태가 나빠지기 시작한다.
　이것을 건강하지 못한 상태라고 한다. 그리고 이 상태는 외적인 병원균에 대한 저항력도 약해져 있는 상태인데 이러한 상태가 오래 계속되면 병이 나게 되는 것이다. 암 등의 악성 종양, 위궤양 등의 염증, 방광염 등 세균성 따위의 여러 가지 질병이 이러한 때 몰려들게 된다.

2) 효소(酵素)는 먼 옛날부터 복용해왔다

　갖가지 질병을 예방해 주는 것은 물론 건강을 보장해주는 등 효소의 시너지(synergy)효과는 이루 헤아릴 수조차 없을 정도이다. 효소의 치료효과 또한 그 숫자를 다 헤아릴 수 없을 정도로 많다. 그만큼 효소는 엄청난 힘을 가지고 있다. 건강음료로만 말한다면 정말 럭셔리(Luxury)하다고 말할 수 있을 것 같다. 그런데 이렇게 훌륭한 효소가 민간인들의 손에 의해 만들어져서 단지 건강에 좋다는 소박한 문귀만으로 팔려지고 이용되어 왔으며 그것은 오늘날까지도 계속되어 왔다. 그들은 효소의 뛰어난 효과를 체득하여 사람들에게 전하였으나 그것에는 독자적인 이론은 있었지만 학문적으로 체계화된 이론이 결핍된 흠이 있었다.

세계적인 시야에서 보면 효소라는 것은 원래가 신비적인 것이었다. 옛날 메소포타미아 시대에 보리의 자연 발효에 의해 만들어진 액을 당시의 사람들은 신앙처럼 마셨는데 이것이 현재의 맥주이다. 포도주도 포도가 물이 괸 곳에 떨어져 자연 발효되어 그 물이 알콜균을 가지고 있는 것이 발견되었던 것인데 이것은 효소를 포함한 포도주라고 할 수 있다.

효소를 나타내는 엔지미(ENZYME)라는 영어는 그리스어의 '효모 속에 있는 것' 이란 의미로서 효소가 발효 중에 발견되었다는 것을 단적으로 나타내고 있다. 효소가 작용하지 않게 된 원인은 실은 인간에게 있다. 인간이 체액의 산도를 유지할 수 없게끔 편식(산성 식품만 먹거나 알칼리성 식품만 먹는 편식)을 한 결과 체액의 산도가 한쪽에 치우치게 된 때문이다. 효소의 지적 산도라는 것은 혈액을 예를 들어 말하자면 약 알칼리성의 상태가 가장 좋은 상태이며 이러한 상태를 만드는 것은 식생활에 달려 있다. 원래 효소는 체내에서 자연적으로 만들어지는 것이지만 여러 가지 원인으로 체력이 떨어지게 되면 내장과 조직을 형성하고 있는 세포의 활동이 둔해져 효소의 산출도 떨어지게 된다. 이렇게 몸 속의 효소 작용이 약해지거나 감소된 경우에는 여러 가지 현상이 나타난다. 이것을 고치기 위해서는 식생활을 바르게 하며 건강한 생활을 하는 것이다. 그러나 오늘날과 같은 사회환경 속에서는 그런 건강한 생활을 영위하기가 어렵다. 공해, 공기와 토양, 물의 오염, 바닷물의 오염 등도 직접 간접으로 효소의 작용을 약해지게 한다.

또 하나의 방법은 체외에서 체내에서 만들어지는 것과 똑같은 효소를 넣어 주는 일이다. 그것은 얼마만큼 효소가 부족한지를 알 수가 없기 때문에 어쨌든 대량의 양질의 효소를 넣어 주는 것이 중요하다. 그러한 목적으로 효소 원액이 많이 시판되고 있다. 이것은 많은 효소를 포함한 발효 제법에 의한 식품이다. 그리고 현재는 이러한 효소 원액보다 종합적이고 우수한 복합 효소 제품은 없는 실정이다. 건강하지 못한 사람 및 환자에게 효소를 복용시키려면 시판하는 것을 구입해야 하는데 이렇게 중요한 이른바 생명의 줄기라고 할 수 있는 효소의 원액이기 때문에 신중하게 성실한 제품을 선택해야 한다.

3) 효소(酵素)는 현대인(現代人)의 구세주

효소 원액의 효능이라는 면에서 보면 효소 원액은 몸속의 근본부터 치료하여 이윽고 국소인 환부에도 치료 효과를 올린다. 뒤에 다시 상세하게 설명하겠지만 예를 들어 위궤양의 치료에 효소 원액을 사용하면 염증을 일으키고 있는 위에 휴식을 주는 결과가 된다. 그것은 효소 원액 자체가 이미 액상으로 되어 있어 위에 부담을 주지 않는 유동식임과 동시에 효소 원액 자체가 가장 타기 쉬운 단당류인 과당, 포도당으로 분해되기 때문이다. 그러므로 위에서 다시 소화시킬 필요가 없고 직접 흡수되어 영양 보급이 된다. 아무리 소화가 잘되는 생선을 먹어도 위궤양인 경우에는 염증 부분에 닿게 되며, 다른 음식은 상처를 악화시킬 뿐이며 휴식을 취할 수도 없게 된다.

더구나 효소는 그 성분의 절반이 당질이기 때문에 칼로리도 100cc 중 약 220kcal나 되어서 환자의 에너지원으로서 조금 많이 복용하면 충분하다. 그리고 효소 원액은 단지 환부를 치료하는 것뿐만이 아니라 체내의 모든 세포 장기의 활동에 그 힘을 충분히 발휘함과 동시에 체력을 지탱해 준다. 또 하나 중요한 것은 부작용이 없다는 것이다.

이것에 대해서 약은 속효성이 있지만 이른바 환부의 통증만을 제거할 뿐 체내에 들어와서는 아무런 적극적인 효과를 내지 못한다. 그리고 약이 세면 셀수록 부작용이 있다. 부작용의 대표적인 것으로서 무릎 경직 증 등이 있다.

효소의 발견은 독일의 약제사 푸흐너에 의했는데 그는 발효의 메커니즘(mechanism)은 효모균에 의한 것이 아니라 효모균 속에 함유되어 있는 효소의 촉매 작용에 의한 것임을 발견하였다. 그때부터 온 세계의 화학자, 생화학자들이 다투어서 연구를 하기 시작하였으며 그것은 주로 양조의 연구였다.

우리나라에서는 효소의 한 종류라고 할 수 있는 식품을 예부터 만들어 먹었는데 야채 절임, 생선포 등이 그것이며 메주, 된장, 고추장, 간장이 그것이다. 여기에는 효소가 함유되어 있다. 이렇게 살펴보면 사람들은 자연의 가르침 속에서 효소를 모르는 사이에 조금씩 먹고 있었던 것이다. 이러한 약의 부작용은 현대 의학의 벽이라고 할 수 있는 것이며 불신을 불러일으키는 소지가 되는 것이다. 사실 수술 부문에는 커다란 진보가 있었으나 내과 질환과 약에 있어서는 항생 물질을 제외하고는 그다지 진보하지 못하고 있는 실정이다. 이런 의학계에 비해서 민간 의료법이기는 해도 효소 원액의 출현은 현대 의학에 하나의 경종이며 광명으로 생각된다. 근원적인 치료를 주로 하는 효소 원액이 보급되면 단지 병에 대한 증상 요법을 주로 한 약보다도 효소 원액을 사용하는 것이 이상적이고 올바른 것이라는 개혁이 일어날 것으로 생각한다.

4) 효소(酵素)의 기능은 신비 그 자체이다

효소 원액은 여러 많은 질병에 효과가 있으며 그 효과는 가히 특효약(特效藥)이라 할 수 있다.

병원의사까지 치료를 포기했던 환자들이 효소를 복용하고 병이 낫게 된 예가 너무도 많다. 정말 효소는 알면 알수록 그것은 매우 당연한 효과이지 결코 놀랄 일은 아닌 것이다.

단지 종래의 의약 효과에서 효과를 보면 특효약으로 볼 수 있다. 지금까지 필자는 수많은 환자들에게 효소의 특효한 효능과 함께 효소 만드는 법을 가르쳐 주어 그분들이 직접 효소를 만들어 먹고 지병을 치유한 예를 수없이 보아왔다. 내가 이렇게 한 데는 그럴 만한 이유가 있었다. 내가 여고 2학년 때부터 관절염과 협심증으로 병원도 안 가 본 데가 없고 용하다는 한의원도 다 찾아 다니다가 결국은 모두 포기하기에까지 이르렀다. 자포자기 상태로서가 아니라 의식마저 가물가물했다. 시시각각 엄습해 오는 통증과 가쁜 숨쉬기… 아마 관절염에서 오는 통증을 겪어 보지 않은 사람은 상상조차 못할 것이다. 거기다가 합병증인 협심증으로 숨 쉬는 것조차 힘이 들었다. 이때 한 고마우신 분이 나타나 내 관절염을 치료해 주셨고 협심증을 치료하는 데 어성초에 열몇 가지 약초를 함께 넣어 효소 원액을 만들어 주시어 그것을 하루에 두 번 아침저녁으로 1회에 50cc씩 복용하여 3개월쯤 되었을 때부터는 지금의 건강을 되찾아 사람으로 살 수 있게 된 것이다. 물론

이 어성초 효소는 지금까지 하루도 거르지 않고 계속해서 복용하고 있다. 이 어성초 효소 원액을 복용하면서부터는 관절염, 협심증 외에도 기미, 죽은깨 잡티 등도 말끔하게 없어지고 원래 내 피부색은 하두 이것저것 많은 약들을 먹어서인지 까무잡잡했는데 지금은 몰라 보게 깨끗하고 하얗게 되었다. 이런 외에도 내가 이 효소를 계속 복용하면서 내 몸에 나타나는 시너지(synergy) 효과는 무궁무진하다고 말할 수밖에 없다.

효소(酵素:Enzyme)의 종류는 무한히 많다.

우리 몸속에서 활동하고 있는 효소의 종류만 해도 약 4,000종에 이른다고 하니 말이다. 어찌 되었건 나는 스스로 앤자임 메니아(Enzymemania)라고 말하곤 한다. 그리고 다른 여느 효소와는 만드는 방법, 들어가는 재료면에서 다르다. 나의 효소 레시피(Enzyme Recipe)는 분명 나를 살렸고 나를 이렇게 건강하게 살게 해 준 것이다. 그렇다고 나 아닌 다른 사람이 만든 효소는 내가 만든 효소보다 효능, 효과가 떨어진다는 뜻은 전혀 아니다.

그분들이 만든 효소는 그것대로 효소로서 충분히 훌륭한 효능이 있을 것이다.

필자가 만든 효소가 다른 여느 효소와 다르다는 뜻은 처음 효소를 연구하여 만들 때부터 나 자신의 병을 치료할 목적으로 나의 병증과 체질을 고려하여 만들어 복용하여 그 지긋지긋한 병마로부터 벗어날 수 있었다는 뜻이고, 그랬기에 나의 효소는 나에게는 각별한 것이고, 나의 병증에 맞는 재료로 나의 체질에 맞춘 방법으로 만들어 복용하고 건강을 되찾았기에 다른 여느 효소와는 다르다고 말할 수 있는 것이다. 그런데 나중에 안 사실이지만 이 효소가 나 외 다른 사람에게도 잘 듣는다는 것을 알았다. 하여간 효소의 효과는 대단하다.

우리 몸에 있는 모세혈관의 길이만도 약 1억미터, 곧 10만 km쯤 된다고 한다. 이것을 한 줄로 늘어 놓으면 지구를 두 바퀴 반이나 돌 수 있는 것이다. 머리카락처럼 가는 모세혈관이 우리 몸의 구석구석 도로망처럼 퍼져 있다. 효소(酵素)는 이 속을 혈액(血液)과 함께 흐르면서 60조나 되는 세포에 산소와 영양을 공급하고 대사 부산물인 이산화탄소와 독소들을 간과 콩팥으로 운반하여 몸밖으로 내보내는 일을 한다. 한 방울의 물이(효소도 물과 같은 액체) 우리 몸 전체를 돌면서 이 같은 일을 하는 데 걸리는 시간은 1분 46초밖에 안 걸린다고 한다.

또 일부 몸속의 잔류 효소들은 몸속 이곳저곳을 돌아다니면서 염증이 생긴 곳은 균을 죽여 치유하고 헌 곳이 있으면 새살이 돋게 하는 등 효소는 실로 우리 몸에서 없어서는 안 될 필수품인 것이다. 이 예로도 알 수 있듯이 효소 원액의 작용은 어떤 의미에서는 특효력을 가지고 있다. 그러나 그 치료에 1년이라는 긴 시간이 필요했다는 것도 사실이다. 이 때문에 효소 원액은 종래의 약에 대한 사고 방식으로는 그 효과를 측량할 수가 없다.

효소 원액의 기본적인 효력은 몸속의 환경 정비에 있다. 몸속의 환경이라는 것은 체액이 약 알칼리성을 유지하는 일, 몸에 해를 미치는 물질을 없애는 일 등 세포가 제각기 지장 없이 활동하게 하여 모든 몸속의 기능이 모두 순조롭게 이루어지도록 조정하는 일이다. 이것을 효소가 담당하고 있으며, 그렇기 위해서는 많은 시간이 필요하다.

예컨대 위궤양이면 그 부분에만 효과가 있는 약 또는 주사를 놓는다. 앓고 있는 부분의 통증을 억제하고, 그 고통을 없애고, 그리고 환부가 이 이상 확대되지 않도록 한다. 이것이 일반적인 요법이다.

이것에 반해 효소요법은 위의 환부도 치료하지만 동시에 몸 전체에 힘을 들여 국소와 전신에 유효하게 활동한다. 이 전신에 좋은 영향을 미치고 있다는 것에 커다란 의의가 있다. 그러므로 근본적인 치료라고 할 수 있는 그 점에 커다란 차이가 있다.

효소가 신비적인 취급을 받아 왔던 것도 여기에 이유가 있다.

5) 20세기는 효소의 시대이다

효소의 미래는 그 가능성이 매우 크다고 할 수 있다.

공해 대책과 공해병의 예방, 치료, 식품 화학에의 응용, 토양의 개량, 목재에서 사탕을 채취하는 일 등 다방면으로 큰 기대를 가지고 있으며 그것을 좀 더 살펴보기로 한다.

효소 원액은 보통 유리병에 넣어서 보존한다. 조악한 폴리에틸렌 용기는 오랜 시간 후에는 구멍이 뚫려 효소 원액이 흘러나와 버린다. 이 예는 효소의 분해 작용이 활발하다는 것을 나타내 주는데 분해 작용이라는 것은 효소가 촉매로 작용하여 물질의 분자를 분해하는 일인데 앞의 경우도 철 따위의 물질을 분해해 버린 것이다.

효소의 분해작용(分解作用)이 철과 수은, 구리, 크롬 같은 물질들을 분해한다면 화학공장(化學工場)에서 나오는 배출물에 의한 공해 처리에도 도움이 될 것이다.

어느 의사가 공해병 환자에게 효소 원액을 복용시켰더니 공해 물질인 중금속류가 배출되어 상당한 효과를 올리고 있다고 하는 이야기가 있었다.

효소 원액은 체내의 세포를 모두 교체시키는 재생 작용을 현저하게 하여 그 과정에서 분해되지 않은 채로 세포에 붙어 있는 중금속류는 노폐물과 함께 체외로 배출된다.

효소의 분해 능력이 어떤 물질에까지 미치고 있는가 하는 연구는 아직 성과를 올리고 있지 못하기 때문에 효소가 과연 중금속과 같은 고분자 물질까지도 분해하는지 어떤지는 밝혀지지 않았지만 세포의 재생 작용이라는 면에서는 공해병에도 효능이 있다고 할 수 있다.

그 후 젖소의 젖이 잘 나오게 되었다거나 육우의 수태율이 좋아졌다거나 하는 이야기도 있다.

이처럼 효소에는 인류의 위기인 공해와 식량난에서 구해 줄 수 있는 희망을 주고 미래에 커다란 기대를 갖게 하는 것이다.

효소란?

효소는 생명체 내에서 화학반응의 촉매가 되는, 살아 활동하고 있는 물질이다. 효소는 인체가 영양분을 소화 흡수시킨다든지 낡은 조직을 버리고 새로운 조직을 만든다든지 체내의 노폐물을 분해하여 배출시키는 작용 등을 할 때 촉매역할을 하는 중요한 물질이다. **만일 효소가 없다면, 생물은 단 한 시도 생명을 유지할 수 없는, 효소는 생명 유지의 기본 물질이다.**

인체는 약 300만 건의 생화학 반응을 한다고 하는데 이 모든 반응의 중심 역할을 하는 것이 효소이다. 지금까지 약 2000여 종의 효소가 구분되고 있는데 아직까지 과학은 효소의 전부를 밝혀내지 못하고 있다. 단지 그것이 생명체의 반응에 관여하는 1효소 1반응의 법칙을 가지고 있다는 등의 부분적인 지식을 갖고 있을 뿐이다. 그리고 **효소가 없으면 인체는 단 하나의 세포도 만들어 내지 못한다는 사실**은 인체 내에서의 효소의 중요성을 웅변적으로 대변해 주고 있다.

효소의 6대 생리작용

효소가 체내에서 하는 중요한 작용을 각 기능별로 분리해보면 다음과 같은 6대 생리 작용으로 구분할 수 있다.

1. 소화흡수작용
음식물이 입으로 들어가면 침으로부터 위장, 소장을 거치면서 여러 종류의 효소가 나와(프티알린, 펩신, 트립신, 에렙신, 리파아제) 각종 영양소를 분해하여 흡수하기 쉬운 상태로 만들어 세포의 영양분 및 장기의 에너지로 흡수시킨다. 또한 이들 소화흡수 기관에서 여러 가지 효소를 만들어 혈액을 통하여 온몸의 필요한 곳으로 보낸다.

2. 분해배출작용
병이나 염증 부위의 오물이나 세포에 쌓인 공해물질, 각종 노폐물을 분해하여 땀이나 소변을 통하여 몸 밖으로 배출시키는 작용을 한다.

3. 항염, 항균작용
염증이 생기면 효소가 백혈구를 운반하고 그 활동을 도와 상처 입은 세포에 치유력을 높여주고 염증의 소염작용을 촉진시킨다.

4. 해독, 살균작용
효소는 특히 간기능을 강화시켜 외부로부터 들어온 독소를 분해하여 해독시킬 뿐 아니라 화농균에 대하여 항생물질 이상의 강력한 살균력을 갖고 있다.

5. 혈액정화작용

혈액 속의 독소와 이물질, 노폐물을 분해 배설시키고 특히 혈액 속에 많은 콜레스테롤을 용해 조절하여 건강한 약알칼리성 혈액으로 개선시키며 피의 흐름이 좋아지도록 돕는 작용을 한다.

6. 세포부활작용

세포의 대사기능을 활성화시켜 낡은 세포와 새로운 세포를 신속히 교체시킨다. 효소의 작용은 다소 시간은 요하나 체력증진과

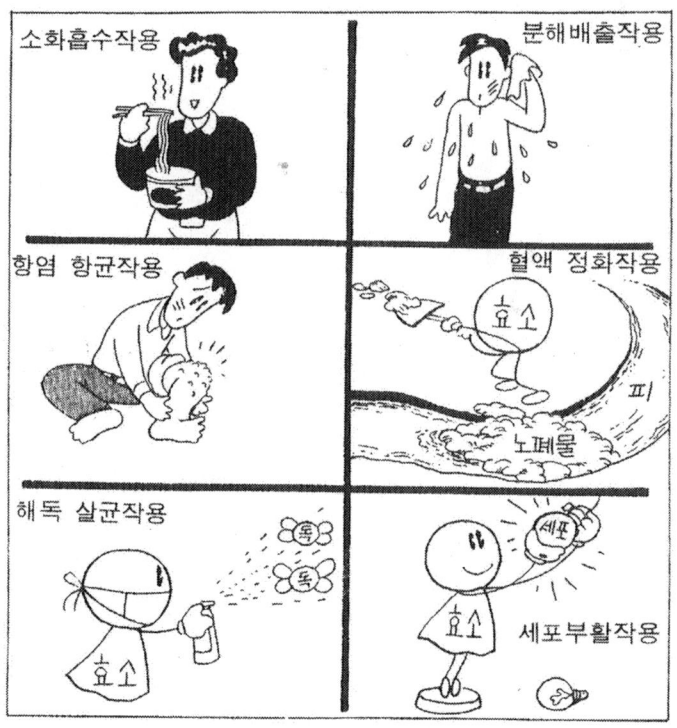

효소의 6대 생리작용

함께 전반에 걸쳐 근본적인 작용을 하여 체내의 환경을 잘 조화시키고 자연 치유력을 강화시켜 근본적인 건강을 유지시키는 데 가장 중추적인 역할을 하는 것이다.

비만과 관련된 효소의 역할

우리가 매일 먹는 밥이나 설탕 같은 당질(Carbohydrate), 고기, 우유와 같은 **단백질(Protein)**, 동물성이나 식물성 **지방(Lipid)**을 3대 영양소라 하는데 이것들을 먹으면 바로 에너지가 되는 것이 아니고 생체 내의 효소에 의하여 여러 가지 영양소로 변화되어 에너지를 방출하는데, 도표로 표시하면 다음과 같다.

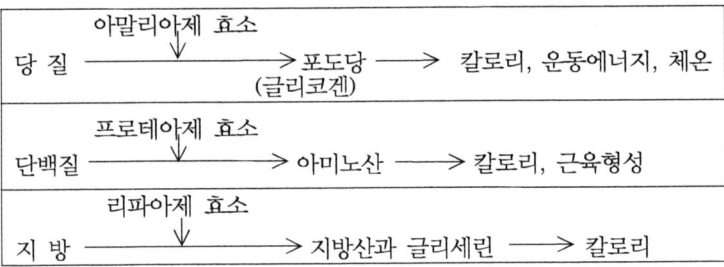

각 영양소는 효소의 작용에 의하여 칼로리로 연소된다. 그러나 문제는 이러한 영양소가 과잉 섭취되었을 때이다. 소모되는 양보다 많은 양의 단백질이나 당질, 지방이 공급되면 그 잉여분은 모두 지방으로 전환되어 먼저 근육 속에 저장되기 시작한다. 그리고 그 한계를 초과하면 피하로 돌출되어 두꺼운 지방층을 이루게 되는 것이다. 우리가 비만이라는 것을 알고 느낄 때 사실은 그보다 훨씬 이전에 근육 속으로 지방이 축적되고 진행되어 온 것임을 알아야 한다.

또 한 가지 중요한 문제는 이렇게 축적된 지방은 포도당이나 아미노산으로 돌아가지 않고 단지 연소시켜야만이 소모시킬 수 있다는 점이다. 그런데 **이러한 연소는 오직 근육 속에 있는 효소만이 촉매할 수 있음**에 유의하라

운동이 비만해결에 보조요법이 되는 이유는 근육 운동이 소모하는 칼로리가 인체 내에서 소모하는 칼로리의 90%를 차지하며 이때 근육 내에서 존재하는 효소들이 약 50배의 칼로리를 연소시키기 때문이다.

(Cover Baily 'Fit or Fat')

무작정 굶는 것은 지방보다 근육을 먼저 소모시킬 뿐 아니라 근육 내의 효소마저 약화시켜 지방을 연소시키는 기능을 약화시키는 결과를 가져온다.

또한 현재의 식생활과 환경요인은 직, 간접으로 효소 등과 같은 주요 물질들을 감소시키거나 모든 세포의 활력을 저하시키고 있다. 이로 인하여 각종 성인병과 비만 등으로 수많은 사람들의 건강 생활이 장애를 받고 있는 것이다. 그러면 세포의 활력을 높이고 지방을 분해 연소시키기 위하여 어떻게 할 것인가?

대답은 간단하다. 몸속의 효소를 증가시키거나 또는 체내의 효소와 똑같은 효소를 체외로부터 보충시키고 효소가 활동할 수 있는 최적의 조건을 갖추어 줌으로써 깨어진 체내의 밸런스를 바로잡아주는 것이다. 이것이 효소가 쌓인 지방을 분해시켜 배출시킬 수 있는 비만 해결의 자연스럽고 효과적인 한 방법이라는 결론에 이른다.

효소(酵素)의 부작용

효소는 일반약품과 그 약리작용이 근본적으로 다르기 때문에 소위 부작용이라는 것이 없다. 그러므로 중병과 난치병 치료에 장기간의 투여가 가능하다. 치료 예로, 어려운 병으로 알려진 디스크를 치료한 사례가 있었으나 아무런 부작용이 나타나지 않았다. 그러나 인간의 몸은 개인차가 매우 심한 것이 특징이며 그 중에는 효소에 대해서 과민한 사람이 있다. 이것을 식물성 복합반응이라 하는바, 그 정도와 빈도는 가벼운 것에서부터 위에 열이 느껴지는 것까지 포함하여 1,000사람 중 20~30인 이라는 소수의 것이다.

효소의 반응은 어떤 것이며 어디에 잘 나타나는가 하는 것은 다음과 같다

위에 나타나는 반응	피부에 나타나는 반응
1. 메슥거림 2. 위가 짓눌리는 듯 답답한 느낌 3. 식도 위가 약간 타는 듯한 느낌 4. 가슴이 탄다.(극히 적다). 5. 구역질 6. 위가 아프다.	1. 가벼운 발진이 생긴다.(적다.) 2. 붓는다.
	자궁에 나타나는 반응(여성만)
	1. 월경 이외의 출혈과 대하 2. 생리 시 일과성 출혈 다량
장에 나타나는 반응	신경계에 나타나는 반응
1. 하복부가 답답한 느낌 2. 조금만 자극을 받아도 변이 나온다. 3. 복부가 당긴다. 4. 희미한 통증(극히 적다.)	1. 현기증(좀처럼 없다.) 2. 머리가 무겁다.(경도의 것) 3. 가벼운 두근거림

※ 질병을 치료 중인 사람이 복용할 때 나타나는 반응
  ☆ 그 병의 증상이 일시적으로 심해진다.
☻ 신장병인 사람은 오줌에 단백질이 섞여 나온다.
☻ 열이 나는 질병의 환자는 기침이 자주 난다.
☻ 통증이 있는 사람은 일시적으로 통증이 더 심해진다. 등

이와 같이 반응들은 약이 병에 잘 듣고 있다는 명현현상 또는 호전 반응이지 결코 부작용이 아니니 염려 말고 꾸준히 복용하시면 병은 반드시 치료될 것이다.

효소를 권하고 싶은 사람

1. 두통, 어깨 결림, 목 결림, 어지럼증, 현기증, 피로감, 불면증, 요통, 식욕감퇴, 만성간염, 천식, 고혈압, 허약체질, 알레르기 체질, 빈혈증, 숙취, 저혈압, 위·십이지장궤양, 위하수, 노이로제, 히스테리, 치질, 자율신경 실조증, 구내염, 위염, 위 안토니, 신경통, 방광염, 류머티즘, 위암, 기미, 생리불순, 불임증, 습관성 유산, 생리통, 갱년기 장애, 습진, 두드러기, 기미, 여드름, 무좀, 대머리, 축농증, 빈약체질, 변비, 설사, 각종 공해병, 뽀얀 살결의 피부미용 등
2. 병원에서의 진단으로는 "이상이 없다."고 하는데도 왠지 상태가 나쁘다는 분
3. 체질 개선, 건강 증진, 건강회복을 희망하는 분

※ 체질과 증상에 따라 위 효소와 함께 보조약을 동시에 복용할 경우 치료 효과도 빠르고 빨리 치료될 수도 있다.

효소 복용 방법과 용량

1. 복용 전 식전에 2000cc(약 1되)의 생수에 5%의 소금을 타서 아침 식전에 한 시간 내로 2000cc를 다 마신다. 이것을 3일간 하고 4일째 되는 날부터 효소를 복용하되 아침과 저녁 하루 2차례씩 복용하되 1회에 30cc를 생수 1컵에 타서 복용한다. (생수 1컵은 약 90cc를 말함)
2. 효소 복용 기간에는 식사를 평소의 80%만 먹도록 하는 것이 좋다.
3. 효소는 3개월 이상 복용이 원칙이나 오래 복용할수록 건강에 좋다.
4. 효소는 꼭 식전에 복용하도록 한다.
※ 그러나 어떤 반응이 나타날 경우에는 식후에 바로 복용해도 상관없으며 경우에 따라서 레몬주스를 약간 섞어서 복용해도 상관 없다.

효소 보관법 및 피할 음식

효소는 수십 가지 약재의 발효 원액이기 때문에 **항상 냉장고에 보관해야 한다.** 밖에 놓아 둘 경우에는 뚜껑을 열어 놓아야 한다. 그리고 효소는 어떤 쇠붙이에도 따르든가 젓든가 하지 말아야 한다.(약효가 변할 수 있음)

확실하게 치료된다는 확신과 믿음을 가지고 복용한다. 마음이 병을 치료하기 때문이다. 가릴 음식은 별로 없으나 가급적 닭고기, 돼지고기, 찬 음식은 절제하면 좋다.

인간의 수명(生·死의 mechanism)

인간은 과연 몇 살까지 살 수 있을까? 난자와 정자가 결합된 하나의 세포인 수정란이 모태에서 부단히 분열 증식되어 무려 100조 정도의 세포 분열을 해야 하나의 완전한 생명체인 인간으로 태어난다.

이렇게 태어난 뒤에도 조직이나 장기의 세포는 짧은 시간 동안에도 헤아릴 수 없이 많은 수가 생성되고 또 소멸한다.

이런 과정을 거치면서 인간은 생명을 유지해 나간다.

그러나 뇌세포(腦細胞)는 다르다. 뇌세포 중에 특히 대뇌피질(代腦皮疾) 세포는 모태로부터 태어날 때는 150억 개 정도로 구성되어 있으나, 탄생 직후부터 분열이 중지되고 기능만 발달하다가 20세를 지나면서부터 조금씩 사멸되기 시작한다.

학설에 의하면 나이가 환경에 따라서 하루에 수만 개에서 30만

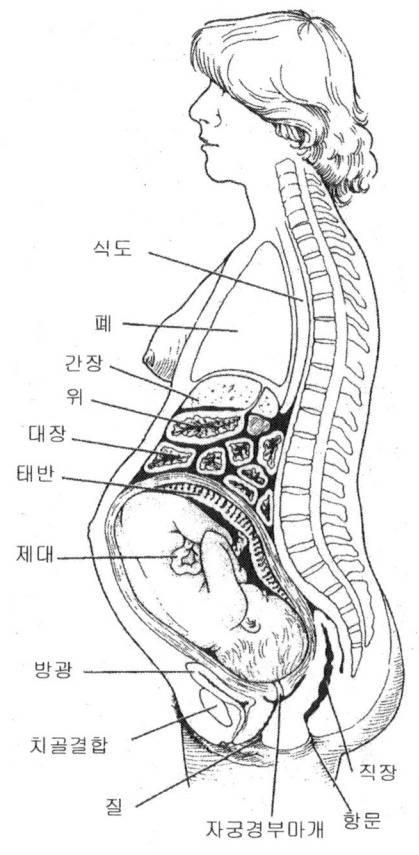

임신 후기 태아 및 자궁의 위치

개 정도까지 사멸한다고 한다. 따라서 수명은 단 한 개도 재생되지 않고 사멸하기만 하는 뇌세포에 달려 있다고 볼 수 있다.

이와 같은 이론으로 계산하면 뇌세포가 반쯤 사멸되는 데 필요한 기간은 대략 120년 이상이 된다. 즉 누구나 자연섭생을 순리대로 잘하기만 하면 120세 이상 살 수 있다는 말이 된다.

여기서 우리는 이런 가정을 해 볼 수 있을 것 같다. 만약 뇌세포도 몸의 다른 조직세포와 마찬가지로 노쇠한 세포는 자꾸 사멸되고 새로운 세포가 끊임없이 생성된다면 어떻게 될까? 그렇게만 된다면 150세 그 이상도 살 수 있으며 축배라도 들어야 하지 않을까?

하지만 전혀 그렇지가 않다. 사실 이보다 더 끔찍한 일은 없을 것이다. 엊그제 밤새워 외운 영어단어가 어느 순간 깡그리 날아가 버리고, 또 몇 달이 지나지 않아 친지는 물론이고 일가친척과 부모형제의 이름마저 까마득히 기억에서 사라지게 될 것이다.

그렇게 되면 인간세상은 혼란 속으로 빠져들고 말 게 분명하다. 그러니 뇌 세포의 경우 새로운 뇌 세포로 재생되지 않도록 배려한 것은 창조주의 지극하신 사랑이 아닐까 생각해 본다. 어쨌건 우리 인간의 수명은 뇌 세포의 사멸과 직접적인 관련을 맺고 있다.

뇌 세포가 얼마나 빠르게 사멸되는가에 따라서 그 사람이 얼마나 오래 사느냐가 결정되는 것이다.

건강 장수하려면 긍정적인 사고와 감사하는 마음으로 살아라. 어떤 일이건 긍정적으로 받아들이느냐, 아니면 부정적인 태도로 받아들이느냐에 따라 실제로 우리 몸속에서 나오는 물질의 종류가 달라진다.

그것은 일반적으로 호르몬이라 하는 물질인데, 특히 그 중 마음먹기에 따라서 그때그때 다르게 분비되는 주된 호르몬으로는 아드레날린, 놀아드레날린, 베타엔돌핀 등이 있다. 예를 들어 사람이 화를 내거나 극도로 긴장하게 되면 뇌(腦) 속에서 놀아드레날린이 분비되고 공포를 느낄 때는 아드레날린이 분비된다.

일반적으로 호르몬은 세포간에 정보를 전달하는 물질인데, 화를 내거나 긴장할 경우에 분비되는 호르몬은 대단히 강한 독성을 띤다. 따라서 화를 잘 내거나 강한 스트레스 상태에 놓이기 쉬운 사람은 놀아드레날린의 독성에 의해 질병, 특히 성인병에 걸리기 쉽다.

또 이와 같은 상태가 자주 반복되면 노화가 촉진되어 오래 살 수가 없다.

반대로 모든 일에 긍정적인 사고로 대처하며 항상 여유를 갖고 즐겁게 생활하면 뇌 세포가 활성화되어 원기를 도와주는 호르몬이 분비되어 건강해지는 것이다.

사람을 즐겁게 만드는 호르몬의 구조식이 마약인 모르핀과 흡사해서 '뇌 속의 모르핀'이라고 불리는데, 이러한 호르몬은 모르핀의 부작용은 물론 없을 뿐만 아니라 오히려 모르핀보다 강한 쾌락의 상태로 유도하는 좋은 물질이다. 인간에게 쾌락을 주는 모르핀의 종류는 20여 종 정도로 알려지고 있는데 그 가운데서도 최고의 쾌락을 주는 호르몬이 바로 베타엔돌핀이다. 그 효력은 마약인 모르핀의 5배를 능가한다. 놀라운 일이 아닌가. 창조주는 스스로 진리 안에서 즐거워할 줄 아는 자에게 최고의 선물을 주신 것이다.

이 같은 사실에서 우리는 알 수 있다. 건강장수하려면 긍정적이고 즐거운 사고방식, 작은 일에도 감사할 줄 아는 마음을 가져야 한다는 사실을! 그렇게 살 때 우리 몸속에서는 필요한 호르몬이 필요한 때에 분비되며, 더욱 즐겁고 활기찬 생활을 할 수 있다.

J·M 健康補助食品說明
1. W·B Enzyme의 메카니즘(mechanism)

수천 종의 효소(酵素)가 어떠한 것인가를 모두 알 수 없는 현 시점에서 체내에서 부족한 효소를 체외에서 공급(供給)하려면 어떻게 해야 할까?

또 어떤 질환에는 무슨 식물이나 과일, 곡류를 얼마만큼의 비율로 섞어 발효시킨 효소여야 할까?

질병의 종류가 많은 만큼 효소의 종류도 그만큼 많아야 할까? 그러나 어떻게 그 많은 질병마다 듣는 효소를 각각 만든단 말인가? 10여 년의 연구 체험 끝에 '나는 하나의 결론에 이르렀다. 즉 한 가지 효소로 가급적 여러 질환에 유효한 효소를 만들자는 것이다.

물론 그렇다 해도 몇 가지로 다른 효과를 나타내는 효소로 만들어야 한다는 것은 어쩔 수 없을 것이다. 만들 수 있다면 가급적 여러 종류의 재료를 사용하여 만든 여러 성분의 효소가 들어 있는 복합성 효소가 가장 좋다. 효소는 수십 종의 식물성 재료를 사용하여 장기간 충분히 발효시켜 만들어야 하며 이 발효 과정에서 같은 방법, 같은 공정을 거쳐도 온도, 습도, 광선, 공기 중의 미생물 등에 의하여 부패 되기도 하고, 알콜이 되기도 하고 효소가 되기도 한다.

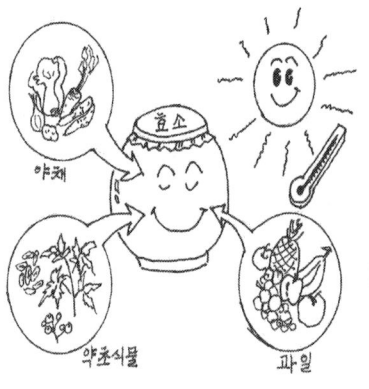

W·B 엔자임(Enzyme)처럼 신선한 야채와 과일, 곡류 및 특이

약초식물이 충분한 숙성과 발효과정을 거치면 수십억 개의 살아 있는 효소와 각종 비타민, 미네랄, 당질을 얻을 수 있다. 이 같은 효소를 섭취하게 되면 인체는 놀라운 변화를 경험하게 될 것이다.

미국의 영양학자이며 생화학자인 '파아보 에어롤라'는 적어도 식이의 70~80%는 요리하지 않고 날것으로 먹을 것을 권한다.

발효액이란 죽은 음식이 아니고 살아 있는 60조의 세포와 쉽고 조화롭게 어울릴 수 있는 생명을 가진 음식이다. 요리하면 거의 모든 식품의 영양 가치가 소실되며 비타민류도 부분적으로 파괴되며 미네랄은 침전되어 흡수가 어렵고 효소는 80℃-120℃에서 전멸하고 만다. 그러나 날것으로 먹으면 좋은 줄은 알지만 여기에는 소화 장애 등의 문제가 따른다. 따라서 곡식은 발효시키고, 신선한 식물에서는 생야채 발효 효소와 생약초 식물을 발효 증식시켜서 섭취하는 것이 이상적이라 할 수 있다.

W·B 엔자임은 중요한 영양소는 거의 100%가 소화기관에 부담을 주지 않고 위장으로부터 직접 혈액에 동화하며, 풍부한 알카리로 인하여 체액을 건강한 약 알카리로 바꾸어 나간다.

또한 효소는 혈액과 함께 쉬지 않고 신체의 구석구석까지 생명유지

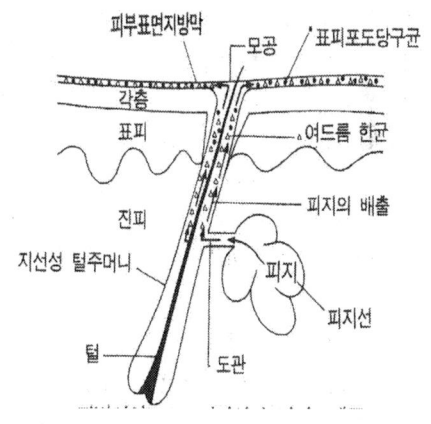

지방선성모포, 피자신과 피지, 세균

에 절대 필요한 산소와 영양소를 공급하고 필요 없게 된 노폐물을

폐나 콩팥을 통해서 배설시키고 청소한다.

이러한 효소(酵素)에 설파민 40,000배의 항균력이 더해 혈관확장작용, 혈루증강작용, 지혈(止血), 지해(止咳), 진통, 조직재생력까지 뚜렷하다(이는 동물실험으로 입증되었음)면 아무리 강한 바이러스나 세균이라도 버틸 수는 없다.

※ 여드름, 아토피의 치료기전은 W·B효소를 먹고 W·B 스킨을 바름으로써 아주 확실하게 치료된다.

야채와 과일, 곡류만을 원료로 만든 효소만을 만들어 먹고 W·B 스킨을 발라도 거의 대부분의 질병과 피부병 일반에 놀라운 개선효과가 나타는데 여기에 설파민 40,000배의 항균력을 가진 어성초는 물론 여러 가지(비염, 축농증, 아토피 등 피부병에 잘 듣는 천연 약초 식물)를 적당한 비율로 배합하여 발효, 숙성시킨 W·B 엔자임이라면 비염, 축농증, 아토피 등 피부병 전반에 유효한 효과가 있는 것은 너무도 당연한 일이라 할 것이다.

W·B 엔자임을 먹어서 피질 속에 침투, 잠복해 있는 유해균과 독소를 죽이고 퇴치하게 된다.

이 과정에서 일부는 피부 밖으로 나오는데, 이번에는 W·B스킨을 뿌려 치료하니 어찌 치료 되지 않겠는가?

즉 먹어서 치료하고, 발라서 치료한다는 것이다.

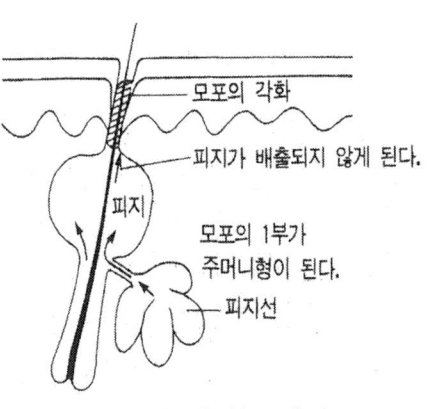

면포가 생기는 과정

이제는 효소(酵素)도 맞춤시대다

발효액인 효소는 잎, 줄기, 뿌리, 열매 등에 함유하고 있는 산야초, 곡류, 야채, 과일, 약초의 주요 성분을 흑설탕을 이용해 추출하여 발효시킨 액이다. 이 액은 장기 발효과정을 거치면서 유독 성분이 신기하게도 몸에 좋은 부드러운 정기로 바뀐다.

그래서 효소는 열과 합성화합물을 가하지 않고 순수 자연발효를 통해 식물이 지닌 다양한 유익성분을 인간의 몸에 직접받아 흡수 할 수 있는 하늘이 내린 감로수이며 생명수인 것이다.

효소는 인류가 애써 찾아 지켜온 발효식품의 정수요, 건강, 장수의 보루라 할 수 있을 것이다.

치료의 목적으로 선택 할 때는 본초학에 의거하여 체질, 증상, 질병을 고려하여 합당한 효능을 지닌 여러 약초를 배합하여 복용할 것이고, 질병의 예방과 건강을 위하여선 현미, 율무, 보리, 옥수수 등 효소의 기본에 우리 주변에서 쉽게 구할 수 있는 것 중 가능한 한 여러 종류의 재료를 섞어 만들어 복용하는 것이 좋다. 예컨대 아토피성 피부염, 알레르기성 피부염, 습진, 두드러기, 무좀, 여드름, 등의 피부병 일반에 잘 듣는 효소군, 비염, 비연, 축농증, 등에 잘 듣는 효소군, 위, 간장, 신장과 같이 각 장기들 질병들을 예방, 치료케 하는 재료들로 만든 효소군 등…. 이렇게 건강드링크로서 효소도 진화를 하는 게 좋지 않을까 생각이 든다.

2. W·B 스킨 매커니즘(mechanism)

이 스킨은 바르는 화장수로서 그 쓰임은 아주 다양하다. 모든 가려움증과 염증에는 안 듣는 데가 없는 그야말로 전천후 가정 필수 상비약이라 할 수 있다.

설파민 40,000배의 항균력을 가진 어성초 외에 삼백초, 향나무 등 다수의 천연 생약초를 원료로 최하 1년 이상 발효, 숙성시켜 완성된 이 스킨의 효능과 효과는 그저 놀라울 뿐이다.

가려움증에는 바르는 순간 시원하고 상쾌함을 즉시 느끼게 된다.

화상, 모기 등 벌레 물린 데, 칼에 벤 데, 타박상, 염좌, 습진, 무좀, 여드름, 아토피 등 빨리 낫지 않는 악성 종기나 여드름, 아토피 등은 W·B 엔자임을 복용하면서 스킨을 함께 바르면 훨씬 빨리 치료된다

W·B스킨은 또 피부미백제로서 뛰어난 효과가 있다.

사용해 보신 분들의 많은 찬사와 격려에도 이 면을 통해 감사의 뜻을 전한다.

아토피는 완치된다

(바르고, 먹고 : 안팎에서 치료)

태열(아토피성) 피부염

○ 태열(Atopy)이란? 항원 항체 반응에 의해 일어나는 알레르기
○ 알레르기란? 특정 물질에 대해 일으키는 과민반응

태열(아토피성 피부염) 환자가 지켜야 할 것

1. 환부는 항상 깨끗이 한다.
2. 세면비누는 자극성이 적거나 순한 비누를 사용한다.
3. 씻을 때는 손바닥으로 문지르듯 가볍게 씻는다.
4. 우유, 계란, 육류류(버터, 치즈, 초콜릿), 가공식품(아이스크림, 라면)은 삼간다.
5. 위 4의 음식을 제외한 모든 음식은 가리지 말고 골고루 섭취한다.

태열(아토피성 피부염) 치료법
1. 한방스킨을 하루 수회 환부와 환부 주위에 탁탁 쳐서 발라준다.
2. 효소를 식간이나 식후 2~3회 음료수처럼 복용한다.

○ 7~10일 치료하면 효과가 나타나는데 명현현상으로 환부가 더 짙게 붉어지거나 가려울 수 있으나 안심하고 계속 복용하고 바르면 치료된다.
○ 환부가 가렵다고 긁으면 심해지고 번지니 긁지 말고 한방스킨을 발라주어야 한다.
○ 매 식때 된장국, 두부, 식초콩, 미역, 톳, 다시마 등을 먹으면 좋다.
○ 대부분의 아토피성 피부염은 본 한방스킨과 효소로 30일 정도 바르고 음용하면 치료되거나 체질에 따라 치료가 길어지는 사람도 있다.
○ 한방스킨은 여러 가지 특수 한약재로 구성 1년 이상 발효된 원액으로 각종 피부병(여드름, 무좀, 습진, 태열, 종기) 등에 탁월하며 모기 물린 데, 상처난 데, 불에 덴 데, 항문 가려움증 등에 매우 좋다.
○ 酵素(Enzyme 효소)는 수십 가지 한약재를 1년 이상 발효시킨 것으로 산성체질을 알칼리성 체질로 바꿔 건강체질로 만들어줌으로 위와 같은 모든 질병이 치유된다.

홍화인(Safflower)

홍화의 씨앗인 홍화씨는 부러진 뼈를 이어주고 골다공증을 고치며 뼈를 무쇠처럼 튼튼하게 하고 건강하고 오래 살게 하는 데 불가사의한 식품이자 약초이다. 사람은 뼈가 튼튼하면 온몸이 튼튼한 것이다. 뼈가 튼튼한 사람이 쉽게 당뇨병, 관절염, 신경통, 디스크, 중풍 같은 질병에 걸릴 리가 없고 몸이 허약하고 쉽게 피곤할 리가 없으며 일찍 죽을 리가 없다. 뼈의 건강상태는 온몸의 건강상태를 나타내는 척도이다. 어떤 사람이든지 홍화씨를 꾸준히 복용하면 무병 장수할 수 있을 것이라고 확신한다. 외부와 연락이 단절된 티벳의 어느 마을에는 삼백 살이나 사백 살인 사람들이 모여 사는데 이들의 주식이 바로 홍화씨라고 한다. 우리나라에도 홍화씨를 꾸준히 차로 복용하여 일백 살이 넘도록 사는 사람이 있다고 한다. 홍화씨는 으뜸가는 건강식품이자 장수식품이다. 홍화씨는 노화를 막는 데도 세상에서 제일가는 약초이다. 수입산 홍화씨는 거의 약효가 없거나 토종의 2~10%쯤밖에 되지 않고 농약 같은 것에 오염되어 있기가 쉽다. 화학비료와 농약은 일절 주지 않고 유황과 인분만을 뿌려 정성껏 기른 순수한 토종 홍화씨만이 효과 만점인 것이다.

● 홍화와 홍화씨로 치료할 수 있는 병명

어열, 부인냉병, 신경통, 가슴이 결리는 데, 달거리가 없을 때, 옹혁, 회충, 동맥경화, 월경불통, 무월경, 여성불임증, 갖가지 암, 자궁암, 생리통, 산후중풍, 산후풍, 산후기침, 난소낭종, 타박상, 골절, 골다공증, 골연화증, 골소송증, 식은 땀, 중풍, 늑간신경통, 심장쇠약, 멀미, 가슴이 아플 때, 대변에 피가 섞여 나올 때, 간염으로 옆구리가 아플 때 등.

● 홍화씨로 뼈 질환을 고친 실례
 1. 부러진 팔이 열흘 만에 정상회복
 2. 부러진 팔이 보름 만에 붙고 골다공증도 낫다.
 3. 20년 앓은 골수염이 홍화씨로 낫다.
 4. 부러진 다리가 일주일 만에 회복
 5. 부러진 갈비뼈가 낫다.
 6. 탈골된 어깨를 홍화씨로 고치다.
 7. 금간 갈비뼈가 신기하게 낫다.
 8. 콜라 중독으로 인한 골다공증 치료
 9. 교통사고 후유증을 홍화씨로 고치다.
10. 병원서 포기한 팔과 어깨 골절을 고쳐
11. 열 번 수술한 교통사고 후유증을 홍화씨로 고쳐
12. 퇴행성 관절염에도 신기한 효능
13. 말기 골수암을 홍화씨로 고쳤다.
14. 8년 고생한 허리병을 홍화씨로 완치 등
※ 본 J.M 건강에서는 순수 국산 신토불이 홍화씨만을 엄선 보급하고 있다.

【홍화씨 분말 복용법】

홍화씨는 볶아서 분말을 만들어 진한 생강차로 복용하고 노허자(老虛者)는 후유증으로 허로풍(虛老風)이나 혈관 파열 등이 있을 수도 있으므로 완치 후 보(補)해야 한다.

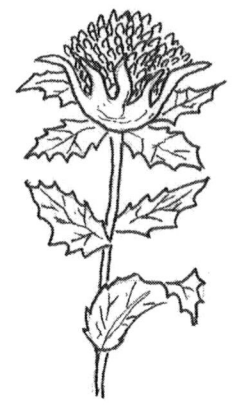

홍화

J·M 健康補助食品利用案內

1. W·B Enzyme(웰빙효소)
2. Beauty skin (미용스킨)
3. 어성초가루
4. 구연산
5. 홍화인(分)
6. 魚腥草種根
7. 乾魚腥草

☞ 연락처 Tel : (063) 445 - 8312
        H·P : 010 - 6618 - 8312
        FAX : (063) 445 - 5098
        담당자 : 노정명
        ※ 필요하신 분은 연락주십시오

[參考文獻]

民間藥療法
藥草全科
中約大辭典
本草綱目
中藥臨床特效方集
妙藥奇方
媚藥
中國醫學大辭典
中國醫藥大辭典
中國秘方全書

판권 저자소유

> 판권
> 저자소유

한방의학서적
東醫魚腥草

인쇄일 : 2011년 4월 22일
발행일 : 2011년 4월 28일

지은이 : 노 정 명
펴낸이 : 서 정 환
펴낸곳 : 신아출판사

출판등록:1984년 8월 17일 제28호
주소 : 전주시 완산구 태평동 251-30
전화 : 063-275-4000
팩스 : 063-274-3131
이메일: sina321@hanmail.net

책 값 : 15,000원
ISBN 978-89-5925-847-5   13510
※ 낙장 파본은 바꾸어 드립니다.